健康开启百岁人生

老年常见慢病自我管理手册

主　编　　吴　凡　古今颖　李思媛

天津出版传媒集团
天津科技翻译出版有限公司

图书在版编目(CIP)数据

健康开启百岁人生:老年常见慢病自我管理手册/吴凡,古今颖,李思媛主编.--天津:天津科技翻译出版有限公司,2024.12.--ISBN 978-7-5433-4499-0

I.R592-62

中国国家版本馆CIP数据核字第2024P4Y614号

健康开启百岁人生:老年常见慢病自我管理手册
JIANKANG KAIQI BAISUI RENSHENG:
LAONIAN CHANGJIAN MANBING ZIWO GUANLI SHOUCE

出　　版:天津科技翻译出版有限公司
出 版 人:方　艳
地　　址:天津市和平区西康路35号
邮政编码:300192
电　　话:(022)87894896
传　　真:(022)87893237
网　　址:www.tsttpc.com
印　　刷:高教社(天津)印务有限公司
发　　行:全国新华书店
版本记录:787mm×1092mm　16开本　23.75印张　450千字
2024年12月第1版　2024年12月第1次印刷
定价:118.00元

编者名单

主　编　吴　凡　天津医科大学总医院

古今颖　天津医科大学总医院

李思媛　天津医科大学总医院

副主编　杨春军　天津医科大学总医院

王颖嫚　天津医科大学总医院

赵雪红　天津中医药大学第二附属医院

胡　燕　天津中医药大学

裴　丽　天津中医药大学

编　者　（按姓氏汉语拼音排序）

曹　亭　天津中医药大学

古今颖　天津医科大学总医院

胡　燕　天津中医药大学

李粉英　天津中医药大学第二附属医院

李静和　天津中医药大学

李思媛　天津医科大学总医院

李亚杰　天津中医药大学第二附属医院

李玥佳　天津中医药大学第二附属医院

刘　涛　南开中学

裴　丽　天津中医药大学

苏　丽　天津医科大学总医院

王高亚　天津医科大学总医院

王颖嫚　天津医科大学总医院

吴　凡　天津医科大学总医院

邢心畅　天津中医药大学第一附属医院
徐婷婷　天津医科大学总医院
杨春军　天津医科大学总医院
赵雪红　天津中医药大学第二附属医院

前　言

随着人口老龄化的加速，老年慢病已成为影响老年人健康的全球性问题。高血压、糖尿病、冠心病、脑卒中等慢病不仅给老年人的身体带来了极大危害，严重影响着他们的生活质量，而且也给家庭和社会带来了巨大负担，因此，提高老年人对疾病的认知和自我保健能力是当前社会亟待解决的问题之一。向老年人普及健康知识，帮助他们正确认识和应对这些疾病，已成为社会各界共同关注的焦点。

本书旨在为老年人提供全面、实用的慢病科普知识。全书共分为14章，涉及老年综合评估、老年综合征、老年各系统疾病、老年营养等内容，从慢病的基本概念、常见类型、预防与控制、诊疗方法，以及老年人疾病自我管理等多个方面进行详细阐述，旨在为大众提供有关慢病的知识和健康生活方式，指导老年人更好地管理自己的身心健康。我们希望通过这本书，帮助老年人了解慢病的危害，掌握慢病预防和自我管理的技巧等，不断提高生活质量。

本书的编写团队由从事多年老年医学工作的西医专家、中医专家、护理工作者组成，结合多年的实践经验，为老年人提供了一系列实用的自我保健技巧和健康管理方法。本书内容全面、实用性强，充分考虑了老年人的阅读习惯和认知能力，配以生动的插图和表格，运用浅显易懂的语言讲述复杂的医学知识，帮助老年人更好地理解及掌握慢病的相关内容。

我们衷心地希望本书能对老年人的健康起到积极作用。我们鼓励老年人及其家属、亲友共同阅读，共同关注老年人的健康问题。通过增强自我保健意识和技能，提高老年人的生活质量，让他们在晚年享受健康、幸福的生活。让我们一起努力，为老年人的健康保驾护航！

最后，感谢所有关心和支持本书的读者。如果您对本书有任何疑问或建议，请随时联系我们。祝您健康！

编者

2024年3月

来自医者的一封信

读者朋友，您好！

如果您正在阅读这本书，很可能是您所关心的人已经患上某种慢病。慢病主要包括冠心病、脑栓塞、高血压、糖尿病、肿瘤等，很多慢病是长期发展的过程。以冠心病为例，从血管轻微病变到血管硬化斑块形成导致动脉变窄限制血液流动，进而心脏缺血，出现气短或突发胸痛等症状，从心脏第一次发出求救信号到发病大约需要30年。

每年数以百万计的人会罹患慢病，人一旦患上了慢病，疾病将改变生活，它的可怕之处在于我们还不知道如何治愈它。令人振奋的是，最近的科学突破使人们逐渐了解了慢病，甚至有可能控制某些慢病。现在很多人每天与疾病一起生活，甚至占据了人生相当长的时间。那么现在最需要什么样的指导呢？就是科学、准确、可靠、易于理解的信息。如果想要预防疾病就需要从中年甚至青年时开始了解这些知识，尤其要改变长期不良的生活方式。

有些人可能会认为这非常容易，因为当今处于信息时代，报纸、图书、杂志、电视、宣传手册、广播、互联网等提供了大量信息。但事实并非如此简单，正是因为信息量太大，普通人缺乏足够的资源和能力去逐一验证信息的真伪，所以想要获取科学和正确的知识确实有些困难。现实中最全面可靠的信息来源是由全国权威医学机构，如中华医学会、中国医师协会等邀请全国的医学专家编制并定期更新指导医生工作的医学指南及准则，这些是准确的信息。问题是，这些准则是面向医生编写的，普通人很难读懂，这就是我们编写本书的初衷，我们将这些专家的诊疗指南以简单易懂的文字表达出来，把关键的、可靠的信息呈现给读者。

我们出版本书的目的是努力把最可靠的慢病医学知识直接送到读者手中，使读者可以全面掌握自己的健康，勇于面对疾病，并击溃它们。本书包含许多慢病的相关知识，但它不能取代医生的意见，不能替代您定期的门诊就诊，特别是有关用药、治疗等方面，一定要在医生、护士、康复师等专业人员的指导下进行。本书的编写目的是帮助读者理解医生的建议和不同医学治疗的重要性，确保读者在面对各种疾病治疗时，能做出明智的选择；同时鼓励读者积极参与自己的慢病预防与治疗，毕竟身体健康最大的获益者是自己。

由于我们的能力有限，本书呈现的效果与我们的愿望还有一定差距，敬请广大读者多多指正！

全体作者

2024年10月

目　录

第一章

老年慢病知多少

第一节　来势汹汹的"老龄化"

一、关于寿命的几个概念

1. 预期寿命

预期寿命即生命的长度，以死亡作为终点。它代表一个国家或地区人口的平均存活年龄，可以概括地反映该国家或地区人群寿命的长短。

2. 最高寿命

最高寿命是指在没有外因干扰的条件下，从遗传学角度而言人类可能生存的最高年龄。由于受到疾病和生存环境的影响，目前人类寿命与最高寿命的差距仍然较大。随着科学的发展和医疗水平的提高，人类的平均寿命将逐渐接近或达到最高寿命。

3. 健康期望寿命

健康期望寿命是指个人在去除残疾和残障后在良好状态下的平均生存年数，也就是指老年人能够维持良好的日常生活活动功能的年限。健康期望寿命体现了生命的质量。

> **你知道吗?**
>
> 预期寿命=健康期望寿命+寿终前依赖期。

二、中国人的预期寿命

根据国家统计年鉴数字，2020年中国人均预期寿命为77.93岁，但人均健康期望寿命不足69岁，这说明我国目前在预期寿命提高的同时，人口健康状况却不容乐观。健康期望寿命相对短，寿终前依赖期相对长，其中老年慢病的影响巨大。

你知道吗？

民间传统以“年过半百”表示进入老年，并习惯用六十花甲、七十古稀、八十及九十耄耋代表老年的不同时期。

三、老年人年龄划分的标准

世界卫生组织（WHO）对老年人年龄划分的标准是：发达国家将65岁及以上的人群定义为老年人，发展中国家则将60岁及以上的人群定义为老年人。

WHO根据现代人生理心理结构上的变化，将人的年龄界限又细分为：年龄≤44岁为青年人；45～59岁为中年人；60～74岁为年轻老年人；75～89岁为老年人，其中80岁以上又称为高龄老人；90岁及以上为长寿老人。

中华医学会老年医学分会做出了以下建议：我国以60岁及以上为老年人；老年分期按45～59岁为老年前期（中老年人），60～89岁为老年期（老年人），90岁以上为长寿期（长寿老人）。

四、人口老龄化的定义

人口老龄化是指老年人口占总人口的比例随时间推移而不断上升的一种动态过程。人口老龄化是一种社会现象，是指人类群体的老化，即老年人口数量在社会总人口中达到一定比例并持续增长的过程。出生率和死亡率的下降、预期寿命的延长是世界人口趋向老龄化的直接原因。

五、老龄化社会的划分标准

WHO根据发达国家和发展中国家的状况，把老龄化社会划分为两个标准：发达国家65岁及以上的老年人口数占人口总数的7%以上，发展中国家60岁及以上的老年人口数占人口总数的10%以上，称为老龄化社会；对应一个国家或地区来说，就称为老龄化国家或地区。

六、中国人口老龄化的趋势

中国于1999年正式迈入人口老龄化国家的行列。21世纪中国的人口老龄化可以划为3个阶段：从2001年到2020年是快速老龄化阶段，老年人口总数达2.64亿；从2021年到2050年是加速老龄化阶段，老年人口总数将超过4亿；从2051年到2100年是稳定的重度老龄化阶段，老年人口总数预计稳定在3亿~4亿。

你知道吗？

老年人口规模宏大

第七次人口普查数据显示，我国60岁及以上人口为2.64亿，占总人口的18.70%，其中65岁及以上人口为1.91亿，占总人口的13.50%。除西藏自治区外，我国大陆地区65岁及以上老年人口比重均超过7%，其中，12个地区65岁及以上老年人口比重超过14%，老年人口规模呈现增量提速的发展态势。

七、人口老龄化对老年人健康的影响

人口老龄化对老年人群健康的影响日益凸显。主要体现在老年人可同时患有多种慢性疾病，生理功能逐渐下降，逐渐丧失独立生活能力，容易出现认知障碍、心脑血管疾病、肿瘤等治疗难度较大的疾病，以及相关精神心理问题。60岁及以上老年人的余寿中有2/3的时间处于带病生存状态。老年人对医疗保健、护理、生活照料、心理健康等方面的需求剧增，不但给家庭带来沉重的照护负担，还会导致医疗卫生服务资源供给和费用支付面临巨大压力。目前我国专门从事老年医疗保健、护理等专业人员严重不足，对老年人的服务项目少，服务水平较低，服务对象覆盖面窄，因此，国家从“十二五”开始至今，一直致力于建设养老服务体系，提高老年人健康保障力度，并已取得一定成效。

八、我们应该树立什么样的态度面对人口老龄化？

1.健康老龄化

1990年9月，WHO在哥本哈根会议上提出“健康老龄化”，并在全世界积极推行。健康老龄化是指老年人在晚年能够保持较好的身心健康，并拥有较健全的智力、心理、躯体、社会和经济的功能状态，将疾病和生活不能自理推迟到生命的最后阶段。健康老龄化指导我们要以人的健康为本，从进入老年期前就要做好健康准备，强调老年人身心健康和良好的社会适应能力。

这一目标的提出得到了世界各国的积极响应，并将其纳入国家应对“老龄化”问题的重要发展战略。

我国于1993年在北京召开健康老龄化学术研讨会，详细诠释了健康老龄化的含义：

◉ 以延长老年群体平均期望寿命、提高老年群体生活质量为目标；

◉ 把医疗、保健、康复、养老服务结合起来，通过多学科、多渠道实现健康老龄化；

◉ 能克服老龄化产生的不利影响，保持社会持续、健康和稳定的发展；

◉ 健康老龄化是全民族、全社会共同的愿望，也是大家共同的责任。

2.积极老龄化

WHO在“健康老龄化”的基础上，于1999年发起了“积极老龄化的全球行动”。积极老龄化不仅使老年人认识到自己在体力、社会、精神等方面的潜能，按自己的需求、爱好、能力参与社会活动，并能得到充分的保护、照料和保障，而且使老年人能够在保持身体健康、提高预期寿命的同时积极参与社会活动，继续为社会做贡献，活得有尊严、有价值、有意义。

小贴士

首先，老年人要意识到，身体健康是通过积极改变生活方式、科学运动锻炼等方式实现的；其次，老年人同样需要继续学习，带着一颗好奇心与周围环境互动，尽量跟上社会发展的步伐，珍惜自己的梦想并为之努力，进而实现自我价值或是为家庭、社会创造价值。

积极老龄化是健康老龄化的提升和超越，包含了健康、参与和保障三大支柱。积极老龄化有5个特征：

◉ 能与他人互动；

◉ 生活有目标；

◉ 能自我接纳；

◉ 能个人成长；

◉ 有自主权。

积极老龄化指导我们：尽管老年人机体功能逐渐衰退，但应尽量避免或减少不利于健康的危险因素，增加健康的保护因素，如养成健康的生活方式等。

老年人应根据个人的兴趣爱好和需求继续参与社会、经济、政治、文化等方面的活动和社会服务，包括参与志愿活动、照顾子女或孙子女等、与人接触、处理家庭或社区事务，积极融入社会生活，为社会做贡献。

3.成功老龄化

成功老龄化是指没有疾病和残疾、身体和心理功能正常、积极参与社会生活，并能对家庭、社会有所贡献。要实现成功老龄化，首要突破的难题是让老年人“摆脱无用感”，要充分肯定老年人的价值，激发老年人的热情，提升老年人的境界，挖掘老年人的力量，在健康的基础上使老年人获得精神上的愉悦，充分发挥老年人群的正能量，尽可能减少老龄化对老年人和社会的负面影响。

成功老龄化战略包括健康老龄化、积极老龄化、和谐老龄化、适度老龄化、生产性老龄化、有准备的老龄化、有保障的老龄化、有照护的老龄化和有尊严的老龄化9个战略。

第二节　老年慢病常识

一、人有哪些老化表现？

1.身体上的老化表现

呼吸系统、循环系统、消化系统、泌尿系统、内分泌系统、运动系统、神经系统、感觉器官等都会出现组织结构的老化和功能的退化，比如肺通气换气功能减弱、呼吸道防御能力下降、血管变硬狭窄、心脏泵血功能降低、消化液分泌减少、胃肠蠕动减慢、代谢能力下降、激素分泌紊乱、肌肉萎缩、骨密度降低、脑萎缩、认知能力下降、视力及听力下降等。

2.心理上的老化表现

由于听力下降，老年人容易误听、误解他人的意思，出现敏感、猜疑，甚至有心因性偏执观念，记忆力下降，近事容易遗忘，而远事记忆尚好；再认能力尚可，回忆能力相对较差；死记硬背的机械记忆不如年轻人，但理解性记忆、逻辑性记忆并不逊色。

老年人获得新观念、洞察事物之间复杂关系的能力随着年龄增加而逐渐下降，但对生活常识的理解能力变化不大，甚至随着不断学习和经验的积累，对生活常识的理解能力还会提高。

老年人思维的敏捷性、流畅性、灵活性、创造性方面比中年时期差，表现为说话不利落、话到嘴边说不出、翻来覆去讲同样的话。

性格、兴趣、爱好、价值观、才能、特长等也会逐渐发生相应的改变。比如，由于记忆减退，说话重复唠叨，再三叮嘱，总怕别人和自己一样忘事；学习新事物的能力降低、机会减少，因此经常根据老经验办事，保守、固执、刻板，因为把握不住现状而容易表现出怀旧或发牢骚等；对健康和经济的过分关注与担心也容易产生不安与焦虑。

3.社会功能上的老化表现

老年人进入退休阶段或者由于体力减退逐渐停止劳作，从忙碌的工作角色进入闲暇的退休角色，他们可能因为无法适应目前的空闲生活而产生精神空虚感。尤其是在网络时代中，总有被嫌弃、跟不上时代节奏的自卑感。另一方面，越来越多的老年人选择机构养老方式，与其他老年人一起生活，性格内向的老年人难以主动与他人交往沟通，可能会出现自我封闭状态，导致抑郁心理；性格外向的老年人在集体生活中容易与他人产生冲突，同样可能出现消极的心理状态。

老年人离开工作岗位后，家庭成了主要的生活场所，并且大部分家庭有了第三代，在我国老年人常常需要担当起照料孙辈的任务。同时，由于老年人经济地位的下降，从过去整个家庭的主导角色转变为依靠子女的次要角色，他们的权威感和满足感也随之削弱，因此可能会感到沮丧和失落，对未来的生活失去信心并感到迷茫。此外，老年期作为丧偶的主要阶段，若老伴去世，老年人则要由配偶角色转变为单身角色，这一角色的转变可能会使其陷入难以走出的悲伤心境，甚至出现轻生的消极想法。

老年人的身体、心理、社会功能等会出现各种各样的健康问题，老年病也随之出现。

二、什么是老年病？

老年病是指老年期所患的疾病或多发的疾病。通常可分为三类。

◉ 中青年可发病而老年人患病率显著增高的慢病，如高血压、高脂血症、动脉硬化、冠心病、糖尿病、脑卒中、慢性阻塞性肺疾病、肿瘤等。

◉ 老年人在器官老化的基础上发生的疾病，为老年人所特有，如钙化性心脏瓣膜病、老年期认知障碍、骨质疏松症、白内障等。

◉ 衰老使机体功能减退而引起的急性疾病，如老年人肺炎等。

三、什么是慢病？

慢病是指至少持续1年的疾病或医学情况，需要持续治疗和（或）引起形态学改变、影响日常生活活动，包括躯体疾病、精神疾病等疾病，也包括认知障碍、药物滥用等。常见的老年慢病有高血压、冠心病、糖尿病、脑卒中、慢性阻塞性肺疾病、阿尔茨海默病、帕金森病、肿瘤等。人体的各个系统均可发生慢病。

四、什么是共病？

共病是指老年人同时患有两种及以上的慢病，即多病共存。如有的老年人同时患有高血压、冠心病、糖尿病，还可能存在焦虑、抑郁、认知障碍等精神心理问题，或是常年伴有疼痛、失眠、尿失禁、跌倒等问题。大多数老年人都处在共病状态，健康情况复杂。

五、什么是失能？

失能是指个体在日常生活中主要活动能力的丧失或受限，包括短暂性失能、永久性失能。比如，脑卒中会导致身体偏瘫，继而使老年人失去说话能力、穿衣能力、自己吃饭的能力、走路能力等，这些能力的缺失有可能是暂时的，通过积极、科学的治疗和康复锻炼，能在一定程度上恢复；但也可能因为没有及时治疗和康复，这些能力会永久丧失，使老年人成为失能老人。

六、老年人要有自己的“内在能力”

内在能力是指一个人在任何时候都能动用的全部体力和脑力的总和，包括运动、活力、认知、感官、心理。WHO在《关于老龄化与健康的全球报告》中指出，随着内在能力的下降，老年人出现衰弱、失能、照护依赖、死亡等不良事件的风险明显增加。因此，老年人群在强身健体的同时，还要知晓应该从哪些方面锻炼，不仅要健身，还要健脑、健心，这样才会使自己的内在能力越来越强大。内在能力强了，出现衰弱、失能的可能性自然就小了。

你知道吗？

常见的老年综合征有跌倒、认知障碍、尿失禁、睡眠障碍、慢性疼痛、抑郁、谵妄、营养不良、步态异常、视听觉障碍、压疮、进食困难等。

第三节　老年慢病的特点

一、老年慢病的生理病理学特点

随着衰老，人体组织器官的结构和功能会发生一系列的变化，机体会出现脱水、基础代谢率下降、组织恢复能力降低、组织弹性降低、神经肌肉反应速度减慢、骨强度及韧性降低、免疫功能低下、自身调节机制敏感性下降等改变，这些变化将会导致老年人的感官功能下降，心、脑、肺、肾等重要脏器功能减退，容易发生呼吸道感染、呼吸衰竭、慢性心力衰竭、脑血管疾病、糖尿病、慢性肾炎、骨质疏松症等疾病。同时，老年人患恶性肿瘤的概率也相应增加。

二、老年慢病的病因学特点

健康是躯体功能、精神心理、社会行为和环境的动态平衡。因此，除遗传因素、器官病变可导致疾病外，不好的精神心理素质、不端的社会行为、不佳的社会环境、恶劣的自然环境均可导致疾病。老年人自身体质下降、精神心理调节能力降低、社会适应能力减弱，这些都可导致老年人生病。

三、老年慢病的临床特点

1.起病隐匿，发展缓慢

多数老年病变化缓慢，在很长一段时间内可无症状，无法确定具体发病时间；当疾病发展到一定阶段，器官功能处于衰竭的边缘，一旦出现应激反应，可使器官发生衰竭，病情可在短时间内迅速恶化。

2.表现不典型

由于老年人自身调节机制敏感性下降，对于疼痛和疾病的反应不敏感，病程容易被忽略。如急性心肌梗死，老年人可无明显的心前区疼痛，发作时首发症状可能是晕厥和嗜睡，还可能同时伴有发热、出汗、无力、恶心、呕吐等全身症状。老年人肺部感染可表现为精神萎靡、嗜睡，而发热不明显。老年人内脏穿孔可能仅有精神萎靡而无典型的腹部疼痛症状。

3.发展迅速，猝死率高

由于老年人免疫功能下降，应激能力降低，一旦发病，病情可能迅速恶化，导致治疗极为困难。如老年人肺炎，会很快发展成重症，相继发生呼吸衰竭、心力衰竭、脑病、多器官衰竭，进而死亡。老年期由于存在许多心脑血管意外风险因素，故猝死发生率高，老年人心肌梗死猝死的发生率约为8%。

> **小贴士**
>
> 肺部感染是老年人多脏器衰竭的主要诱因，必须高度重视。

4.并发症多

（1）容易并发意识障碍和精神症状：老年人大多有不同程度的脑血管硬化，在经历急性肺炎、急性心肌梗死、消化道大出血等危重症时，身体可出现意识障碍或精神症状，如对答不切题、淡漠、谵妄、躁狂、昏迷等；当危重症得到控制后，以上症状则逐渐消失。

（2）容易并发感染：高龄、瘫痪、肿瘤、长期卧床、住院≥5天、应用化疗药物或抗生素，这些因素使老年人更易发生感染。老年人常见的感染有尿路感染、肺炎、结核、皮肤和软组织炎症、带状疱疹、骨髓炎、菌血症、感染性心内膜炎、胆囊炎、憩室炎（尤其是肠憩室）及腹腔脓肿。

（3）容易并发血栓和栓塞：老年人常因各种疾病或手术长期卧床，易发生深静脉栓塞和肺栓塞，严重者可致猝死。这与肌肉萎缩、血流缓慢及老年人血液黏度增加有关。

（4）容易并发多脏器衰竭：老年人多脏器衰竭主要有两种情况，一是老年人在各器官功能正常的情况下，由于严重感染、创伤、急性中毒等致病因素，导致两个或以上器官功能发生衰竭；二是由于各种慢病引起各脏器功能不全或衰竭，如有心肌梗死、慢性支气管炎的老年患者，当患有重症肺部感染时，很快会出现呼吸衰竭，继之发生心力衰竭、脑功能不全、肾功能不全、弥散性血管内凝血等，从而导致死亡。

5. 受心理精神因素影响明显

老年慢病患者常出现的心理反应有抑郁、焦虑、过分依赖、退化、不遵医嘱（忘记、混淆、对治疗无信心、拒绝治疗、对医生不信任）等，而且焦虑、忧郁、孤独、急躁、多疑等情绪也可能会加重疾病的症状。老年期心理障碍往往以躯体不适的形式出现，比如老年人只说自己身体不适，不断要求做医学检查，但检查后未发现异常，任凭医生解释也不能打消他们的疑虑，在接受心理疏导，服用抗焦虑、抑郁药物后不适症状才有所缓解。

6. 药物不良反应影响病情

老年人用药数量多，用药方面容易出现安全问题，比如药物使用方法不当、不遵医嘱服药，这不仅会增加药物不良反应，而且还会加重原有疾病的病情程度。

四、老年慢病的治疗宗旨

在目前的医学水平和条件下，老年慢病一般难以治愈，故老年慢病的治疗目的主要是减轻痛苦，尽可能保留残存的机体功能，尽量恢复机体正常功能。

五、老年慢病的护理特点

由于老年人多病共存、疾病与老年综合征同时存在、用药种类和数量多，就使老年慢病的医院护理与居家照护更为复杂、困难。在护理和照顾慢病老年人的过程中，要注意老年人的特点，比如视力下降、听力受损、吞咽咀嚼能力下降、肢体活动不便、意识不清不同于中青年，需要照护者提供更加细致、耐心和安全的护理，不仅要照顾他们身体上的不适，还要注意心理需求、社会交往需求、愿望实现等方面，给予慢病老年人全方位的照护和人性化的关怀。因此，老年人的照护者（包括护士、护理员、家属）都需要学习和掌握专业的老年护理知识和技术。

参考文献

[1] 中华人民共和国中央人民政府.第七次全国人口普查公报[EB/OL]. (2021-05-13)[2023-12-13]https://www.gov.cn/guoqing/2021-05/13/content_5606149.htm.

[2] 汪耀.实用老年病学[M].北京:人民卫生出版社,2014.

[3] 刘晓红,康琳.协和老年医学[M].北京:人民卫生出版社,2016.

第二章

老年综合评估

一、老年综合评估的起源和发展

老年综合评估的概念最早始于20世纪30年代，当时英国学者Marjory Warren博士从一家综合医院调到一家疗养院后，开始对那里的老年人进行全面评估并给予康复等治疗，使多数老年人摆脱了卧床状态，约1/3的患者康复回家，据此，Marjory Warren博士提出老年人在入住疗养院前均应进行全面评估，此后老年综合评估的概念逐渐被接受。1987年，美国国家健康研究院制定了老年综合评估，作为一种新技术进行推广，现在已被视为老年医学的一门实用“技术”。近年来，我国老年综合评估发展迅速，已经开始在医院、养老机构中运用，而且还出现了“老年能力评估师”这一新兴职业。

二、老年综合评估的定义

老年综合评估是指采用多种方法评估老年人的躯体情况、心理健康、功能状态、社会环境状况、潜在的健康问题等，并据此制订治疗护理计划，维护和改善老年人健康和功能状态。

与传统的医学评估相比，老年综合评估从人的整体出发，伴随着老年人生活的始终，针对具体的健康问题做出相应措施后再进行评估，直至健康问题最小化或无健康问题。因此，老年综合评估可改善老年人日常生活活动能力和认知功能，提高生命质量，同时还可降低医疗需求和费用，节约医疗卫生资源。

重点提示

老年综合评估的重点不在于诊断与治疗，而在于全面评估老年人的功能及生活质量，关注老年人目前存在的问题，重点放在预防问题的发生。

三、老年综合评估的内容

1.一般医学评估

主要包括疾病诊断、老年综合征的诊断及慢病用药评估。

2.躯体功能状态的评估

主要包括日常生活活动能力，如洗脸、穿衣、吃饭、上厕所等，以及更复杂的日常生活活动能力，如操持家务、购物、理财等。

3.认知精神评估

包括记忆力、定向力、语言能力、运算能力、注意力等。

4.心理方面的评估

主要是对老年人抑郁及焦虑方面的评估。

5.社会健康状况评估

主要包括角色与家庭功能评估、环境评估、经济评估、文化与社会功能评估等。

四、评估人员的资质

老年综合评估对评估人员有一定的要求。老年综合评估是一个团队在完成评估工作，团队成员包括老年科医生、护理人员、康复治疗师、心理师、社会工作者、营养师、临床药师、语言治疗师等。评估团队应定期进行课程培训与学习，保证能正确理解、使用评估量表，采取科学、规范的评估方法，并开展特殊病例讨论会，提高老年综合评估技能与准确度。

五、评估工具的选择

目前国际上对老年综合评估的模式并没有统一的规定，多以量表作为评估工具进行评估。在评估过程中，可使用综合评估量表直接进行评估，也可通过单项测量工具对老年人健康状况的各维度进行评估后再进行综合分析。

六、老年综合评估的注意事项

1.提供适宜的环境

老年人血流缓慢，代谢率与体温调节功能、感觉功能降低，容易受凉感冒，体格检查时应注意调节室内温度，以22~24℃为宜；同时，必须注意保护老年人的隐私。老年人视力和听力下降，环境应舒适、明亮、安静、无干扰。在室外进行评估时，应避免阳光正面照射老年人。

2.安排充足的时间

老年人由于感官退化，反应较慢，行动迟缓，思维能力下降，评估所需的时间较长。加之老年人往往患有多种慢病，很容易感到疲劳。评估人员应根据老年人的具体情况，分次进行评估，让老年人有充足的时间回忆过往的事情、清晰回答问题及配合体格检查，这样既可以避免老年人疲惫，又可以获得详尽的信息。

3.选择适当的方法

对老年人进行身体评估时，应选择合适的体位，重点检查已发生病变或有潜在病变的部位。对移动不便的老年人，要选取合适的体位。检查口腔和耳部时，要取下义齿（假牙）和助听器。有些老年人部分触觉功能消失，需要较强的刺激才能引出，在进行感知觉检查，特别是痛觉和温觉检查时，注意不要损伤老年人。

4.运用沟通技巧

对老年人进行综合评估时，要充分考虑他们听觉、视觉、记忆等功能衰退，可能有反应迟钝、语言表达不清等情况，应适当采用有效的沟通技巧。例如，采用关心、体贴的语气提出问题，语速减慢，语音清晰，用通俗易懂的语言，适时注意停顿和重复，多倾听，适当触摸老年人的肩膀、手臂等部位， 增进与他们的情感交流。为意识不清的老年人收集资料时，可由其家属或照护者协助提供资料。

5.获取真实客观的资料

评估人员要进行客观准确的判断分析，避免因为主观判断引起信息偏差。尤其在进行身体功能状态评估时，护理人员应通过直接观察进行合理判断，不能只听老年人或家属的表述。在涉及人际关系、经济状况等敏感问题时，应单独约谈老年人、主要家庭成员或照护者。

6.进行全面评估

在老年综合评估过程中，不仅要关注疾病本身，更应关注老年人的整体情况，强调以人为中心，全面、系统地评估老年人的整体健康状况，包括躯体情况、心理健康、功能状态和社会环境。

七、我国老年综合评估的开展

2022年12月30日起正式实施的《老年人能力评估规范》国家标准（GB/T42195—2022）。该标准的制定意味着老年人能力评估的标准层级由行业标准上升为国家标准。运用这个标准，能够科学划分老年人的能力等级，为全国养老服务提供了更加科学、统一、权威的评估工具。

知识拓展

《老年人能力评估规范》国家标准共分6个部分，包括“评估指标与评分”“组织实施”“评估结果”等，以及“老年人能力评估基本信息表”“老年人能力评估表”“老年人能力评估报告”3个规范性附录。主要评估内容包括自理能力、基础运动能力、精神状态、感知觉与社会参与4个方面；具体指标包括进食、穿脱衣物、平地行走、上下楼梯、记忆、理解能力、视力、听力、社会交往能力等26个方面，总分范围0～90分，得分越高，说明能力水平越好。该标准将老年人能力分为能力完好、能力轻度受损（轻度失能）、能力中度受损（中度失能）、能力重度受损（重度失能）、能力完全丧失（完全失能）5个等级。

对老年人及其家庭而言，老年人可根据需要参与评估，有助于了解自身的能力状况，更加合理地安排晚年生活，更有针对性地选择适宜的专业服务或者申请相关保障政策，保障自己的合法权益。老年人的家庭也可根据老年人的能力状况，及时采取一些预防衰老的措施，改善老年人的身体功能，给予老年人更有针对性的照顾。

对养老机构而言，可通过评估更加准确地了解每个老年人的服务需求，在征得老年人同意的前提下，制订个性化的照护服务方案，提高养老服务的适配性和效率，也能有效防范服务风险。按照养老机构相关管理规定，老年人入住养老机构首先就要进行能力评估。

对政府而言，通过开展老年人能力评估，能够促进养老服务供需对接，提高政策措施的精准度。根据不同能力等级老年人的数量、比例、需求，可提前做好养老服务发展的规划布局，将有限的社会资源进行优化配置，最大限度地发挥其作用与效益。

参考文献

[1] 中华人民共和国民政部.《老年人能力评估规范》国家标准发布[EB/OL]. https://www.mca.gov.cn/n152/n166/c48071/content.html.

[2] 胡秀英,肖惠敏.老年护理学[M]. 5版.北京:人民卫生出版社,2022.

第三章

老年综合征与老年常见问题

近年来，国内外专家学者对老年综合征的研究日益丰富，虽各有侧重，但大多数的观点还是一致的，将衰弱、跌倒、步态异常、痴呆、尿失禁、晕厥、谵妄、抑郁、慢性疼痛、失眠、帕金森病、多重用药等归纳为常见的老年综合征；常见的老年照护问题包括压疮、便秘、深静脉血栓、肺栓塞、吸入性肺炎、营养不良、物质滥用、肢体残疾、终末期生活质量差等内容。做好老年人群老年综合征或常见问题的评估和照护，主要是对老年人患病危险因素、疾病的严重程度等进行评估，并制订适宜的预防和干预措施，尽可能维持老年人的独立生活能力，并最大可能地提高老年人的生存质量。

第一节　老年痴呆

一旦进入老年痴呆状态，轻则影响老年人日常生活及社会交往活动，降低其生活质量，重则诱发烫伤、跌倒、走失、噎食等安全事件，且容易发生各种并发症，如肺部感染、压力性损伤、抑郁等。老年痴呆患病率和致残率仅次于肿瘤和心脑血管病，已成为老年人健康的第三大杀手。老年痴呆给家庭及社会带来的负担更是沉重的，需要家属或照护者拥有强大的生理、心理承受能力，才能坦然面对老年痴呆，方可帮助痴呆老年人最大限度地延缓认知障碍发展进程，稳定生活质量，保证人身安全。

一、什么是老年痴呆?

在了解老年痴呆之前，先要了解认知障碍。认知障碍是指认知功能受到不同程度损害的状态，又称为认知功能衰退或认知功能缺损。根据功能损害的程度，认知障碍分为轻度认知障碍和重度认知障碍。其中，轻度认知障碍被认为是痴呆的前期状态，表现为轻度的记忆力、语言功能、注意力、执行功能等认知功能的减退；而重度认知障碍就是痴呆了。老年痴呆是指：发生于老年期，由于大脑退行性变、脑外伤、脑血管性病变、颅脑感染、脑部肿瘤、代谢异常等原因引起的持续时间较长的以智力损害为主要表现的一组临床综合征，包括阿尔茨海默病、血管性痴呆、混合性痴呆等，最常见的是阿尔茨海默病。

二、老年痴呆的危险因素

老年痴呆常见的危险因素包括不可干预的危险因素和可干预的危险因素两大类。其中遗传、年龄、性别为不可干预的危险因素；可干预的危险因素有疾病、心理和社会因素，具体为：

◉ 疾病因素：包括高血压、高脂血症、心脏病、脑血管病、糖尿病等；

◉ 心理因素：包括抑郁、兴趣匮乏、生活中的重大不良事件等；

◉ 社会因素：包括教育程度低、工作地位低、经济条件差、社会活动范围小，以及吸烟、嗜酒等不良嗜好。

三、老年人会有哪些认知障碍表现?

老年人认知障碍的表现主要包括三大综合征：认知功能障碍、精神行为症状、日常生活活动能力和社会功能损害。

1. 认知功能障碍

记忆障碍是有认知障碍及早期痴呆老年人最常见、最早出现的症状，尤其是对近期事件的记忆下降，如忘记服药、找不到日常使用的物品等。随着疾病的进展，记忆力会进一步下降，累及远期记忆，直至记忆几乎完全丧失。同时伴有其他认知功能障碍，包括语言交流能力下降，如说话用词困难，时间、地点定向障碍，注意力不集中，无法正常交流及思考问题等，甚至走失、失语、失用、失认，以及视空间障碍。

知识拓展

视空间是指对物体距离、形状、大小、方位等空间特性的知觉和感知物体不同部位的远近。痴呆早期即可出现视空间障碍，表现为不能准确地临摹立体图形，不能正确地按照图示组装积木，生活中不能判断物品的确切位置等。

2. 精神行为症状

精神行为症状指情绪低落、易怒、抑郁、淡漠、激越、幻觉、妄想等，有精神行为症状的老年人甚至出现人格障碍，如不爱清洁、不修边幅、暴躁、易怒、自信多疑、性格改变等。

3. 日常生活活动能力和社会功能损害

有认知障碍的老年人日常生活活动能力保存完好，仅有复杂的工具性日常生活活动能力及社会交往能力的轻微受损；而痴呆的老年人会出现日常生活活动能力及工具性日常生活活动能力的损害，并随着认知障碍的加重而逐渐出现失能加重，到完全不能自理，如不能自行穿衣、进食，完全需要他人照顾。

四、老年痴呆的筛查

《2018中国痴呆与认知障碍诊治指南》指出，总体认知评估是痴呆诊疗的重要环节，尽可能对所有老年人进行相应的认知评估是非常必要且重要的，并强力推荐《简易精神（智力）状态检查表（MMSE）》用于痴呆的筛查，见表3-1。

你知道吗？

工具性日常生活活动能力是指人们独立生活所需的关键性的较高级技能，如炊事、采购、骑车或驾车等大多需借助工具进行的日常生活活动能力。

老年痴呆的评定标准为：文盲组（未受教育）≤19分、小学组（受教育年限≤6年）≤22分、中学及以上学历组（受教育年限>6年）≤26分。

五、老年痴呆的预防

1. 积极防治心理疾病

如抑郁、焦虑等精神心理疾病。

表3-1 简易精神(智力)状态检查量表(MMSE)

项目		错误	正确
定向力(10分)	现在我要问您一些问题,多数都很简单,请您认真回答		
	今年是哪一年?	0	1
	现在是什么季节?	0	1
	现在是几月份?	0	1
	今天是几号?	0	1
	今天是星期几?	0	1
	咱们现在是在哪个省市?	0	1
	咱们现在是在哪个区县?	0	1
	咱们现在是在什么街道或乡?	0	1
	现在是在哪个小区?	0	1
	这里是第几层楼?	0	1
记忆力(3分)	现在我告诉您三种东西的名称,我说完后请您重复一遍(回答出的词语正确即可,顺序不要求)		
	皮球	0	1
	国旗	0	1
	树木	0	1
注意力和计算力(5分)	现在请您算一算,从100中减去7,然后从所得的数算下去,请您将每减一个7后的答案告诉我,直到我说“停”为止(依次减5次,减对几次给几分,如果前面减错,不影响后面评分)		
	100-7	0	1
	-7	0	1
	-7	0	1
	-7	0	1
	-7	0	1
回忆能力(3分)	现在请您说出刚才我让您记住的是哪3种东西?		
	皮球	0	1
	国旗	0	1
	树木	0	1
语言能力(9分)	命名能力 (出示手表)请问这是什么?	0	1
	(出示钢笔)请问这是什么?	0	1
	复述能力 请您跟我说“四十四只石狮子”	0	1
	三步命令 我给您一张纸,请您按我说的去做		
	右手拿着纸	0	1
	用两只手将这张纸对折	0	1
	将纸放在您的左腿上	0	1
	阅读能力 请您念一念这句话,并按这句话的意思去做(如老年人为文盲,该项评分为0分)		
	请闭上您的眼睛	0	1
	书写能力 请您写一个完整的句子,句子要有主语、谓语,能表达一定的意思(如老年人为文盲,该项评分为0分)	0	1
	结构能力 请您照着这个样子把它画下来 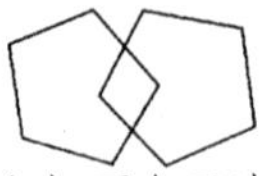 (对:两个五边形的图案,交叉处有一个四边形)	0	1

2. 保持良好生活习惯

戒烟限酒，控制体重，饮食均衡，尽量不使用铝制炊具。

3. 积极合理用脑，劳逸结合，注意脑力活动多样化

脑力活动多样化可以帮助老年人锻炼思维，提升认知水平；激发学习兴趣，使学习变得更加有趣、生动；甚至可以使老年人发现自己的潜能，挖掘出意想不到的真正热爱的领域。比如，阅读不同类型的书籍培养阅读理解能力和知识储备，学习不同科目的知识开发逻辑思维和抽象思维，参与社交活动锻炼沟通能力和社交技巧。注重劳逸结合，避免过度疲劳和压力过大，适当休息和放松。

4. 合理使用药物

积极防治高血压、糖尿病、高血脂、心脏病、脑卒中、肝肾功能不全等身体疾病，尽可能避免或减少使用可致中枢神经系统受损的药物。

六、老年痴呆的药物治疗

目前没有根治老年痴呆的药物，药物治疗仅用于改善症状，延缓病情进展，除改善认知功能外，更加重视对痴呆患者全面生活质量管理，以最大限度地延缓痴呆的进程。药物治疗原则为：早期治疗，随时调整；低剂量开始，注意患者依从性和药物反应；注意适应证，个体化干预。对于认知障碍老年人的药物治疗主要是针对原发疾病及精神行为症状；对于痴呆老年人，可使用改善认知功能的药物，如胆碱酯酶抑制剂、兴奋性氨基酸受体拮抗剂、中药制剂、脑代谢复活剂、影响自由基代谢的药物等。具体用药必须在医生的指导下进行。

七、老年痴呆精神行为症状的治疗

1. 去除诱因

去除各种可能诱发老年人精神行为症状的因素，如疼痛、体位不舒适、感染因素、用药因素等。

2. 非药物治疗

创建良好环境，光线充足，减少噪声，增加时间标识（如日历、闹钟），维持老年人熟悉的生活环境，消除障碍物，降低床高，穿合适的鞋子，拐杖或助步器取放方便，配备合适的眼镜、助听器。如老年人情绪激动或违拗时应转移老年人的注意力，采取音乐治疗、怀旧治疗、认可治疗、玩偶/宠物疗法等非药物治疗方法。

（1）音乐治疗：应用音乐或以音乐相关体验作为手段，包括听音乐、唱歌、演奏乐器、跳舞等。帮助痴呆的老年人放松心情，减轻压力和焦虑，增强自信心，促进身体康复。

（2）怀旧治疗：怀旧治疗是一种新型疗法，通过创造一个怀旧环境，回忆过去的美好时光，刺激唤起旧有记忆，帮助心情平静下来。有研究表明，怀旧治疗不仅有助于改善痴呆的老年人的情绪和行为问题，还能减少药量，降低药物不良反应，怀旧治疗已成为老年痴呆治疗的新趋势。

（3）玩偶/宠物疗法：旨在通过与玩偶或宠物的互动来提高痴呆的老年人的身心健康，需要专业治疗师的指导和协助，以确保安全有效。研究表明，与玩偶或宠物互动可以改善痴呆老年人的情绪，减轻焦虑和抑郁症状，还可以提高生活质量。选择符合痴呆的老年人的兴趣和需求的动物，如猫、狗、鸟、鱼等，并制订相应的治疗方案，包括与玩偶或宠物的互动方式、时间、频率等。

八、痴呆的老年人的安全照护

◉ 为痴呆的老年人提供较为固定的生活环境，尽可能避免搬家，去往陌生地方时有家人陪同。居住房间摆设简单、宽敞。

◉ 避免痴呆的老年人独自外出，随时佩戴写有联系人姓名和电话的卡片或手环，以便万一走失时被送回。

◉ 加强对痴呆的老年人日常生活的照护，防止跌倒、烫伤、烧伤、误服药物、自伤或伤人等意外事件的发生。当痴呆的老年人情绪激动出现暴力行为时，不要以暴制暴，要保持镇定，尝试转移注意力，针对原因采取措施，与医生沟通给予药物控制。

九、痴呆的老年人的日常生活照护

1.进食

创造一个安静、专注的就餐环境，就餐过程中要关闭电视、收音机等。对于不能判断自己是否吃饱、反复要吃的痴呆的老年人，在保证每日正常餐量的基础上，要控制每次进食量，可少量多餐；对于进食时间过长的痴呆的老年人，吃饭过程中要反复提醒其咀嚼、吞咽。

2. 睡眠

由于痴呆的老年人存在时间定向力障碍，可能分不清楚白天还是晚上，早期即会出现睡眠-觉醒的节律紊乱。随着疾病的发展逐渐加重，甚至出现完全的昼夜睡眠模式颠倒现象。可根据实际情况，建立痴呆的老年人有规律的活动时间表，延长日间光照时间，光照的设备可选用床头灯、台灯和落地灯，尽量帮助痴呆的老年人养成良好的睡眠习惯和方式。

3. 如厕

痴呆的老年人还会出现不能及时找到卫生间的情况，而且这种情况会变得越来越严重。照护者需尽量寻找规律，协助如厕。夜间起夜的患者，可将小便壶或便盆放在他的床旁，协助他床上或床旁小便。

4. 服药

痴呆的老年人常忘记吃药、吃错药或重复服药，所以服药时必须有家属或照护者在旁陪伴，亲自帮助服药。又由于痴呆的老年人常不能诉说不适，所以还要细心观察有无用药不良反应。对伴有抑郁、幻觉和自杀倾向的老年痴呆患者，照护者要把药品管理好，放在患者拿不到的地方。

十、痴呆的老年人出现精神行为异常症状的照护

痴呆的老年人随着疾病的进展，出现的精神行为症状大致可分为四类。①情感症状：焦虑、抑郁、易怒；②精神病性症状：幻觉、妄想、淡漠；③脱抑制症状：欣快、脱抑制行为；④活动过度症状：易激惹、激越、冲动控制障碍、攻击性行为。

对于出现精神行为异常症状的痴呆的老年人的照护，要做到以下几方面：

◉ 分析原因，尽量避免可能的诱发因素，主动关心痴呆的老年人，耐心倾听。

◉ 保持家庭氛围融洽、温馨，让痴呆的老年人感受到家的温暖。

◉ 提供喜欢吃的食物、舒缓的运动及锻炼，缓解焦虑、抑郁的情绪，减少脱抑制行为的发生。

◉ 使用疏导、解释或转移注意力等方式减轻激越症状，避免发生争吵，必要时暂时回避。

◉ 创造安静、舒适、轻松的生活环境。避免环境中噪声、光线等刺激，妥善保管好刀、剪等危险品；消除刺激幻觉的因素，如墙壁上的图案、影子、镜子、窗户上的反射光线等。

知识拓展

老年痴呆的脱抑制行为

老年痴呆的脱抑制行为是指患者在疾病的某些阶段中，可能会出现一些不适当的行为，这些行为通常与他们的年龄、身份或社会地位不符。老年痴呆的脱抑制行为可能与疾病本身对大脑额颞叶功能的影响有关，因为额颞叶在情绪调节、遵守规范、语言交流上起重要作用，当这些区域受损时，痴呆的老年人就会出现行为症状和语言障碍，且不能觉察自己的错误，不能计划自己的行为，也不能按照社会道德规范来调节自己的行为。可能包括：毫无节制地购买物品、暴饮暴食、囤积废弃的物品或垃圾、在公共场合做出一些不适当的行为、对社交活动感到困惑或不安。

◉ 出现冲动行事、讲粗话、语出伤人、性欲亢进等表现，不要表现出强烈的反应，要理解这是由于疾病导致的，本着不争辩、不纠正、不讲道理、不正面冲突的原则，在安全的前提下，采取有意忽略的态度，转移其注意力。

十一、老年痴呆的日常认知功能训练

就目前老年痴呆的综合治疗而言，认知功能训练依旧是首选方法和管理重点。坦然面对老年痴呆，需要家属或照护者投入大量的爱心和耐心，帮助痴呆的老年人从简单的日常生活开始，逐渐过渡到有针对性的记忆、理解和表达能力的训练上等。

1.记忆训练

记忆训练包括数字排列组合、物品摆放的瞬时记忆，以及回忆亲属、朋友关系、辨识方向的长时记忆等，照护者可以通过制订生活作息时间表，让痴呆的老年人主动关心日期、时间的变化，并督促痴呆的老年人按规定的时间活动和休息。

2.智力训练

智力训练包括逻辑联想、思维的灵活性能力、分析和综合能力、理解表达能力、社会适应能力等方面的训练。照护者可以通过益智类玩具，对图片、实物、词汇做归纳和分类，益智问答，以及简单的家庭消费账目计算等方式训练痴呆的老年人的上述能力。

3.语言训练

痴呆的老年人均有不同程度的语言功能障碍，尤其对发音含糊、口齿不清的老年人，照护者要有意锻炼他们的发音和说话能力。可借助词汇或短语加视觉信号训练，也可鼓励接受来自外界的各种刺激，如读书、看报、听广播、看电视，以防止语言功能的进一步衰退。

4.生活自理能力训练

照护者对轻度老年痴呆患者可进行日常生活自理能力训练，指导其洗衣、做饭、进食、洗脸、刷牙、穿脱衣服、如厕等日常活动，以及扫地、擦桌子、整理床单/被褥等力所能及的家务，以期生活能够自理和维持现存功能。

5.肢体功能训练

（1）对于可自主活动的轻度老年痴呆患者，照护者可指导其进行健康体操、打太极拳、跳舞、跑步、散步等有氧运动。

（2）对中重度痴呆、不能自主活动甚或肢体瘫痪者，需考虑如何保持肢体功能，要注意将肢体置于功能位，还要帮助他们进行被动肢体运动。

◉ 肢体的功能位：是指能使肢体发挥最大功能的位置，通常是在正常状态下的自然姿势，可以帮助肢体保持稳定和舒适，对于卧床的痴呆的老年人，建议功能位以侧卧位为主。

◉ 被动肢体运动：是一种针对痴呆的老年人的被动肢体运动方法。在照护者的帮助下，通过被动的方式进行手指、手掌、手臂、下肢等部位的活动，以预防关节僵硬、下肢深静脉血栓形成、压力性损伤、肺部感染等并发症。例如，照护者可以握紧痴呆的老年人的拳头，然后逐渐放松，协助其进行手臂的屈伸、抬举等动作，以及下肢髋关节、膝关节、踝关节等部位的被动活动等，动作要轻柔，避免过度用力或粗暴操作，以免造成不适或损伤。根据具体情况和需要，选择适合的动作和方式进行锻炼，不要超出痴呆的老年人的承受能力，安全第一。

第二节　跌倒

跌倒是最常见的老年综合征之一，是一种突发的不自主的体位改变，导致个体摔在地面或较低平面上，但不包括由于瘫痪、癫痫发作或外界暴力作用引起的摔倒。老年人跌倒多发生于室内，是多种因素相互作用的结果。

调查显示，65岁以上的老年人每年跌倒的发生率为30%，而80岁以上老年人每年跌倒的发生率高达50%。不仅如此，跌倒高居我国65岁以上老年人意外伤害死因的首位，老年人对跌倒的恐惧会明显影响自身的功能状态和整体的生活质量，反复跌倒和随之而来的损伤是自理能力的逐步下降。

一、跌倒的危险因素

跌倒的发生是内在因素和外在因素共同作用的结果。

1.内在因素

内在因素多与老年人衰老及疾病相关，如年龄、步态不稳、平衡障碍、前庭功能障碍、外周神经系统疾病、肌力减弱、视力障碍、关节炎、心血管等内科疾病、日常生活活动能力及工具性日常生活活动能力缺损/受限等，其中年龄是引发跌倒的重要因素。

2.外在因素

外在因素包括室内/室外环境中的风险、穿的鞋或拐杖辅助设备的不适当、老年人是否独居等社会因素。

二、跌倒的预防

做好老年人跌倒的预防和管理非常重要，具体措施见表3-2。

表3-2 老年人跌倒的预防措施

措施	具体内容
感知补偿	●佩戴度数合适的眼镜 ●如有白内障等眼部疾病要积极治疗 ●佩戴助听器
适度运动	●能够独立行走：进行有规律的体育锻炼和功能训练，如打太极拳、游泳、慢跑等，以增强肌肉力量，平衡能力，步态稳定性、协调性、灵活性 ●衰弱状态：坐位时双脚放平着地，站立时借助扶手，改变姿势时保留一定的稳定时间，改变体位后休息1～2分钟；不能以增加老年人卧床、坐椅子的时间而限制活动
衣着合适	●衣服大小、松紧合适 ●活动时不穿拖鞋，穿防滑鞋、平底鞋 ●穿脱鞋袜时坐着进行
环境安全	●照明充足，设置夜灯或床头灯 ●卫生间铺设防滑垫、防滑砖，坐便器不宜过低，安装扶手、呼叫器 ●移走可能影响老年人活动的障碍物 ●将常用的物品放在老年人方便取用的高度和地方 ●地面平坦、无水、不滑，过道安装扶手 ●尽量设置无障碍空间，不使用有轮子的家具 ●尽量避免地面高低不平，去除室内的台阶和门槛

（待续）

表3-2(续)

措施	具体内容
调整行为方式	◦放慢起身、下床的速度,建议做到"3个30秒"(坐在床上30秒—坐到床边30秒—起身站立30秒),再离床行走 ◦避免睡前饮水过多而增加夜间起床次数,晚上床旁放置小便器 ◦转身、转头时动作要慢 ◦走路保持步态平稳,尽量慢走,避免携带沉重物品 ◦避免去人多及湿滑的地方 ◦避免走过陡的楼梯或台阶 ◦避免登高取物
选择适当的辅具	◦使用安全的拐杖、助行器等 ◦不推荐使用床栏或身体约束来预防跌倒
合理用药	检查服用的所有药物,调整用药方案,避免多用、共用而导致药物不良反应的发生
补充维生素D	建议每日补充维生素D至少1000IU
相关疾病的治疗	◦直立性低血压:找到病因并治疗,回顾并评价目前的用药,适当增加盐的摄入量,摄入足够的水,注意卧位时抬高床头,起身时缓慢直立,可使用弹力袜 ◦神经系统异常(本体感受障碍、认知障碍、肌力减弱):诊断和治疗潜在病因,增加本体感受输入(借助辅助设施或者穿低跟、薄底并能够裹紧双脚的鞋子),减少使用影响认知的药物,进行步态、平衡和肌肉力量的训练 ◦心血管系统异常:遵循心内科医生的建议 ◦骨骼肌系统异常:诊断和治疗潜在疾病,进行力量、关节活动范围及步态和平衡的训练,以及辅助设施的使用,穿合适的鞋子,遵循足部疾病医生的建议
心理支持	◦关心老年人 ◦避免较大的情绪波动 ◦帮助老年人消除跌倒恐惧等心理障碍

三、跌倒的应急处理

老年人一旦跌倒，应给予相应处理：

◉ 立即就地查看，根据情况，将老年人转移到安全舒适的地方；

◉ 当老年人出现意识、瞳孔、生命体征变化时，立即拨打120，报告医生协同处理，将老年人的伤害降到最低；

◉ 配合医生进行体格检查，意识、瞳孔、生命体征是否正常，是否有外伤，如擦伤、肢体骨折等；

◉ 遵医嘱配合进行超声、CT检查，确定是否有内脏损伤或出血。

第三节　焦虑、抑郁

焦虑和抑郁是老年期常见的情感障碍，共病率高达30%~50%，严重影响着老年人的身体健康和生活质量。

一、什么是焦虑？什么是焦虑症？

焦虑是担心发生威胁自身安全和其他不良后果的心境，是一种情绪状态，属于保护性反应。老年人在缺乏明显客观因素或充分根据的情况下，对其自身健康或其他问题感到忧虑不安，紧张恐惧，顾虑重重，以致表现为坐立不安、手足无措、唉声叹气、情绪低落、忧心忡忡、怨天尤人、惶惶不可终日，即使多方劝解也不能消除，称为焦虑。

焦虑症则是一种以焦虑情绪为主要表现的神经症，多伴有自主神经功能紊乱和疑病观念，老年人常感到头晕、胸闷、心悸、呼吸困难、尿频、尿急、运动性不安等，且焦虑并非实际威胁所致，其紧张程度与现实情况也不相称。

你知道吗？

患有焦虑症的老年人的焦虑没有充分的理由，却出现莫名其妙的持续性精神紧张、惊恐不安，并伴有头晕、胸闷、心悸、出汗等自主神经功能紊乱的症状和运动性紧张。即使有一定的诱因，其症状的严重程度与诱因也明显不相称，持续时间长，程度较重，焦虑不减轻或减轻后又复发，难以消除。

二、正常焦虑与焦虑症的区别

正常焦虑几乎每个人都体验过，是即将面临某种处境时产生的一种紧张不安的感觉和不愉快的情绪。这样的焦虑是建立在现实情况之上的，自己明确知道焦虑的来源，所担心的事情符合客观规律。持续时间短，程度较浅，当导致焦虑的原因解除时，正常焦虑可减轻，直至消除。

三、焦虑症的表现

焦虑症的主要症状为焦虑的情绪体验、自主神经功能失调及运动性不安。常见的有急性焦虑和慢性焦虑两种表现。

1. 急性焦虑

急性焦虑又称惊恐发作，是一种突如其来的惊恐体验，表现为严重的窒息感、濒死感和精神失控感。老年人宛如濒临末日，常伴有奔走、惊叫，表现为惊恐万状、四处呼救。可伴有严重的自主神经功能紊乱，主要表现如下。①心脏症状：胸痛、心动过速、心律不规则；②呼吸系统症状：呼吸困难、呼吸急促等；③神经系统症状：头痛、头晕、晕厥和感觉异常；④全身症状：出汗、腹痛、全身颤抖或全身瘫软等。一般持续数十分钟，可自行缓解，但缓解后老年人仍会感到心有余悸、虚弱无力，通常需要较长甚至几天的时间才逐渐恢复。

2. 慢性焦虑

慢性焦虑又称广泛性焦虑，是焦虑最为常见的表现形式。老年人表现为长期处于紧张、不安中，做事没有耐心，心烦意乱，遇事总往坏处想，即便不做任何事情时也可能表现为坐立不安、惶惶不可终日，并且无实际威胁而引起。自主神经功能失调的症状表现为心悸、出汗、胸闷、口干、便秘、呼吸急促等。

四、焦虑症的筛查

近年来，对于焦虑的评估多采用“焦虑自评量表（SAS）”，包括20个条目。根据国外专家的研究结果，建议将焦虑评估分三步，首先利用一个简短的评估工具进行筛选，之后利用更为详细的评估工具进行识别，最后利用访谈方式进行确定。下

你知道吗？

运动性不安是指一种在运动过程中产生的紧张状态，主要表现为运动时不安和肌肉紧张。运动性不安的症状为无目的的小动作增加、坐立不安、来回踱步、不能静坐、身体发抖、舌/唇及指肌颤动等，而肌肉紧张的症状包括紧张性疼痛、肩腰背疼痛、僵硬感、动作困难等。这种紧张状态可能伴随刻板、模仿和重复动作，可表现为紧张性兴奋和紧张性木僵交替出现的情况，但很少伴有言语的兴奋。

面就介绍一种天津市卫生健康委员会在各大医院推行使用的广泛性焦虑量表（GAD-7）（表3-3），仅包括7个条目。

表3-3 广泛性焦虑量表(GAD-7)

根据过去2周的状况，请您回答是否存在下面描述的状况及频率，请在符合您的选项数字上画"√"

问卷	完全不会	好几天	一半以上的天数	几乎每天
1.感觉紧张、焦虑或急切	0	1	2	3
2.不能停止或控制担忧	0	1	2	3
3.对各种各样的事情担忧过多	0	1	2	3
4.很难放松下来	0	1	2	3
5.由于不安而无法静坐	0	1	2	3
6.变得容易烦恼或急躁	0	1	2	3
7.感到将有可怕的事情发生而害怕	0	1	2	3

评分标准：
没有焦虑症：0~4分；
可能有轻度焦虑症：5~9分；
可能有中度焦虑症：10~13分；
可能有中重度焦虑症：14~18分；
可能有重度焦虑症：19~21分。

五、老年焦虑症的心理治疗

应对老年焦虑症需要在心理医生的帮助下进行，一般可采取的心理治疗方法有放松疗法、认知疗法和精神分析方法。

放松疗法对急性焦虑和慢性焦虑均有效果。当个体全身完全放松时，生理警惕水平会明显下降，也会产生正向心理作用，包括反馈疗法、音乐疗法、瑜伽等。

反馈是一种通过学习控制自己的思维来控制身体功能的治疗方法。在治疗过程中，患者通过接收到的反馈信号了解自己的生理状态，进而有意识地进行自我训练，学会放松，调节自主神经功能，改善睡眠等，以促进心理康复。

1.肌肉放松疗法

肌肉放松疗法是一种通过有意识地控制和调节自身的心理生理活动来降低机体唤醒水平，调整因紧张刺激而紊乱的功能，从而达到松弛身心的目的。

（1）头部放松：用力皱紧眉头，保持5秒后放松；用力闭紧双眼，保持5秒后放松；皱起鼻子和脸颊部肌肉，保持5秒后放松；用舌头抵住下颌的门齿，口尽量张开，头向后抬，保持5秒后放松。

（2）颈部肌肉放松：将头用力下弯，努力使下颌抵达胸部，保持5秒后放松。

（3）肩部肌肉放松：将双臂平放体侧，尽量提升双肩向上，保持5秒后放松。

（4）臂部肌肉放松：将双手掌心向上平放在座椅扶手上，握紧拳头，使双手及前臂肌肉保持紧张5秒后放松；侧平举张开双臂做扩胸状，体会臂部紧张感5秒后放松。

（5）胸部肌肉放松：将双肩向前收，使胸部四周的肌肉紧张，保持5秒后放松。

（6）背部肌肉放松：将双肩用力往后扩，体会背部肌肉的紧张感5秒后放松；向后用力弯曲背部，努力使胸部弓起，挤压背部肌肉5秒后放松。

2.呼吸放松疗法

呼吸放松疗法是一种通过调整呼吸节律和深度来帮助身体和精神放松的方法。

（1）腹式呼吸法：取仰卧体位，让身体尽量放松下来，双手可以自然地放在身体两侧，也可以叠加放在腹部上。吸气时用鼻吸气，最大限度地向外扩张整个腹部，胸部保持不动。呼气时用口呼气，最大限度地向内收缩腹部，胸部保持不动。一呼一吸要深长而缓慢，时间掌握在12秒左右。

（2）4-7-8呼吸法：取仰卧体位，让身体尽量放松下来，舌抵上颌。闭上嘴，用鼻子吸气，心中从1默数到4。屏住呼吸，心中从1默数到7。用嘴呼气，同时心中从1默数到8。吸气时用鼻子，不要发出声音，呼气时用嘴，发出轻微的“呼”气声。

（3）缩唇呼吸法：是一种康复训练方法，适用于重度慢性阻塞性肺疾病（COPD）患者。这些患者常常在支气管痉挛、惊恐或运动时肺内过度充气，对于那些正在接受运动康复或呼吸肌锻炼的患者则是一项辅助措施。

具体做法如下。

患者处于端坐位，双手扶膝，吸气时用鼻子。呼气时缩唇轻闭，慢慢轻轻呼出气体，同时收缩腹部。吸气和呼气的比例为1∶2或1∶3，每天练习3~4次，每次15~20分钟，吸气时默数1、2，呼气时默数1、2、3、4，延长呼吸时间，降低呼吸频率。COPD患者练习时要注意，不必刻意追求动作的规范性，而忽略了呼吸本身。如果缩唇呼吸能配合轻度弯腰收腹，更有利于膈肌抬高而呼出更多气体。

知识拓展

音乐疗法

音乐疗法是一种新兴的边缘学科，它以心理治疗的理论和方法为基础，运用音乐特有的生理、心理效应，在音乐治疗师的共同参与下，通过各种专门设计的音乐行为，帮助患者经历音乐体验，达到消除心理障碍、恢复或增进身心健康的目的。

瑜　伽

瑜伽的练习包括多种体式和呼吸法，可以增强身体力量、柔韧性和平衡感，提高专注力和减轻压力。在练习瑜伽时，需要注意保持空腹和避免过度劳累，以免对身体造成不良影响。

3. 认知疗法

认知疗法的核心是认知重构，即通过自我观察和自我反思，发现和纠正负面思维，以提高患者的心理适应能力。

4. 精神分析方法

精神分析是一种心理学理论，其认为人类行为和心理体验受到潜意识的影响。精神分析学派强调对人类潜意识进行探索和分析，以揭示人类内心深处的情感和动机，并通过分析和理解潜意识，可以更好地理解人类行为和心理状态，从而帮助人们解决心理问题和促进个人成长。例如，一个人可能会在梦中梦到某种场景或人物，而这个梦境可能揭示了他的无意识情感或欲望。通过分析这个梦境，精神分析师可以帮助这个人理解自己的内心世界，并找到解决问题的方法。

六、焦虑症的药物治疗

老年焦虑症的药物治疗需要在医生的指导下进行。

苯二氮䓬类药物是最常用的抗焦虑药物，其中地西泮的使用最为普遍且起效迅速；氯硝西泮具有良好的镇静催眠作用。在服用苯二氮䓬类药物期间，不宜驾驶机动车或操纵大型机械，以免发生意外。

七、惊恐发作的护理

1. 发作期护理

惊恐发作期间，家属或照护者应沉着、冷静，帮助老年人脱离危险环境，并陪伴老年人直到发作结束，给予老年人充分的理解和安抚，表示对老年人的尊重。注意与老年人的沟通技巧，不表现出过分的关注，以免加重老年人的症状。如老年人出现挑衅和敌意时，可适当限制老年人的活动范围。

2.间歇期护理

教给老年人关于惊恐发作的自我保护方法，让老年人理解什么是惊恐障碍，运用认知干预的方法帮助老年人识别可能诱发惊恐发作的因素。教会老年人通过控制过度换气或体力活动减轻恐惧感，教会老年人放松技术，以便老年人在惊恐急性发作时，能够做到自我控制。

八、什么是抑郁症？

抑郁是常见的精神障碍，主要以抑郁心境、思维迟缓和思维内容障碍，以及意志活动减退为主，多数老年人还存在各种躯体症状，如呼吸困难、头晕、头痛、便秘、失眠、疼痛等，并伴有焦虑、紧张。老年抑郁症是老年期最常见的功能性精神障碍，多发于50~60岁，以生活兴趣丧失、悲观、焦虑、痛苦、睡眠不佳、躯体化症状为主要表现，严重者可产生自杀想法。失眠是抑郁的老年人共有的症状，表现为早醒或入睡困难。

九、抑郁症的诊断

美国《精神科疾病诊断与统计手册》第5版指出，若要诊断抑郁症，则要出现以下症状：每天大部分时间心情都是沮丧、低调、哀伤和（或）对事情丧失兴趣的，过去觉得很有兴趣的事情，现在都不感到有兴趣。并且症状符合以下情形至少5项或者更多，同时在两周内出现：

◉ 几乎整天且每天心情抑郁，可由主观报告（如感受到悲伤、空虚或无助）或由他人观察（每天看起来在哭）得知；

◉ 几乎整天且每天明显对所有活动降低兴趣或愉悦感；

◉ 体重明显减轻或增加（1个月内体重变化超过5%），或几乎每天食欲减退或者增加；

◉ 几乎每天都失眠或者嗜睡；

◉ 几乎每天精神或动作激动或迟缓（别人观察到，不只是主观感受不安或者缓慢）；

◉ 几乎每天疲倦或者无精打采；

◉ 几乎每天自我感到无价值感，或有过度或不恰当的罪恶感；

◉ 几乎每天思考能力和专注力降低，或者犹豫不决（主观报告或者他人观察）；

◉ 反复想到死亡（不只是害怕死亡），反复有自杀意念而无具体计划，或有自杀举动，或有具体的自杀计划。

十、抑郁症的筛查

抑郁症的评估应该是一个完整性的评估，多年来常用的评估量表是“老年抑郁量表（GDS-15）”，包含30个条目。老年人用该量表自评或医护人员协助评估时，往往会因为条目较多而疲于回答，以致影响评估结果的准确性。天津市卫生健康委员会推出了一款评估抑郁的简约量表PHQ-9（表3-4），具有较高的信效度，已在市级各大医院试用。

表3-4 抑郁筛查健康问卷(PHQ-9)

在过去2周，请您回答是否存在下面描述的状况及频率，请在符合您的选项数字上画“√”

问卷	完全不会	好几天	一半以上的天数	几乎每天
1.做事时提不起劲或没有兴趣	0	1	2	3
2.感到心情低落、沮丧或绝望	0	1	2	3
3.入睡困难，睡不安稳或睡眠过多	0	1	2	3
4.感觉疲倦或没有活力	0	1	2	3
5.食欲减退或吃太多	0	1	2	3
6.觉得自己很糟、觉得自己很失败、让自己或家人失望	0	1	2	3
7.对事物专注有困难，例如在阅读报纸或看电视时	0	1	2	3
8.动作或说话速度缓慢到别人已经察觉或正好相反，烦躁或坐立不安，动来动去的情况多于平常	0	1	2	3
9.有不如死掉或用某种方式伤害自己的念头	0	1	2	3

评分标准：

没有抑郁症：0~4分；

可能有轻度抑郁症：5~9分；

可能有中度抑郁症：10~14分；

可能有中重度抑郁症：15~19分；

可能有重度抑郁症：20~27分。

十一、抑郁症的全程药物治疗

抑郁症为高复发性疾病，目前倡导全程治疗，分为急性期治疗、恢复期治疗和维持期治疗三期。药物治疗首选选择性5-羟色胺再摄取抑制剂(SSRI)类药物，如舍曲林、西酞普兰、爱司西酞普兰等，此类药物抗抑郁疗效肯定，不良反应少，老年人易耐受，可长期维持治疗。

十二、抑郁症的心理治疗

心理治疗能改善抑郁的老年人的无助感、无力感、自尊心低下，以及负性认知，常用的方法包括认知行为治疗、人际心理治疗、心理动力治疗等方法。

1.认知行为治疗

认知行为治疗是一种常用的心理治疗方法，旨在帮助患抑郁症的老年人识别和纠正不合理的思维模式和行为习惯，以减轻抑郁症状并预防复发。对于轻度抑郁症患者，认知行为治疗可作为主要治疗方法；对于中度至重度抑郁症的老年患者，需与药物治疗方法结合使用。

（1）识别自动想法：治疗师会使用提问、想象、角色扮演等方式，帮助患抑郁症的老年人学会识别自动想法，尤其是那些在抑郁情绪之前出现的特殊想法。

（2）识别认知错误和逻辑错误：治疗师会注意听取和记录患者的自动性想法和“口头禅”，帮助抑郁的老年人归纳和总结出一般规律，建立合理的认知思维方式。

（3）放松训练：通过放松训练，如渐进性肌肉松弛法、瑜伽等，帮助患者缓解紧张和焦虑情绪。

（4）行为疗法：通过行为疗法、行为激活等，帮助抑郁的老年人逐步改变不良的行为习惯，增加积极的行为反应，如增加运动、改善睡眠等。

2.人际心理治疗

人际心理治疗通常需要专业人员进行，主要侧重于改善抑郁老年人的人际交往能力，减轻抑郁症状，提高生活质量。

（1）增强自我认知：帮助患抑郁症的老年人深入理解自己的情绪和行为，增强自我意识，更好地处理和应对人际交往中的问题。

（2）情感表达：训练患抑郁症的老年人在与他人交流时，能更准确地表达自己的情感和需求，减少人际冲突和误解。

（3）社交技能训练：通过角色扮演、模拟场景等方式，帮助患抑郁症的老年人提高社交技能，面对人际交往时更加自信和从容。

（4）建立支持系统：鼓励患抑郁症的老年人与家人、朋友等建立更紧密的联系，寻求他们的支持和理解，减轻孤独感和提高社交能力。

（5）处理冲突：指导患抑郁症的老年人识别和处理人际冲突，以避免因处理不当而产生的抑郁情绪。

（6）家庭治疗：针对家庭成员间的关系进行干预，改善家庭环境，增强家庭成员间的理解和支持，为患抑郁症的老年人的康复提供良好的家庭氛围。

（7）自我接纳和肯定：帮助患抑郁症的老年人接受自己的优点和缺点，肯定自我价值，提高自尊心，增强自信心。

（8）设定目标：鼓励患抑郁症的老年人设定可实现的目标，并为之努力，增强自我控制力和成就感。

（9）应对压力：指导患抑郁症的老年人采取适当方法有效应对压力，如放松技巧、积极思考等，以减轻抑郁症状。

（10）建立健康的生活方式：鼓励老年抑郁者保持健康的生活方式，如规律作息、适度运动、均衡饮食等，增强身体素质，提高免疫力。

3.心理动力治疗

心理动力治疗的主要目标是帮助患抑郁症的老年人理解其情感和心理状态，并找到产生抑郁的深层次原因，从而改变其思维模式和情感反应模式，达到治疗抑郁的目的。

（1）自由联想：让患抑郁症的老年人自由地表达他们的想法和感受，揭示其内心冲突和未解决的问题，有助于其意识到自己的情感和思维模式。

（2）梦的分析：通过分析患抑郁症的老年人的梦境，了解其潜意识中的情感和冲突，有助于抑郁的老年人更好地理解自己的情感和行为。

（3）阻抗分析：通过识别和分析抑郁的老年人对治疗过程的抵抗，帮助其了解自己的情感和行为模式，并找到解决方法。

（4）移情分析：通过分析抑郁的老年人对治疗师的感受和反应，了解与他人之间的关系模式，更好地理解自己的人际关系和情感反应模式。

（5）家庭治疗：以家庭为对象实施团体心理治疗，通过改善家庭的应对功能，帮助抑郁的老年人及家属面对抑郁症带来的压力，并防止复发。

需要注意的是，心理动力治疗需要专业的心理咨询师或心理医生进行指导和实践。在治疗过程中，抑郁的老年人需要信任治疗师，并愿意探索自己的内心世界。同时，治疗师也需要根据患者的具体情况选择合适的治疗方法，并灵活地调整治疗方案。

十三、老年抑郁症的综合护理

1.保证营养摄入

患抑郁症的老年人通常会存在食欲减退等饮食障碍，应根据情况制订对策，保证老年人的营养摄入。

2.改善睡眠

睡眠障碍是患抑郁症的老年人最为常见的症状之一，并以早醒最为多见。抑郁症的特点为昼轻夜重，早醒易造成老年人情绪的进一步加重，易造成老年人如自杀、自伤等意外事件的发生。

3.加强安全护理，防范意外事件

（1）自伤、自杀的护理：密切观察病情变化，识别伪装痊愈，及时处理抑郁的老年人出现的悲观厌世情绪，注意自杀前的征兆，如写遗书、留遗嘱等行为。

（2）危险物品管理：妥善安置患抑郁症的老年人，做好危险物品的管理，密切关注居住环境，避免一切可能危害人身安全的物品，如绳子、剪子、刀子等。高度重视患者的行为，如老年人巡视周围环境或寻找可以实施自杀、自伤行为的物品等。

（3）提高老年人的生活兴趣：鼓励老年人参加集体活动，有助于缓解悲观情绪，但应确保其在看护人员的视线内。

（4）教会老年人调节情绪：常见的方法有注意力转移、合理宣泄、理智控制、改变认知等。

作为老年抑郁症患者的家属或照护者，要帮助患者进行全程治疗和综合护理，以促进疾病痊愈，避免复发，与焦虑、抑郁情绪说再见。

第四节　谵妄

一、什么是谵妄？

美国《精神疾病诊断与统计手册》第4版将谵妄定义为：急性发作的意识混乱，伴有注意力不集中，思维混乱、不连贯，以及感知功能异常。具体来说，谵妄可由多种原因诱发，急性起病，以定向力障碍、幻觉、焦虑、言语散乱、烦躁不安及妄想为主要表现，呈现日间症状较轻而夜间症状较重的波动特点，常被称为“日落现象”，是一种需要紧急处理的老年综合征。其常于身体疾病加重、感染、缺血、缺氧、手术中或手术后发作，是预后不良强有力的独立危险因素。谵妄在老年人群中发病率非常高，年龄大于65岁，每增加1岁谵妄的风险上升2%。

二、谵妄的危险因素

1.易患因素

易患因素指诱使老年人发生谵妄的高危因素，主要包括：

◉ 严重疾病：缺氧、器官衰竭；

◉ 认知功能障碍；

◉ 视力和（或）听力障碍；

◉ 年龄>70岁；

◉ 多病共存：躯体疾病是谵妄发生的必要条件，几乎所有的躯体疾病都可能引起谵妄；

◉ 酒精（乙醇）滥用。

2.诱发因素

诱发因素指在易患因素的基础上，促使老年人发生谵妄的高危因素，主要包括：

◉ 粪便嵌顿；

◉ 因疾病接受手术治疗；

◉ 服用抗精神病药物、抗胆碱药物、阿片类药物；

◉ 长期睡眠障碍；

◉ 营养不良；

◉ 物理性束缚；

◉ 留置管路：导尿管、胃管、中心静脉等；

◉ 服用多种药物（≥5种）；

◉ 存在肺部、尿路或软组织感染；

◉ 发热、脱水电解质紊乱；

◉ 疼痛、创伤。

三、谵妄的表现和类型

谵妄以急性起病、定向力障碍、易激惹、幻觉、妄想、焦虑、胡言乱语及烦躁不安为主要表现。根据谵妄的不同临床表现，通常分为3种类型。

1.活动强型

该类型约占30%，通常表现为话语增多、高度警觉、激越、精神亢奋、对刺激过度敏感、伴有幻觉或臆想、攻击性行为等。

2.活动抑制型

该类型约占25%，通常表现为活动减少、表情淡漠、反应迟钝和嗜睡，因不易被察觉，常被误诊或漏诊，且预后最差。

3.混合型

该类型最常见，约占45%，通常表现为激越和抑制症状交替出现。

四、谵妄的综合性预防措施（表3-5）

依据英国国家卫生与临床优化研究所提出的谵妄预防指南，总结以下10条针对危险因素的居家谵妄老年人的综合性预防措施。希望家人能够帮助居家的谵妄老年人一起应对谵妄，防止自伤或伤人行为的发生。

表3-5　谵妄预防指南

危险因素	预防措施
认知功能和定向	提供明亮环境，提供时钟和挂历，钟表和日期的数字要大一些 鼓励进行益智活动，例如打牌、下棋、拼图等 鼓励与亲属和朋友见面交流
脱水和便秘	鼓励多饮水 如需要限制入量，需遵医嘱并保持出入量平衡 鼓励进食蔬菜、水果等高纤维素食物 定时排便
低氧血症	及时发现低氧血症 监测血氧浓度，保持氧饱和度>90%
活动受限	鼓励下床活动，避免约束 提供步行器 不能行走的患者，协助被动运动
感染	定时开窗通风 居住环境清洁 个人卫生良好

（待续）

表3-5(续)

危险因素	预防措施
多药共用	与医生沟通,评估药物,尽量减少用药 避免引起谵妄症状加重的药物(如哌替啶、抗精神病药物、苯二氮䓬类药物)
疼痛	正确评估疼痛水平,对不能言语沟通的老年人使用身体特征、表情等进行评估 对任何怀疑有疼痛的老年人都要控制疼痛,避免治疗不足或过度
营养不良	在营养师的参与下改善营养不良 保证患者的义齿功能正常
听力和视觉障碍	解决可逆的听觉和视觉障碍(例如清除耳道耵聍) 提供助听器或老花镜,并确保处于正常使用状态
睡眠障碍	提供安静的夜间睡眠环境,减少外界的噪声 调整夜间给药时间,避免中断睡眠

五、谵妄的治疗

优先考虑非药物治疗，避免使用镇静剂，谨慎使用精神病药物。在谵妄老年人出现激越行为，威胁到自身或他人安全，并且非药物治疗无效时才考虑使用镇静药。

第五节　慢性疼痛

疼痛是由感觉刺激而产生的一种生理、心理反应及情感上的不愉快经历，包含痛觉和痛反应，是多种疾病的共有症状，被称为除体温、脉搏、呼吸、血压4个生命体征之外的第五生命体征。

一、什么是慢性疼痛？

慢性疼痛是指持续或复发的时间3~6个月或以上的疼痛。急性疼痛如未得到及时治疗，10%~50%的老年人会发展为慢性疼痛。慢性疼痛的老年人较无疼痛的老年人更易出现激惹、抑郁等不良心理状态，整体生活质量下降，如社会活动减少、焦虑、睡眠紊乱、食欲减退、记忆力衰退、内分泌功能障碍、情绪不佳等，影响老年人的日常生活。

二、慢性疼痛的分类

WHO将慢性疼痛分为七大类：①慢性原发性疼痛；②慢性癌痛；③慢性术后痛

和创伤后疼痛；④神经病理性疼痛；⑤慢性头部和颌面部疼痛；⑥慢性内脏疼痛；⑦慢性骨骼肌疼痛。

三、疼痛的筛查与评估

1.初筛

询问老年人的疼痛部位，性质是钝痛、锐痛、跳痛、压榨样疼痛还是牵拉痛，时间是发作、缓解还是持续，加重或缓解的因素。

2.评估疼痛强度

（1）Wong-Banker面部表情疼痛评定量表：此量表用于评估疼痛强度，使用从快乐到悲伤及哭泣的6个不同表现的面容，要求老年人选择一张最能表达其疼痛的脸谱。特别适用于老年人、文化程度较低者、表达能力丧失者及认知功能障碍者，见图3-1。

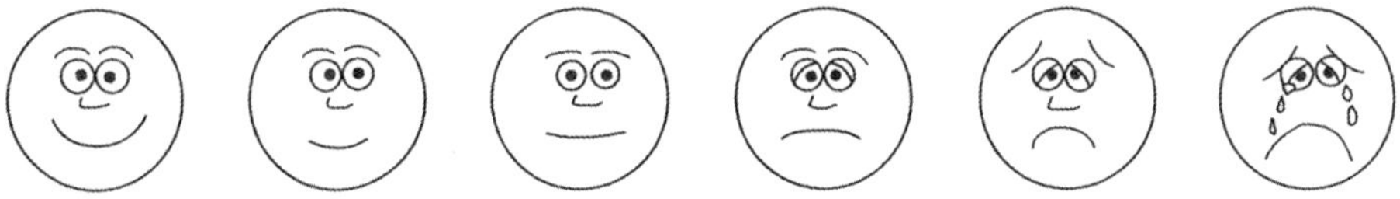

图3-1　面部表情疼痛评定量表。

（2）数字评价疼痛量表：将疼痛程度用0~10个数字依次表示，“0”表示“无痛”，“10”表示“剧痛”。按照疼痛对应的数字将疼痛程度分为轻度疼痛（1~3，睡眠不受影响）、中度疼痛（4~6，睡眠受影响）、重度疼痛（7~10，严重影响睡眠），见图3-2。

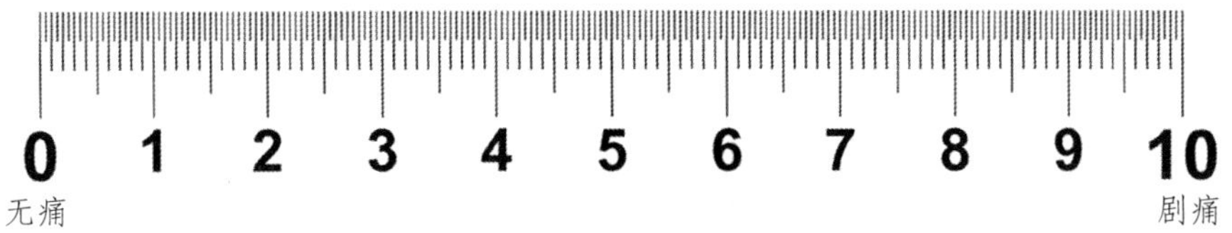

图3-2　数字评价疼痛量表。

（3）晚期老年痴呆疼痛评估量表：用于晚期老年痴呆或不能有效表达疼痛的老年人，从呼吸、负面声音、面部表情、身体语言和可安抚程度等5个方面进行评估。总分最高10分即表示极度疼痛，其他疼痛等级未再划定。见表3-6。

表3-6 晚期老年痴呆疼痛评估量表

项目	0分	1	2
呼吸	正常	偶尔呼吸困难/短时期的换气过度	呼吸困难兼发出吵闹声/长时期的换气过度
负面声音表达	没有	偶尔呻吟/低沉的声音，带有负面的语气	重复性的叫嚷/大声呻吟/哭泣
面部表情	微笑或无表情	难过/恐惧/皱眉头	愁眉苦脸
身体语言	轻松	绷紧/紧张步伐/坐立不安	僵硬/紧握拳头/膝盖抬起/拉扯或推开/推撞
可安抚程度	无须安抚	通过分散注意力或触摸、安慰，可安抚	通过分散注意力或触摸、安慰，也不可安抚

四、慢性疼痛的药物治疗

药物治疗是慢性疼痛的主要治疗方式，首选口服给药。常用的镇痛药包括非阿片类药、阿片类药和镇痛辅助药，见表3-7。老年人应用止痛药，在观察疗效的同时也不要忽视药物的不良反应。

表3-7 常见镇痛药

药物类别	药物名称	适应证	副作用及注意事项
非阿片类	对乙酰氨基酚 塞来昔布 布洛芬	轻至中度疼痛，也可是阿片类药的辅助用药	恶心、呕吐、睡眠障碍、感觉异常、出血或穿孔，需定期监测肝肾功能
阿片类	吗啡 羟考酮 芬太尼透皮贴剂	中至重度疼痛	便秘、恶心、嗜睡、尿潴留、谵妄、认知障碍、呼吸抑制

五、慢性疼痛的非药物治疗

1. 环境控制

给予老年人适宜的光线和温度，环境安静，空气清新。

2. 体位管理

帮助老年人选择舒适的体位，避免过长时间一个体位。

3. 运动锻炼

锻炼项目需根据个体需求、生活方式和爱好进行，并做到持之以恒。

4. 认知疗法

①分散注意力：将注意力集中于其他事物上，可采取交谈、听音乐、游戏等方式；②放松疗法：采取按摩或呼吸控制，如深呼吸、腹式呼吸等方法。

5.心理干预

关注老年人的心理状况，实施心理安慰、倾听、共情，可在一定程度上减轻疼痛，增强镇痛药物效果，减轻心理应激，使疼痛缓解。

第六节　睡眠障碍

由于老年人大脑皮质功能减退，新陈代谢减慢，体力活动减少，睡眠时间比青壮年少是非常正常的，一般每天睡眠时间为5~7小时。睡眠结构改变主要表现为：夜间觉醒次数增加，睡眠潜伏期延长，早醒和深度睡眠明显减少。我国人群中有45.5%的人有睡眠问题，其中老年人占56.7%。

一、什么是睡眠障碍？

睡眠障碍是指由多种因素引起的睡眠数量或质量的异常，或是在睡眠中或睡眠-觉醒交替时发生异常的行为或生理事件。睡眠障碍可严重威胁老年人的身体健康，降低其生活质量。认知功能下降、注意力不集中、平衡力下降等也与睡眠质量差有关。

二、睡眠障碍的危险因素

白天睡眠过多，噪声太大，光照过亮，躯体疾病，引起夜间咳嗽气喘、认知功能下降、慢性疼痛、尿急、尿频等都会影响睡眠。抑郁、焦虑，多种药物共用，睡前吸烟、大量饮茶、饮酒，阻塞性睡眠呼吸暂停低通气综合征、不宁腿综合征等也可导致睡眠障碍。

三、睡眠障碍的类型

1.失眠症

失眠症表现为入睡困难、睡眠质量下降和睡眠时间减少，同时可能伴有记忆力、注意力下降等。失眠可能会断断续续地出现，也可能持续出现。

2.嗜睡

嗜睡是指白天睡眠过多的现象，可能与夜间睡眠质量差、大脑供血不足、用脑过多、阳气不足等有关。

知识拓展

阻塞性睡眠呼吸暂停低通气综合征

在睡眠状态下反复出现呼吸暂停或低通气，导致一系列病理生理改变的临床综合征，是一种严重的睡眠呼吸疾病。

其主要症状包括夜间睡眠打鼾伴呼吸暂停和白天嗜睡。由于呼吸暂停引起反复发作的夜间低氧和高碳酸血症，可能导致高血压、冠心病、糖尿病、脑血管疾病等并发症，还可能导致交通事故，甚至出现夜间猝死。

治疗方法包括减肥、改变睡眠姿势、避免饮酒、使用镇静剂、使用呼吸机或手术治疗。

不宁腿综合征

不宁腿综合征是一种常见的神经系统疾病，表现为在休息时出现难以忍受的小腿深部不适，运动、按摩可暂时缓解。

病因可能包括遗传、中枢神经系统病变、周围神经病变、铁缺乏、叶酸或维生素B_{12}缺乏等。症状通常包括小腿深部肌肉的酸、麻、痛、痒等不适感，以及虫爬感、烧灼感、瘙痒感等。在夜间睡眠时，这些症状可能导致患者频繁移动下肢或下地行走，从而影响睡眠质量。

3.昼夜节律紊乱

睡眠的规律性被打破，通常是由生理节律紊乱性睡眠障碍和睡眠-觉醒节律障碍等引起。导致睡眠时间、睡眠深度、睡眠质量等出现问题。长期睡眠昼夜节律紊乱会导致精力不足、心烦、急躁、思维反应迟钝、注意力不集中等。

4.睡眠呼吸障碍

睡眠过程中出现的呼吸困难症状，包括睡眠呼吸暂停综合征、低通气综合征、上气道阻力综合征、慢性肺部及神经肌肉疾病引起的睡眠呼吸障碍等。

5.睡眠运动障碍

睡眠运动障碍是一种常见的睡眠问题，主要表现为在睡眠过程中出现不自主的肢体动作，如抽筋、磨牙、摇头等。这些症状会影响睡眠质量，并可能导致其他健康问题。

四、睡眠障碍的评估

匹兹堡睡眠质量指数量表为全球应用最广的睡眠质量评估量表，由19个自评和5

个他评条目构成（表3-8），总分为0~21分，得分越高，表示睡眠质量越差。该量表用于评定最近1个月的睡眠质量，适用于各类场所的老年人，以及睡眠障碍、精神障碍老年人的睡眠质量评价和疗效观察，有助于鉴别暂时性和持续性的睡眠障碍。

表3-8　匹兹堡睡眠质量指数量表

1.近1个月,晚上上床睡觉通常_______点				
2.近1个月,从上床到入睡通常需要_______分钟				
3.近1个月,通常早上_______点起床				
4.近1个月,每夜通常实际睡_______小时(不等于卧床时间)				
对下列问题请选择1个最适合您的答案:				
5.近1个月,因下列情况影响睡眠而烦恼:				
入睡困难(30分钟内不能入睡)	(1)无	(2)<1次/周	(3)1~2次/周	(4)≥3次/周
夜间易醒或早醒	(1)无	(2)<1次/周	(3)1~2次/周	(4)≥3次/周
夜间去厕所	(1)无	(2)<1次/周	(3)1~2次/周	(4)≥3次/周
呼吸不畅	(1)无	(2)<1次/周	(3)1~2次/周	(4)≥3次/周
咳嗽或鼾声高	(1)无	(2)<1次/周	(3)1~2次/周	(4)≥3次/周
感觉冷	(1)无	(2)<1次/周	(3)1~2次/周	(4)≥3次/周
感觉热	(1)无	(2)<1次/周	(3)1~2次/周	(4)≥3次/周
做噩梦	(1)无	(2)<1次/周	(3)1~2次/周	(4)≥3次/周
疼痛不适	(1)无	(2)<1次/周	(3)1~2次/周	(4)≥3次/周
其他影响睡眠的事情	(1)无	(2)<1次/周	(3)1~2次/周	(4)≥3次/周
如有,请说明:				
6.近1个月,总的来说,您认为自己的睡眠质量				
(1)很好　(2)较好　(3)较差　(4)很差				
7.近1个月,您用药物催眠的情况				
(1)无　(2)<1次/周　(3)1~2次/周　(4)≥3次/周				
8.近1个月,您常感到困倦,难以保持清醒状态吗?				
(1)无　(2)<1次/周　(3)1~2次/周　(4)≥3次/周				
9.近1个月,您做事情的精力不足吗?				
(1)没有　(2)偶尔有　(3)有时有　(4)经常有				
10.近1个月有无下列情况(请询问同寝室的人)				
高声打鼾	(1)无	(2)<1次/周	(3)1~2次/周	(4)≥3次/周
睡眠中较长时间的呼吸暂停	(1)无	(2)<1次/周	(3)1~2次/周	(4)≥3次/周
睡眠中腿部抽动或痉挛	(1)无	(2)<1次/周	(3)1~2次/周	(4)≥3次/周
睡眠中出现不能辨认方向或意识模糊的情况				
(1)无　(2)<1次/周　(3)1~2次/周　(4)≥3次/周				
睡眠中存在其他影响睡眠的特殊情况				
(1)无　(2)<1次/周　(3)1~2次/周　(4)≥3次/周				

你知道吗？

多导睡眠图是目前记录最详细、最准确的睡眠状态检测方式，通过脑电图、眼动电图和肌电图数据对睡眠进行分期，获得夜间睡眠参数，以及呼吸暂停及低通气时间等，主要用于睡眠障碍的评估和鉴别。

五、睡眠障碍的非药物治疗

认知行为治疗是合并了认知治疗和行为治疗的心理治疗方法，在老年人睡眠治疗中有着重要地位，能明显减少使用药物治疗的概率及药物剂量。认知行为治疗干预失眠的五要素如下。

1. 正确认识不恰当的睡眠认知

失眠老年人往往过分夸大睡眠对其生活的影响及他们需要更多的睡眠来恢复，这种不正确的想法会使他们更加担心失眠带来的影响且树立不切实际的期望。

2. 睡眠卫生

建立固定的睡眠形态，减少夜间打扰。

3. 刺激控制疗法

美国睡眠医学会认为此方法是治疗慢性失眠的一线行为干预措施，慢性失眠可导致患者产生床和睡眠之间的消极联想，认为躺在床上很难放松。干预方法包括：

◉ 感到困倦时才躺上床。

◉ 避免与睡眠不相容的行为，不要把床当作读书、看电视或工作的地方。

◉ 醒来时间超过15分钟即离开卧室，无法睡着或开始感到焦虑时离开卧室。

4. 睡眠限制疗法

许多失眠者试图睡更多的时间来弥补睡眠不足，而睡眠限制通过引起部分睡眠剥夺，反过来增加失眠者在床上的实际睡眠时间，最终目标是打破失眠循环。

5. 放松训练

对以“不能放松”为特征的老年人（或伴有躯体疼痛不适者），这类干预最合适，包括渐进性肌肉放松法、腹式呼吸。

六、什么是渐进性肌肉放松法？

渐进性肌肉放松法是一种通过逐步放松紧张的肌肉来减轻压力和焦虑的方法，它涉及对全身肌肉群的连续收缩和放松。

按照以下步骤进行。

1.深呼吸

放松身体和镇定神经系统，慢慢地吸气和呼气，使自己的呼吸变得深而有规律。

2.握紧拳头

握紧双拳，保持7~10秒，然后慢慢松开，让手部肌肉放松。

3.绷紧和放松其他肌肉群

依次绷紧和放松全身其他肌肉群，如肱二头肌、肱三头肌、前额肌肉等，在绷紧肌肉时，要尽量保持紧张感，然后逐渐放松。

4.持续练习

每天至少练习20分钟，选择一个安静、舒适的地方，避免干扰。

七、什么是腹式呼吸？

腹式呼吸是一种基础的呼吸方法，通过加大横膈膜的活动、减少胸腔的运动来完成。在吸气时，横膈膜会下降，脏器被挤到下方，肚子会膨胀，而非胸部膨胀。呼气时，横膈膜将会比平常上升，可进行深度呼吸，吐出较多的二氧化碳。

锻炼步骤如下。

1.选择合适的体位

站立位时要保证上半身直立、双肩放松、双脚分开与髋部同宽，使体重均匀地分布于双脚，坐立位时要让上半身直立，双腿弯曲自然下垂，保证小腿与地面垂直，双手放在大腿上，仰卧位时要平躺在床上，上臂自然伸直。

2.闭嘴经鼻腔吸气

将左右手分别放在上腹和前胸以感受呼吸，然后放松胸壁和辅助呼吸肌，采取慢而深的呼吸经鼻吸气，再进行缩唇呼气。深吸气末屏住呼吸3~10秒，让腹部隆起维持腹肌紧张状态，再张嘴缓慢呼气，通常要求吸气和呼气的时间比为1：2或1：3，呼气时应用腹肌收缩推动膈肌上移，呼吸期间保持胸廓的最小活动幅度。

掌握半卧位或卧位的腹式呼吸锻炼方法以后，可应用于坐位、前倾位或立位。

如果出现头晕、反酸等不适症状，要及时停止。

知识拓展

持续气道正压通气（CPAP）治疗

CPAP是一种无创通气模式，可用于家庭治疗，已成为治疗睡眠呼吸暂停最常用及有效的无创治疗方法之一。该治疗能有效减少睡眠呼吸暂停及低通气事件的发生，纠正缺氧及呼吸相关的微觉醒，改善日间嗜睡的情况，提高认知能力、记忆力和注意力，还可降低心脑血管并发症的发生率，如脑卒中、冠心病、心律失常等，甚至逆转导致原有心力衰竭加重的高危险性。其原理是通过向人体气道提供持续的气道压力，形成气体支架，从而消除气道阻塞，改善睡眠质量。居家使用CPAP治疗时，需要注意以下几点：

1.正确佩戴

使用CPAP时需佩戴专门的鼻塞或面罩，要根据患者的脸形、大小选择合适的鼻塞和面罩确保密封性好，防止漏气。

2.压力调整

CPAP的压力需要根据患者的具体情况进行调整。初始使用时，压力宜低，逐渐适应后可适当增加，同时也要注意观察是否出现头痛、眼部不适等。

3.保持清洁

CPAP的部件需要定期清洁和消毒，防止细菌滋生。避免在潮湿的环境中使用，避免在多人共用的房间中使用，以免交叉感染。

使用过程中如感到不适，应立即停止使用并联系医生。

八、睡眠障碍的药物治疗

1.苯二氮䓬类药物

苯二氮䓬类药物是常用的治疗睡眠障碍的药物，可缩短睡眠潜伏期，增加总睡眠时间。但在老年人中不良反应明显，包括日间困倦、头晕、跌倒、认知功能减退等。根据药物效力可分为：

◉ 短效制剂：包括咪达唑仑、三唑仑。

◉ 中效制剂：包括艾司唑仑、阿普唑仑、劳拉西泮。

◉ 长效制剂：包括地西泮、硝西泮、氯硝西泮、氟西泮。

对有入睡困难的老年人推荐使用短效制剂，对睡眠维持困难的老年人推荐使用中效制剂，而长效制剂可能会增加老年人髋骨骨折的风险，不推荐在老年人群中使用。

2. 新型非苯二氮䓬类药物

该类药物包括唑吡坦、唑吡坦控释剂、佐匹克隆、扎来普隆。由于此类药物半衰期短，一般不产生日间困倦，治疗失眠较传统的苯二氮䓬类药物更安全，已逐渐成为治疗失眠的首选药物。例如，唑吡坦适用于严重睡眠障碍者，临睡前服用；佐匹克隆适用于入睡困难且维持障碍者，睡前服用，要注意突然停药发生一过性的失眠反弹现象。

第七节　压力性损伤

一、什么是压力性损伤？

压力性损伤是一种常见的皮肤损伤，是由于长时间的压力导致的皮肤及皮下组织损伤，又称为压疮、褥疮。2009年美国压疮专家咨询组（NPUAP）和欧洲压疮专家咨询组（EPUAP）联合定义压疮为：皮肤和皮下组织的局限性损伤，通常在骨突出部位，一般由压力或压力联合剪切力引起。2016年NPUAP又将压疮更名为压力性损伤，指出其是发生在皮肤和（或）潜在皮下软组织的局限性损伤，通常发生在骨隆突处或皮肤与医疗设备的接触处。

压力性损伤多发生于70岁及以上的人群，会对老年人造成不良影响，甚至会因并发症而导致死亡。

二、压力性损伤的危险因素

压力性损伤的发生与老年人的全身和局部状况，以及医疗和物理环境等多种因素相关。结合老年人自身情况，其危险因素又可分为内源性因素和外源性因素两部分。

1. 内源性因素

◉ 活动受限。

◉ 高龄。

◉ 营养不良。

◉ 疾病因素：心血管疾病、骨折、糖尿病、神经系统疾病、认知功能障碍、大小便失禁、风湿性疾病、挛缩和痉挛。

2.外源性因素

◉ 压力：翻身不及时，石膏绷带、夹板、衬垫使用不当，松紧不合适。

◉ 剪切力：不适当翻动、移位，长时间半坡卧位。

◉ 摩擦力：衣服不平整，床单皱褶有碎屑，翻身时拖、拉、拽，使用脱漆便器。

◉ 潮湿：汗液、尿液、血及渗出物局部刺激。

三、什么是剪切力？

一般来说，在造成压力性损伤的4个重要的物理因素中，压力、摩擦力和潮湿是比较容易理解的，但往往对剪切力并不明确，也不够重视。那么什么是剪切力呢？

如图3-3所示，当人体处于半坡卧位时，骨骼及深层组织由于重力作用会向下滑行，而皮肤及表层组织由于摩擦力的缘故仍停留在原位，使两层组织产生相对移位而产生剪切力。两层组织间发生剪切力时，血管被拉长、扭曲、撕裂而发生深层组织坏死，往往形成“深不可测”的伤口，治疗难度很大。

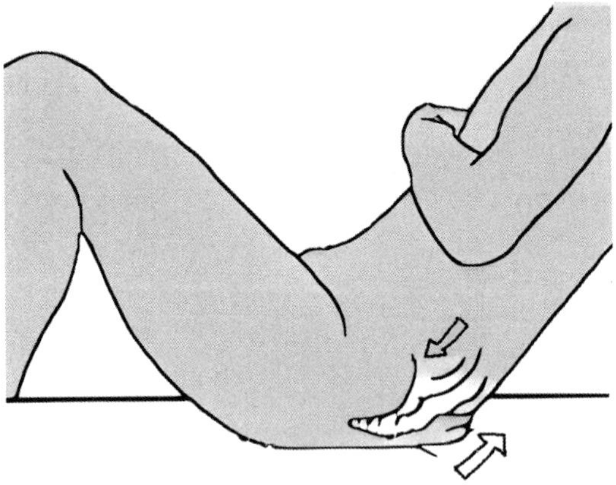

图3-3 半坡卧位产生剪切力。

四、压力性损伤的分期及表现

老年人出现压力性损伤的部位主要取决于老年人的体位，受到压力、剪切力、摩擦力危害和潮湿危险的部位均有可能发生压力性损伤，90%以上的压力性损伤出现在腰部以下，如骶骨、髂骨、股骨大转子、足跟、外踝等处。还可伴随出现疼痛、瘙痒、局部皮损，严重者可发生脓毒血症、败血症、贫血、坏疽等并发症。其分期见表3-9。

表3-9　压力性损伤分期标准

分期	表现
1期	骨隆突处皮肤出现苍白性发红、压之不褪色的局限红斑，但局部皮肤完整
2期	表皮和真皮缺失，可表现为完整或破裂的水疱或基底面呈粉红色或红色表浅伤口
3期	皮肤全层缺损，创面可见皮下脂肪组织、肉芽组织和伤口边缘上皮内卷，可能有腐肉和(或)焦痂、潜行和窦道，但筋膜、肌肉、肌腱、韧带、软骨和骨未暴露
4期	全层皮肤和组织损失，创面可见筋膜、肌肉、肌腱、韧带、软骨或骨溃疡，创面可能有腐肉或焦痂，通常有上皮内卷、潜行和窦道
不明确分期损伤	全层皮肤和组织缺损，创面的腐肉或焦痂掩盖了组织损伤的程度，去除腐肉和坏死组织后，将会呈现3期或4期压力性损伤
深部组织损伤	骨隆突处强压力和(或)持续压力和剪切力会使局部皮肤出现持久性非苍白性发红、褐红色或紫色，或表皮分离后出现暗红色伤口床或充血性水疱，颜色发生改变前往往会有疼痛和温度变化。伤口可能因处理不同，呈现出无组织损伤，或迅速发展为真正的组织损伤

五、压力性损伤的评估

目前公认的压力性损伤评估工具为Braden、Norton和Waterlow压疮评估量表。其中，Braden压疮评估量表使用较为广泛，对压力性损伤的高危人群——老年群体有较好的预测效果。详见表3-10。

表3-10　Braden压疮评估量表

项目	1分	2分	3分	4分
感觉	完全受损	非常受损	轻微受损	无受损
湿度	持续潮湿	经常潮湿	偶尔潮湿	很少潮湿
活动	卧床	坐位	偶尔行走	经常行走
移动	完全不自主	非常受限	轻微受限	不受限
营养	非常缺乏	可能缺乏	充足	营养丰富
摩擦力和剪切力	有问题	潜在的问题	无明显问题	

量表适用于昏迷、瘫痪、癌症晚期、长期卧床的老年人群。总分6~23分，总分越低，发生压力性损伤的危险性越高。18分是发生压力性损伤危险的临界值，15~18分提示轻度危险，13~14分提示中度危险，10~12分提示高度危险，9分及以下提示极度危险。

六、压力性损伤的预防

1. 皮肤护理

每日全面检查皮肤，对于大小便失禁的老年人要及时以清水清洁外阴、肛门和肛门周围，并以软棉布或绵柔纸巾蘸干；保持局部皮肤干燥，可喷涂皮肤保护膜来保持皮肤的完整性；对于皮肤过度干燥甚至干裂的老年人可在局部涂抹乳制剂、油膏或油剂；切忌按摩和剧烈摩擦皮肤。

2. 定期改变体位

至少每2小时翻身一次，以减少骨隆突处等受压部位的压力；侧卧位时以30°为宜，压力性损伤好发部位的平均压力明显小于仰卧位和侧卧位90°；床头抬高不要大于30°，时间不宜过长，以避免剪切力造成的伤害；坐轮椅时各支撑面必须用软垫垫起并尽量坐直，避免剪切力伤及骶尾部。

3. 使用减压设备

为老年人的座椅、轮椅和床选择合适的减压设备，如水垫、气垫床、海绵垫或凝胶垫，局部骨隆突处可用软枕保护。但即使使用了减压垫，也务必要做到至少每2小时翻身一次。气垫圈已被证实对压力性损伤百害而无一利，严禁使用，替代它的是各种软垫、软枕及翻身枕，见图3-4。

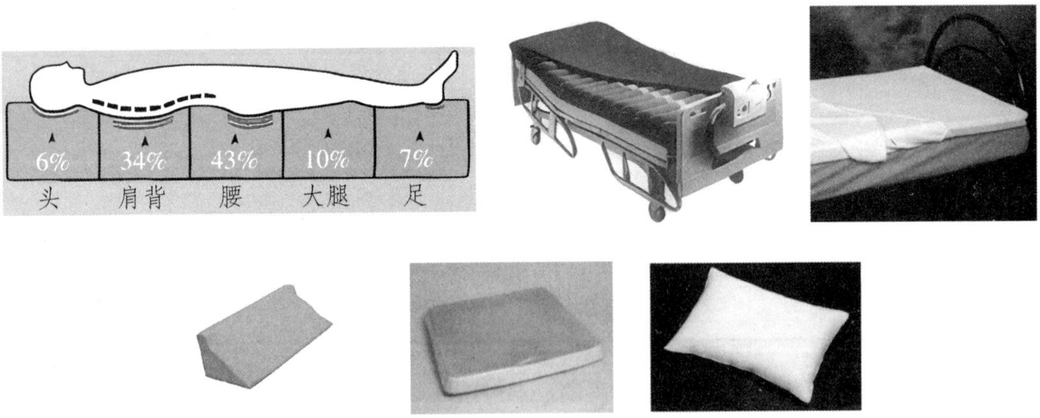

图3-4　减压设备的使用。

4. 减少摩擦力

保持床单清洁、平整、干燥，穿着柔软且无粗大缝合线的衣服。

5. 加强营养

定时评估老年人的营养及代谢情况，及时纠正营养不良和代谢紊乱，摄入充足的水分。

七、压力性损伤的处理

1. 局部创面处理

根据压力性损伤的不同分期，采用不同的创面处理方法，但陪护人员或家属毕竟不是处理伤口的专业人士，所以老年人一旦发生了3期及以上的压力性损伤，请务必就医，切忌仅凭一知半解自行换药而延误了最佳创面处理时机。下面简单介绍一下创面换药的操作步骤。

◉ 创面消毒：生理盐水冲洗伤口。

◉ 根据压力性损伤的不同分期，选择不同的敷料进行换药，见表3-11。

表3-11 不同分期压力性损伤的敷料选择及换药方法

分期	敷料选择及换药方法
1期	透明薄膜、溃疡贴、泡沫敷料、水胶体敷料
2期	● 无水疱或水疱≤5毫米(mm)：使用水胶体、泡沫敷料或油纱覆盖伤口 ● 水疱>5mm：使用无菌剪于水疱低位剪一小口，空针抽出疱液；使用水胶体、泡沫敷料或油纱覆盖伤口
3期	● 清创：机械性清创(刀片、剪刀) ● 生理盐水冲洗伤口 ● 黑期：使用水胶体、水凝胶等软化痂皮自溶性清创；黄期：水凝胶自溶性清创，内层藻酸盐敷料，外层纱布或泡沫敷料固定；红期：伤口表浅，使用水胶体敷料保护肉芽；伤口较深或有腔洞者，根据深浅选择藻酸盐敷料或水凝胶保护肉芽，外层纱布或泡沫敷料覆盖固定；粉期：使用水胶体、水凝胶或透明薄膜促进上皮生长
4期	同3期压力性损伤处理方法，需注意，当有骨骼肌腱暴露时，需要慎重使用藻酸盐敷料，可使用水凝胶保护
深部组织损伤和不明确分期损伤	清创后，确定具体分期，按相应分期处理

2. 持续减缓压力

应用减压床、床垫、垫子去除局部压力，并至少每2小时翻身一次，床头抬高角度小于30°。治疗原发疾病，加强营养，改善营养状态。

第八节 便秘

大便通畅对于任何年龄段的群体来说都很重要，良好的排便规律可以将体内毒素和废物排出体外，维持机体内循环代谢正常，促进食欲，预防胃肠功能紊乱，促进对营养物质的吸收，预防痔疮、肛裂的发生，降低因便秘而诱发心脑血管疾病的危险性。可以说，保持大便通畅对人体好处多多。

一、什么是便秘?

便秘是指在不用通便剂的情况下，每周排便少于3次，至少有25%的时间有排便困难和（或）排便不尽的主观不适感，排出的大便干燥、坚硬，并且这种情况持续2周以上。流行病学调查显示，60~64岁的老年人便秘的发生率为8.7%，而85岁以上老年人便秘的发生率高达19.5%。长期便秘不仅严重影响身体健康，还容易引起焦虑、抑郁等心理问题，影响老年人的生活质量。

二、便秘的危险因素

1.不合理的饮食

饮食过于精细，食物缺少纤维素且饮水量较少，或饮用浓茶。

2.生理因素

老年人胃酸缺乏，消化酶分泌减少，小肠吸收功能差，使食物经过胃肠的时间过长，粪便干燥。

3.心理因素

情绪紧张、焦虑、抑郁等导致神经调节功能紊乱，排便反射受抑制。

4.疾病因素

肺源性心脏病、心力衰竭、心肌梗死、肛裂、痔疮、糖尿病神经病变等可影响正常排便。

5.活动量小或不活动

老年人由于行动不便或因疾病限制，活动量相对较少甚至卧床，导致肠蠕动减弱，肠道水分减少。

6.某些药物的不良反应

老年人用药种类较多，如阿片类镇痛药、抗胆碱药、抗抑郁药等均可导致结肠平滑肌功能失调。

7.不良的排便习惯

有意克制排便等。

三、便秘的表现

1.排便次数减少

每周排便少于3次、粪便干硬、排便费力、排便不尽感、排便时肛门直肠堵塞感，甚至需手法辅助排便。

2.排便时间延长

每次排便时间长达30分钟以上或每天排便多次但均排出困难，粪便干硬如羊粪状，且每次排出的量很少。

3.腹部不适

可出现腹痛、腹部不适感，排便后往往可缓解。

四、便秘的预防

1.合理膳食

（1）多饮水：《中国居民膳食指南（2016）》指出，多饮水、常饮水，每天≥1500毫升（mL）可以在一定程度上缓解便秘。老年人因代谢缓慢，需要的水分相较于年轻人要少，大脑对于口渴的反应也较为迟钝。所以老年人不要等到口渴了再喝水，要定时定量补水，尤其是晨起和运动后。但应注意患有某些疾病，如心力衰竭、肾衰竭或胸腹腔积液等需限水量、限液量的老年人的饮水量应遵医嘱。

（2）饮食疗法

◉ 增加膳食纤维的摄入：《中国慢性便秘诊治指南（2013）》建议每日摄入膳食纤维的量要达到25~35克（g），老年人每天应至少摄入200g水果和300g蔬菜，同时注重粗细搭配，并逐步增加膳食纤维含量高的食物，如全麸谷物、绿叶蔬菜等，这些食物可以增加大便的体积，使其更容易通过肠道而排出体外。

◉ 适当食用具有润肠通便功效的食物，如核桃、芝麻、蜂蜜、牛奶等，烹调菜肴时可添加植物油，如花生油、芝麻油等。

◉ 饮用含有益生菌的乳制品：通过食用酸奶、奶酪、益生菌饮料或者口服益生菌补充剂来调整肠道微生态，缓解便秘。

2.适度运动

运动可以刺激肠道蠕动，有利于缓解便秘。老年人可以进行适当的有氧运动，根据身体状况选择适合自己的运动方式，如做体操、散步、打太极拳等。

3.功能锻炼

老年人可多做抬臀运动、提肛运动、刮大肠经等功能锻炼，以缓解便秘。

（1）抬臀运动：抬臀运动可增强盆底肌肉的张力，锻炼臀部肌肉，增强身体的平衡性和稳定性，促进胃肠道蠕动，预防便秘，但需要长期坚持。采用站立姿势，双脚分开与肩同宽，手臂自然下垂，收紧腹部和臀部肌肉，将臀部向上抬起，使身体保持一条直线；保持动作1秒，然后缓慢放下臀部，重复进行；还可以根据个人情况适当增加动作难度，如使用哑铃、加大动作幅度等。

（2）提肛运动：是指有规律地往上提收肛门，然后放松，一提一松，站、坐、行均可进行，每次做提肛运动50次左右，持续5~10分钟即可。可增强肛门括约肌的肌力，加速静脉回流，有效预防静脉血栓，改善局部的血液循环。提肛运动时，呼吸能使腹肌有规律放松和收紧，通过肛门有节奏的运动，有效刺激肠壁的感觉末梢，从而加速肠道蠕动，有助于排便，预防便秘。

（3）刮大肠经：大肠经起于食指，经过第一和第二掌骨之间，以及虎口之后进入胳膊，再经过前臂、大臂外侧、肩膀及颈部后进入面部，最后终止于鼻子两侧。按摩或刮大肠经能对大肠产生刺激，促进胃肠道蠕动，帮助排便，起到改善便秘症状的作用。除了刮大肠经之外，也可以结合敲打和刮拭手臂外侧，效果会更加明显。

（4）坐轮椅或长期卧床的老年人，定时变换体位，至少2小时一次。

4.建立良好的排便习惯

规律的排便习惯是防治便秘的有效措施，最好在晨起或早餐后2小时内尝试排便。排便时集中注意力，不要听音乐或看报纸；生活起居有规律，养成良好的生活习惯；如果有便意要及时去排便；如需使用缓泻药物，养成每晚睡前服用、次日晨起排便的习惯。

5.腹部按摩

每日临睡前以双手重叠，掌心贴腹，以肚脐为中心由升结肠—横结肠—降结肠—乙状结肠做顺时针方向的腹部按摩，可帮助加快肠蠕动，有利于排便。

6.心理调适

老年人要保持良好的心理状态，积极配合饮食、运动及功能锻炼，避免产生焦虑、抑郁等不良情绪。

五、便秘的治疗

针对老年人的便秘问题，需要综合运用多种方法进行治疗。但经下述处理仍未排便时，应及时前往医院就诊。

1.口服用药

（1）容积性泻药：如欧车前、聚卡波非钙和麦麸等。

（2）渗透性泻药：如聚乙二醇、乳果糖等。

（3）刺激性泻药：如比沙可啶、蒽醌类药物、蓖麻油等，此类药物避免长期使用。

2.肛内给药

对于2～3天未排便、有便意但无力自行排出、口服缓泻药物无效的老年人，可用开塞露20~40mL或甘油栓剂等肛内给药方式，以刺激肠蠕动、润滑肠道，使粪便软化，易于排出。但应避免过多使用开塞露，以免形成依赖。

3.精神心理疗法

通过合理的心理疏导，缓解老年人抑郁、恐惧等负性心理。对患有痔疮、肛裂的老年人，排便前使用痔疮膏或鞣酸软膏涂擦，每日或便后清洁肛门，减少排便疼痛不适感且避免肛周感染。

4.人工手法辅助

如肛内注入药物插入受阻、推注药物不顺畅，疑似粪便嵌塞，需要人工手法辅助排便，即用戴手套的手指润滑后伸入直肠，将粪便挤碎后抠出。

第九节　吞咽障碍

吞咽是最复杂的躯体反射之一，一个人每天平均进行的有效吞咽约600次。老年人随着年龄的增加，咽喉黏膜、肌肉退行性变或神经通路障碍，协调功能不良，导致吞咽功能下降、咳嗽反射减弱，容易发生吞咽障碍。

一、吞咽障碍的表现

进食费力、食量减少、时间延长，吞咽时流涎、低头明显、有疼痛症状，饮水呛咳，哽咽，有食物黏着于咽喉内的感觉，吞咽后口腔食物残留、咳嗽，有口、鼻反流，呕吐等，可因营养物质摄入不足，引发水电解质及酸碱平衡失调，影响老年人的整体健康，甚至可能会出现误吸、误咽、窒息、吸入性肺炎等严重事件，见图3-5。

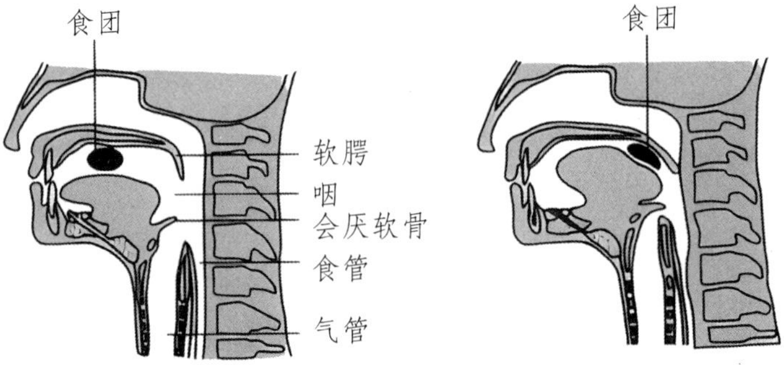

图3-5　吞咽障碍。

二、吞咽障碍的危险因素

1.神经肌肉疾病

老年人吞咽障碍常由脑卒中、帕金森病、老年痴呆症、重症肌无力、延髓性麻痹等引起，且脑卒中后吞咽障碍将明显增加误吸及肺炎风险。

2.免疫系统疾病

类风湿性疾病（如硬皮病、干燥病等）也可因内脏器官硬化及萎缩、唾液分泌减少而影响正常的吞咽功能。

3.口咽、食管病变

咽、喉、食管腔内的炎性肿胀，较大异物，灼伤致瘢痕性狭窄，或口腔、咽、食管肿瘤，以及口腔周围的肿块等压迫影响吞咽功能。

4.药物影响

精神性疾病的治疗用药，出现肌张障碍，可影响口腔吞咽协调；抗组胺药、抗胆碱能药也可能通过影响口腔唾液分泌而影响吞咽。

5. 治疗操作及其他

如一些侵入性的治疗措施，气管切开、气管插管、头颈部手术、头颈部意外事故、颈部化学治疗或放射治疗、虚弱、过量饮酒都可能影响老年人的吞咽功能，导致吞咽障碍的发生。

三、吞咽障碍的筛查

吞咽障碍最常用的评估工具为洼田饮水试验。

该试验适用于疑似吞咽功能障碍的意识清醒、能够配合的老年人，应由接受过培训的医护人员进行评估，时间约为2分钟。具体方法为：老年人取坐位，依次喝下1~3mL温开水，如无问题，再喝30mL温开水。观察和记录饮水时间、饮水状况（包括啜饮、含饮、水从嘴角流出）、有无呛咳。详见表3-12。

表3-12　洼田饮水试验

分级	评定标准	吞咽功能判定
Ⅰ级（优）	5秒之内能不呛地1次饮下30mL温水	正常：Ⅰ级，5秒内完成
Ⅱ级（良）	分2次以上，能不呛地饮下	可疑：Ⅰ级，5秒以上完成或Ⅱ级
Ⅲ级（中）	能1次咽下，但有呛咳	异常：Ⅲ~Ⅴ级
Ⅳ级（可）	分2次以上咽下，有呛咳	
Ⅴ级（差）	频繁呛咳，不能全部咽下	

该试验依据老年人的主观感觉，并可预测是否发生误吸，准确率达64.3%。

四、吞咽障碍致误吸及其他并发症的综合预防

强调老年人吞咽障碍的个体化预防措施，特别是针对误吸进行最大程度的综合预防措施至关重要，见表3-13。

表3-13　误吸及其他并发症的综合预防措施

误吸预防及管理措施	相应预防措施的具体内容
改进喂养技术	确定老年人最大耐受性的食品黏度，选择适当食物，如流食，避免一次摄入过多量，避免鱼刺、骨头、年糕等食品 喂食前提供30分钟的休息时间

（待续）

表3-13（续）

误吸预防及管理措施	相应预防措施的具体内容
使用喂食技巧	避免匆忙或强迫喂食 调整喂食频率和根据个人耐受性提供切碎的食物 将食物放到口中不同位置，如果左侧面部无力，食物可以放在右侧 对于频繁发生呛咳者，可用汤匙将少量食物送至舌根处，让其吞咽，待完全咽下，张口确认无误后再送入下一口食物 发生呛咳时宜暂停进餐，呼吸完全平稳时，再喂食物，若频繁呛咳且严重者应停止进食 环境安静，光线充分，避免分心，少食多餐 鼓励老年人自己进食，而不是为了节约时间而帮助进食 必要时使用管饲
体位管理	进食尽量取坐位并接近90°，尽量保持直立体位或头前倾15°，卧病在床时，使靠背角度成90° 进食后继续坐30分钟，不要立即躺下
吞咽康复技术注意：须在康复师的指导下进行	吞咽相关功能的面部肌肉、舌肌锻炼 食团的推动及清理功能训练（用力吞咽、门德尔松法等） 生物反馈 功能性电刺激
避免用影响吞咽的药物	减少镇静催眠药的使用，避免导致咳嗽和吞咽障碍 避免或减少致口腔干燥药物
掌握急救技术	窒息急救技术

五、吞咽障碍致窒息的急救

当老年人因吞咽障碍影响呼吸，甚至发生窒息时，随时有可能发生生命危险，须立即现场急救。轻度情况下老年人能自行咳嗽，勿使用叩背等干扰老年人清理呼吸道的方法；若老年人噎食症状无缓解，应立刻给予膈下腹部冲击法，即海姆立克急救法施救。具体为：

1.对于意识尚清醒的老年人，应用立位腹部冲击法

①站在老年人身后，用双臂环绕老年人腰部，令老年人弯腰，头部前倾；②一手握空心拳，拳眼顶住老年人腹部正中线肚脐上方两横指处；③用另一手紧握此拳，快速向内、向上冲击5次，挤压动作要迅速，压后随即放松；④老年人应配合救护，低头张口，便于异物排出。

2.对于意识已经不清醒的老年人，应用仰卧位腹部冲击法

①将老年人置于仰卧位，救护者骑跨在老年人髋部两侧；②一只手的掌根置于老年人腹部正中线、脐上方两横指处，不要触及剑突，将另一只手直接放在第一只

手的手背上，两手掌根重叠；③双手合力快速向内、向上有节奏冲击老年人的腹部，连续5次，重复若干次；④检查口腔，如异物被冲出，迅速用手将异物取出；⑤检查呼吸、心跳，如果没有，立即实施心肺复苏。

六、吞咽功能的康复锻炼

有吞咽障碍的老年人，可在医生、护理人员的指导下进行自我吞咽功能康复及锻炼，并且需要照护者的共同参与，来帮助老年人改善吞咽功能，防止误吸、窒息的发生。

1.基础训练

参见表3-14中的内容。

表3-14　老年人吞咽功能基础训练

名称	内容
口腔周围肌肉训练	口唇闭锁训练、下颌开合训练、舌部运动训练等
颈部放松	前后左右放松颈部，或颈部左右旋转、提肩沉肩
寒冷刺激法	吞咽反射减弱或消失时，用冰冻的棉棒，轻轻刺激软腭、腭弓、舌根及咽后壁，可提高软腭和咽部的敏感性，使吞咽反射容易发生
流涎对策	颈部及面部皮肤冰块按摩，直至皮肤稍稍发红，可降低肌张力，减少流涎，每日3次，每次10分钟
咳嗽训练	强化咳嗽、促进喉部闭锁的效果，可防止误咽
屏气吞咽	用鼻深吸一口气，然后完全屏住呼吸，空吞咽，吞咽后立即咳嗽，有利于使声门闭锁，食团难以进入气道，并有利于食块从气道排出

2.摄食训练

在上述基础训练后开始。

（1）体位：让老年人取躯干屈曲30°仰卧位，头部前屈，用枕垫起偏瘫侧肩部，这种体位食物不易从口中漏出，有利于食团运送到舌根，可减少向鼻腔反流及误咽的危险，确认能安全吞咽后，可抬高角度。

（2）食物形态：食物形态应本着先易后难的原则来选择，容易吞咽的食物特征为密度均一、有适当的黏性、不易松散、容易变形、不易在黏膜上残留。

（3）每次摄食一口量：一口量正常人为20mL左右，一口量过多，食物会从口中漏出或引起咽部食物残留导致误咽；一口量过少，则刺激强度不够，难以诱发吞咽反射。一般先以少量3~4mL逐渐增加到一汤匙，指导老年人以合适的速度摄食、咀嚼和吞咽。

（4）指导吞咽意识：引导老年人有意识地进行过去习以为常的摄食、咀嚼、吞咽等一系列动作，防止噎呛和误咽。

（5）咽部残留食团去除训练：包括空吞咽、数次吞咽训练、交替吞咽训练等。

3.代偿性训练

代偿性训练是进行吞咽时采用的姿势与方法，一般是通过改变食物通过的路径和采用特定的吞咽方法使吞咽变得安全，具体见表3-15。但要注意的是，没有任何单一的策略适用于所有吞咽障碍的老年人，需要根据老年人的具体情况，选择个体化的训练措施，以减少吞咽障碍及其并发症的发生。

表3-15　老年人吞咽障碍的代偿性训练

训练方法	具体训练内容
侧方吞咽	让老年人分别向左、右侧转头，做侧方吞咽，去除梨状隐窝部的残留食物
空吞咽与交替吞咽	每次进食后，反复做几次空吞咽，然后再进食。也可以吞咽后饮用极少量的水(1~2mL)，这样既有利于刺激诱发吞咽反射，又能达到去除咽部残留食物的目的，称为“交替吞咽”
用力吞咽	让老年人将舌用力向后移动，帮助食物推进通过咽腔，以增大口腔吞咽压力，减少食物残留
点头样吞咽	颈部尽量前屈形状似点头，同时做空吞咽动作，可去除会厌谷残留食物
低头吞咽	颈部尽量前屈姿势吞咽，使会厌谷的空间扩大，并让会厌向后移位，避免食物溢漏入喉前庭，更有利于保护气道；收窄气管入口；咽后壁后移，使食物尽量离开气管入口处

七、有吞咽障碍老年人的营养替代

对于有吞咽障碍的老年人，无论是否接受上述吞咽训练，无论训练是否见效，保证老年人的进食安全与营养都是至关重要的问题。能经口进食者应鼓励经口进食，采取非管道喂养；不能经口进食者应首先考虑给予肠内营养。

1.给予经口营养剂

老年人补充经口营养补充剂，可改善营养状况，减少老年人的营养风险，并可补充蛋白质，降低老年人压力性损伤等并发症的发生风险。

2.给予肠内营养

肠内营养相比肠外营养更符合人体自然生理，保持肠屏障功能和完整性，维护免疫功能，降低感染等并发症和死亡率。肠内营养常用剂型包括粉剂、混悬剂、乳剂。

（1）喂养通路的选择：对于短期（≤4周）的肠内营养老年人，可选择鼻胃管或鼻肠管，而对于易发生反流、误吸等并发症的老年人，应选择鼻肠管，以降低并发症的发生率。对于长期（>4周）的肠内营养老年人，建议选择胃造瘘。

（2）鼻饲的日常护理

◉ 判断鼻胃管位置：胃管末端连接注射器，能回抽出胃液；置听诊器于老年人胃部，快速经胃管注入10mL空气，能听到气过水声。

◉ 营养液：最好现配现用，冷藏保存<24小时。

◉ 喂养体位：床头抬高30°~45°，喂养结束保持半卧位至少30分钟。

◉ 喂养速度：持续性滴注起始速度建议80毫升/时（mL/h）开始，根据耐受量逐步增量，喂养期间需定时冲洗导管，定期更换导管。

◉ 观察并发症：如误吸、呛咳、腹泻、胃潴留等。

3.给予肠外营养

肠外营养是从静脉输入营养液的一种营养支持方式。当全部营养均经肠外供给时称为全胃肠外营养，包括碳水化合物、氨基酸、脂肪乳、电解质、维生素、微量元素、水等。对于误吸风险高的老年人，肠外营养是一种较好的选择。

第十节　衰弱

一、什么是衰弱？

衰弱是指老年人生理储备降低和多系统功能失调使机体对内外应激和维持内环境稳定能力降低的一种临床状态，是一种最容易导致不良健康结局的老年综合征，可增加失能、跌倒、谵妄，甚至死亡等负性事件的发生率，往往发生在高龄、共病及慢病晚期的老年人。衰弱按表型分类可分为躯体衰弱、认知衰弱和社会心理衰弱。65岁以上老年人衰弱患病率达7%，80岁以上老年人衰弱的比例为15%~50%，90岁以上老年人衰弱的比例高达30%~65%。

对于老年群体而言，科学地接受衰弱，并采取有效的防治措施，预防失能和相关不良结局是迫在眉睫的问题。

二、衰弱的危险因素

1. 社会人口学特征

社会人口学特征为衰弱的重要危险因素，例如高龄、女性、健康自评差、文化水平低、经济状况较差、未婚或丧偶、独居、社会支持差者。

2. 遗传因素

衰弱与细胞衰老、DNA修复功能障碍、氧化应激水平、基因表达改变等有关。

3. 疾病与多病共存

疾病与衰弱有密切关系，如心血管疾病、糖尿病、关节炎、脑卒中、骨质疏松症、贫血、多重用药、激素水平、慢性炎症、免疫失调与免疫老化等与衰弱有关。此外，同时患有两种或以上疾病与衰弱的发展有重要关系，共病的数量越多，衰弱越明显。

4. 营养不良和营养素摄入不足

营养不良和营养素摄入不足是衰弱发生和发展的重要生物学机制。衰弱会导致营养不良，而营养不良会导致多系统功能减退，进一步加重衰弱，两者互为因果。研究表明，衰弱与能量摄入每天少于21千卡/千克体重和蛋白质摄入不足明显相关。当维生素和微量元素缺乏如维生素E、维生素B_{12}、维生素D缺乏时，衰弱的发生率较高。

5. 不良的生活方式

缺乏体力活动，如久坐、缺乏锻炼等，可促进衰弱的发生；睡眠障碍与衰弱的发生也存在独立的相关性；另外，吸烟、饮酒等不健康生活方式与衰弱的发生更是密切相关。

6. 精神心理因素

焦虑、抑郁、痴呆等精神心理因素可增加衰弱的发生率。

7. 社会因素

经济条件、社交、邻里和朋友关系等，均与衰弱互为因果，互相影响。

三、衰弱的表现

老年人衰弱的表现较多，各有不同，常见的有：

◉ 症状：虚弱、极度疲劳、活动量减少、厌食、无法解释的体重下降和反复感染等。

◉ 体征：肌少症、骨量减少、步速减慢、平衡差、适用性肌萎缩、营养不良。

◉ 平衡功能及步态受损的表现：易发生跌倒。

◉ 脑功能下降的表现：应激时可导致脑功能障碍加剧而出现谵妄。

◉ 功能状态急剧变化的表现：功能独立和需要人照顾交替出现。

◉ 不良结局：最终发展为失能、生活依赖和死亡。

四、衰弱的筛查

国内外老年医学专家已达成共识，推荐对所有70岁以上的老年人或非刻意节食情况下导致体重下降超过5%的人群进行衰弱筛查。目的在于：早发现、早干预，逆转或延缓老年人进入失能状态；维护老年人群安全，实施针对高龄衰弱老年人的护理方案，预防不良结局；为个体化制订诊疗决策及是否进入临终关怀提供依据。

老年人可在医护人员的指导下进行自评，以便及早发现衰弱苗头，尽早防治。

Fried衰弱评估方法

符合3项及以上诊断为衰弱，1~2项为衰弱前期。详见表3-16。

表3-16　Fried衰弱评估量表

序号	检测项目	男性	女性
1	体重下降	过去1年中，意外出现体重下降>4.5kg或5%体重	
2	行走时间[4.57米(m)]	身高≤173cm：≥7秒 身高>173cm：≥6秒	身高≤159cm：≥7秒 身高>159cm：≥6秒
3	握力(kg)	体重指数≤24.0kg/m²：≤29 体重指数24.1~26.0kg/m²：≤30 体重指数26.1~28.0kg/m²：≤30 体重指数>28.0kg/m²：≤32	体重指数≤23.0kg/m²：≤17 体重指数23.1~26.0kg/m²：≤17.3 体重指数26.1~29.0kg/m²：≤18 体重指数>29.0kg/m²：≤21
4	体力活动	<383kcal/周（约散步2.5小时）	<270kcal/周（约散步2小时）
5	疲乏	抑郁自评量表的任一问题得分2~3分 过去1周内以下现象发生了几天？ (1)我感觉做每一件事都需要经过努力 (2)我不能向前行走 0分：<1天；1分：1~2天；2分：3~4天；3分：>4天	

五、衰弱的综合管理

1.运动干预

有氧、耐力、力量、柔韧性、平衡训练等运动可增加肌肉力量和功能、增加下肢肌容量和行走速度，对骨骼肌、神经系统、内分泌系统、免疫系统有益，也可延迟发生失能，预防痴呆和抑郁，提高生活质量，从而改善衰弱状态。专家建议：进行一周3次有氧锻炼和一周2次抗阻力运动，每次30分钟；对于活动耐受不佳的老年人，每周步行约1600m；跑步机上的行走训练如果被衰弱老年人接受的话，对于改善步态也是非常有益的。

2.营养干预

营养补充有益于改善衰弱老年人的体重下降和营养不良，只有加上运动锻炼，营养补充才有效。补充蛋白质，建议老年人蛋白质摄入量每天每千克体重在0.8~1.2g，特别是富含亮氨酸的必需氨基酸混合物，可增加肌容量，改善衰弱状态。

3.药物干预

对性腺功能减退的老年男性，补充睾酮可增加肌力及肌容积，血管紧张素转化酶抑制剂（ACEI，如培哚普利、依那普利、雷米普利等）可改善骨骼肌肉的结构和生物学功能，停止或减缓老年人肌肉力量的减退，提高运动储备和生活质量。

第十一节　多重用药

人体在衰老过程中，由于生理功能的变化，药物在人体内的吸收、分布、代谢、排泄，以及机体对药物的反应等均与年轻人明显不同，常出现药物效应增强、作用时间延长、不良反应增加等情况。老年人是健康最脆弱的群体，常多病共存，一病多症或一症多病，临床表现复杂且不典型，易发生并发症或多脏器衰竭，药物治疗易出现不良反应。因此，用药安全问题在老年保健中是一个非常重要的问题。

一、器官衰老与药物代谢

人步入老年期，服用药物也显示出如下特点。

1.药物吸收

老年人机体内的细胞功能减退，导致药物代谢动力学发生变化，对药物的吸收会产生不同的影响，抑或吸收增强，抑或吸收减弱。

2.药物分布

老年人体内的脂肪含量相对较高，而水分含量则相对较低，脂溶性药物或水溶性药物在体内的分布会发生变化。

3. 药物代谢

老年人肝肾功能衰退，导致药物代谢能力下降，加重肝肾负担。

4. 药物排泄

老年人肾排泄功能降低，导致药物在体内滞留时间延长，损伤肾功能。

5. 联合用药

老年人往往同时患有多种疾病，需要同时服用多种药物，联合用药可能会增加药物之间的相互作用和不良反应风险。

所以老年人在用药方面需要特别谨慎，在医生的指导下，根据自身情况合理选择药物种类、剂量和用药时间，并密切关注药物间的相互作用和药物本身的不良反应，安全永远是第一位的。

知识拓展

用药的依从性

用药的依从性是指患者遵守用药的服从程度，包括完全依从、部分依从和完全不依从。影响药物依从性的因素众多，涉及患者、医务人员、社会、家庭等方面。例如，老年人记忆力减退，忘记用药或用错药，经济收入减少，生活相对拮据，担心药物不良反应及家庭社会的支持不够等情况，均可导致老年人的用药依从性差。

国外学者推荐采用4个问题评价老年人的用药依从性，问题为："您是否有忘记用药的经历？""您是否有时不注意用药？""当您自觉症状改善时是否曾停药？""当您用药自觉症状更坏时是否曾停药？"评价标准为：4个问题的答案均为"否"，即为依从性佳；4个问题只要有1个或1个以上的回答为"是"，即为依从性差。

二、老年人常用药物的不良反应

将老年人常用药物不良反应归纳为下列内容，见表3-17，仅供参考。必须注意的是，老年人在任何情况下用药，都要做到严格遵守医嘱，万万不可自作主张。

表3-17 老年人常用药物的不良反应

药物类别	药物举例	不良反应
镇静安眠药	地西泮(安定)、氯氮	易引起神经系统抑制，表现为嗜睡、四肢无力、神志模糊、口齿不清等
	苯二氮䓬类药	长期应用可使老年人出现抑郁症
	巴比妥	长期服用可致惊厥，产生身体及精神依赖性，停药会出现戒断症状
解热镇痛药	阿司匹林、对乙酰氨基酚	对于发热尤其是高热的老年人，可导致大汗淋漓、血压及体温下降、四肢冰冷，极度虚弱甚至发生虚脱
	阿司匹林、吲哚美辛	长期服用可导致胃出血、呕吐咖啡色物及黑便
抗高血压药	胍乙啶、利血平、甲基多巴	长期应用易导致抑郁症
抗心绞痛药	硝酸甘油	可引起头晕、头胀痛、心跳加快，可诱发或加重青光眼
	硝苯地平	可出现面部潮红、心慌、头痛等反应
抗心律失常药	胺碘酮	可出现室性心动过速
	美西律	可出现眩晕、低血压、手足震颤、心动过速和房室传导阻滞
β-受体阻滞剂	普萘洛尔	可致心动过缓、心脏停搏，还可诱发哮喘，加重心力衰竭
利尿剂	呋塞米、氢氯噻嗪	可致脱水、低血钾
抗生素类药物	庆大霉素、卡那霉素	与利尿剂合用可加重耳毒性反应，可致耳聋，还可使肾脏受损
	四环素、万古霉素	肾脏毒性
	羧苄西林、庆大霉素、头孢菌素类、多黏菌素	需减量或适当延长间隔时间，大量应用可导致肠道菌群失调或真菌感染等严重并发症
降糖药	胰岛素、格列齐特	易发生低血糖反应
抗心力衰竭药	地高辛等强心苷	引起室性期前收缩、房室传导阻滞、低血钾等洋地黄中毒反应
抗胆碱药	阿托品	可使前列腺增生症老年人抑制排尿括约肌而导致尿潴留，亦可诱发或加重青光眼，甚至可致盲
抗抑郁药	丙米嗪	可使前列腺增生症老年人抑制排尿括约肌而导致尿潴留
	三环类	尿潴留
抗过敏药	苯海拉明、氯苯那敏	可致嗜睡、头晕、口干等反应
肾上腺皮质激素类药物	泼尼松、地塞米松	长期应用可致水肿、高血压，易使感染扩散，亦可诱发溃疡病出血
维生素及微量元素	维生素A	过量可引起中毒，表现为厌食、毛发脱落、易发怒激动等
	维生素E摄入过量	促使静脉血栓形成、头痛、腹泻等
	微量元素锌补充过量	可致高脂血症及贫血
	硒补充过量	可致慢性中毒，引起恶心、呕吐、毛发脱落、指(趾)甲异常

三、老年人如何做到安全用药？

1. 要遵医嘱用药，不要擅自用药、停药

老年人多有慢病，如高血压、糖尿病等，需要长期规律服药，所以一定要遵医嘱用药，不要随意更改剂量或停药。如果需要使用其他药物，必须先咨询医生，避免药物相互作用或不良反应。

2. 不要将保健品代替药品

保健品是具有特定保健功能或者以补充维生素、矿物质为目的的食品，不能治疗疾病，也不能代替药品。老年人应该理性面对保健品，不要轻信广告或推销人员的宣传。

3. 注意用药时间和方法

老年人用药时间和方法需要注意，饭前、饭后或睡前用药并放在明显的地方。如果口服药吞服困难，应告知医生调整药物剂型，如冲剂、口服液等。

4. 经常整理药物

至少每隔半年整理一次药箱，去除过期或不再服用的药物。

5. 忌生搬硬套

不要看别人用某种药治好某种病就效仿，忽视了自己的体质及病症差异。

6. 忌乱用偏方、秘方、验方

老年人患病易出现“乱投医”的现象，他们用了未经验证的秘方偏方，老年人需要明白并坚信，听医生的、遵医嘱，才是最有效的。

7. 忌滥用补药

体弱老年人可适当辨证地用些补虚益气之品，但若为补而补，盲目滥用，则变利为害。民间就有“药不对症，参茸亦毒”的说法。

8. 忌更换药物过频

每种药物起到稳定的作用都需要一定的时间，比如降压药物若没有明显不良反应且血压控制满意，可长期使用，没必要更换，否则机体易产生耐药性。

9. 用药从小剂量开始

用药一般从成人剂量的1/4开始，逐渐增大至1/3—1/2—2/3—3/4。在达到最佳给药剂量后，停止药物剂量的增加。同时要注意治疗时进行连续性的观察，做好血药浓度的监控，以及注意观察组织脏器的相应变化。

四、老年人中西药联合治疗的注意事项

中西药联合应用是疾病治疗中常见的用药方式，可以取长补短，提高疗效。为了确保中西药联合治疗的安全性和有效性，要注意以下几个方面。

1. 了解中西药的药理作用和不良反应

在使用中西药联合治疗之前，应该充分了解中西药的药理作用和不良反应，确保联合用药不会产生不良反应或者影响疗效。

2. 遵循医生的建议

在使用中西药联合治疗时，应该遵循医生的建议，按照规定的剂量和时间使用药物，不要随意更改药物剂量或者停药。

3. 间隔使用中西药

为了避免药物之间的相互作用，建议在使用中西药联合治疗时，将中西药间隔一段时间服用，一般建议至少间隔20分钟。

4. 注意药物过敏

对于有药物过敏史者，应该在医生的指导下应用中西药联合治疗，避免过敏反应的发生。

参考文献

[1] 李小鹰. 老年医学[M]. 北京:人民卫生出版社,2015.
[2] 吴欣娟. 老年专科护理[M]. 北京:人民卫生出版社,2021.

第四章

老年神经系统疾病的自我管理

第一节　脑卒中

一、一起认识脑卒中

脑卒中是一种急性脑血管疾病，俗称“中风”，又称“脑梗死”“脑溢血”，主要分为血管堵塞导致的脑梗死和血管破裂所致的脑出血。分为缺血性脑卒中和出血性脑卒中，因为其发病急骤、症状复杂、病情多变，与风之善行数变的特点相似，所以命名为“中风”。无论哪种类型的脑卒中都是急症，可能导致严重的功能残疾，甚至危及生命。

二、脑卒中的病因和危险因素

脑卒中的病因很多，包括大动脉粥样硬化、心源性栓塞、脑小动脉闭塞等，明确病因针对治疗，可更有效预防脑卒中的复发。

大多数脑卒中是多种危险因素共同导致的。脑卒中的危险因素通常按照是否可干预分成两类：其中，年龄增长、遗传因素为不可干预的危险因素；在可干预的危险因素中，高血压、高血脂、糖尿病、心房颤动，吸烟、饮酒、缺乏身体活动等不健康的生活方式都是常见且重要的危险因素。早期发现并积极干预，有效减少脑卒中的发生、降低复发风险。此外，老年人群的依从性差，不按照要求坚持用药，疾病监测和管理不规范，会使脑卒中发生风险进一步增加。

三、脑卒中可防可治

我们要纠正错误的观念和不健康的生活方式，有意识地避免脑卒中的危险因素，建立健康的生活方式和行为，预防脑卒中越早开始越好。另外，对体内已经形成的病理变化，如颈动脉斑块造成的狭窄等，要引起重视，定期进行脑卒中危险因素筛查，及早发现疾病问题，做到早诊断、早治疗就可以有效防止病理变化，如颈动脉筛查及早发现疾病问题，做到早预防、早诊断、早治疗，就可以有效防止脑卒中的发生。高脂血症和肥胖是引起动脉硬化的主要原因。适当控制高胆固醇及高脂食品的摄入，多吃水果、蔬菜，养成不偏食、不过量饮食的习惯，积极参加各种体育运动，养成良好的生活习惯，对健康极为有益。脑卒中发生后3~4.5小时内对患者进行包括溶栓治疗在内的有效救治措施，能够挽留部分尚未坏死的脑组织，极大地改善患者的预后，降低死亡率和致残率，部分患者病情可以完全恢复到不留任何后遗症。见表4-1。

表4-1 脑卒中的预防

一级预防	是指疾病发生前的预防，即通过早期改变不健康的生活方式和行为，积极主动地控制各种致病的危险因素，从而达到使脑血管病不发生或推迟发病年龄的目的
二级预防	是针对已经发生过脑卒中的患者而言，需要采取措施防止脑卒中的复发。除了继续控制各种危险因素和改变不健康的生活方式外，还需根据检查结果，治疗引起脑卒中发生的病因，包括严重的脑供血动脉狭窄、心房颤动、动脉瘤、脑血管畸形等进行干预，以预防再发
三级预防	是指如果出现脑血管疾病病情的发展，比如血管狭窄；动脉粥样硬化造成了明显的临床症状，可给予手术或者介入治疗，减轻血管狭窄以达到预防脑卒中的目的

四、识别脑卒中

需要对脑卒中发病的早期征象高度重视，做到迅速识别。突然出现的一侧肢体无力、口齿不清、口角㖞斜、步态不稳、剧烈头痛等，都可能是脑卒中的症状，需要关注。

五、脑卒中的预警症状

脑卒中治疗强调一个就医时机，正常脑组织在缺血3小时后就可能出现不可逆的变化，6小时后则缺血脑细胞出现坏死。如果脑梗死患者在3~6小时内施以溶解血栓治疗，就可能在脑细胞没有出现完全梗死之前，恢复氧供和血供，从而恢复全部或部分功能，这是目前唯一行之有效的治疗方案。而脑卒中的早期症状往往没有受到重视而延误治疗。因此，认识脑卒中的早期症状非常重要。脑卒中的早期症状如下。

◉ 头晕，特别是突然感到眩晕。

◉ 肢体麻木，突然感到一侧面部或手脚麻木，有的为舌麻、唇麻。

◉ 暂时性吐字不清或讲话不灵。

◉ 肢体无力或活动不灵。

◉ 与平时不同的头痛。

◉ 不明原因突然跌倒或晕倒。

◉ 短暂意识丧失或个性和智力的突然变化。

◉ 全身明显乏力，肢体软弱无力。

◉ 恶心、呕吐或血压波动。

◉ 整天昏昏欲睡，处于嗜睡状态或频频打呵欠。

◉ 一侧或某一侧肢体不自主地抽动。

◉ 双眼突感一时看不清眼前出现的事物。

这些症状有时单独出现，有时同时出现多个。持续时间可能短到几秒，但不论时间长短，只要发生以上预警症状就应立即拨打急救电话120，紧急救治。即使是晚上，也要尽快到医院，不能拖到第二天。

重点提示

介绍一个简单实用的法则——中风120：“1”代表看到1张不对称的脸；“2”代表检查两只手臂是否有单侧无力；“0”代表聆（零）听言语是否清晰，表达是否困难。有上述任何突发症状立即拨打120。

及时发现脑卒中，早期识别脑卒中并给予治疗，才能获得更好的预后。

六、远离脑卒中，重在预防

预防脑卒中，做好以下4点。

1.远离“三高”

高血压、高血脂、高血糖（糖尿病）是脑卒中最重要的危险因素。收缩压每升高10毫升汞柱（mmHg），脑血管病的发病风险就会增加30%。糖尿病和高胆固醇血症同样可增加脑梗死及脑出血的风险。40岁以上男性和绝经后女性应每年检查血压、血脂、血糖，及早发现“三高”。养成健康的生活方式，防治“三高”是第一步，应贯穿每个人的一生。早期或轻度“三高”患者，首先要改变生活方式，戒烟、控制饮食、增加活动、减轻体重，效果仍不佳者，应采用长期药物治疗。

2.戒烟戒酒

吸烟可使缺血性脑卒中的风险增加90%，使蛛网膜下腔出血的风险增加近2倍，被动吸烟同样会增加脑卒中的风险。此外，过量饮酒也会使脑卒中的风险大大增加。因此吸烟者应戒烟，不吸烟者也应避免被动吸烟。至于饮酒，虽然目前尚无充分证据表明少量饮酒可预防脑血管病，但饮酒者还是应尽可能少饮酒或不饮酒。

> **你知道吗？**
>
> 2018年9月《柳叶刀》杂志发布的一项研究结果显示，最安全的饮酒量是零！饮酒不能带来任何健康获益，反而是全球范围内导致中青年（15~49岁）男性死亡的头号杀手！

3.减重多动

研究表明，身体体重指数（BMI）每增加一个单位，缺血性脑卒中的风险会增加6%，肥胖（特别是腹型肥胖）更是脑血管病发病的强烈预测因子。健康成人每周应有3~4次、每次至少持续40分钟中等强度的有氧运动（如快走、慢跑、骑自行车等）。对于日常工作以静坐为主的人群，建议每坐1小时就进行2~3分钟的身体活动。控制饮食，规律就餐，饮食摄入量不超标，做到少吃盐（每天不超过5g），多吃鱼、蔬菜、水果，增加食用全谷、豆类、薯类和低脂乳制品的摄入，丰富膳食种类，减少饱和脂肪和反式脂肪酸的摄入。

4.遵从医嘱

低危人群应优先通过调整生活方式来降低脑卒中的发病风险，不要盲目服用药物。对于高危人群或已经发生过脑卒中的患者，预防性用药务必要遵医嘱，不要擅自增加或减少服药量。除了遵医嘱规律用药以外，手术和介入操作也是预防脑卒中的重要方法。例如，颈动脉内膜剥脱术（CEA）、支架手术可用来治疗颈动脉狭窄，从而减少无症状性颈动脉狭窄患者的脑卒中风险；对于存在颅内巨大动脉瘤的患者，可通过介入操作或开颅手术的方式处理动脉瘤，从而预防蛛网膜下腔出血的发生。

如果能够早期发现危险因素并有效干预，可达到很好的脑卒中防治效果。脑卒中，重在预防！

重点提示

每一种手术和治疗都有各自的适应证和禁忌证，需要医生根据患者的综合情况来评估其是否符合手术指征，并不是每位患者都有做手术或操作的必要。

七、脑卒中的家庭急救方法

◉ 保持镇静，迅速拨打急救电话120，寻求帮助，必要时不要放下电话，询问并听从医生指导进行处理。

◉ 将患者抬至床上，注意不要将患者拉起或扶起，以免加重病情；最好2~3人同时搬抬，一人抬肩，一人托住腰臀部，一人抬腿，头部略抬高。

◉ 保持呼吸道畅通取出假牙；有呕吐或昏迷者，将头偏向一侧，便于口腔黏液或呕吐物流出，衣领解开，如患者气急，咽喉部有痰液，可将橡胶管一头插入患者咽喉部，另一头用力吸出阻塞物。

◉ 患者有抽搐时，可用两根竹筷缠上软布塞入上下齿之间，防止其舌被咬伤。

◉ 可将窗帘拉上，避免强光刺激。

◉ 有条件者可吸氧。

◉ 转运途中避免头部震动，褥垫以厚软为宜，注意保暖，防止受凉；头部要有专人保护，以减少行车中的摇晃和震动。

◉ 在没有明确诊断前，切勿擅自给患者服用止血剂、安宫牛黄丸或其他药物。

八、脑卒中后睡眠障碍

睡眠障碍是脑卒中后常见的并发症，不仅影响脑卒中患者的生活质量，也会增加脑卒中的复发风险。

1.睡眠呼吸障碍

在脑卒中的急性期，睡眠呼吸障碍见于50%以上的脑卒中患者，包括阻塞性睡眠呼吸暂停、中枢性睡眠呼吸暂停、混合性呼吸暂停等。其中阻塞性睡眠呼吸暂停最常见，表现为睡眠中反复低氧和低通气，出现呼吸被打断，甚至因试图呼吸而频繁觉醒。

2. 失眠

在脑卒中的急性期，失眠的发生率常高达30%~68%，即入睡困难、睡眠维持困难或早醒，可导致日间疲劳、注意力受损、易激惹等。到脑卒中的恢复期，失眠的发病率明显下降。

3. 日间嗜睡

日间嗜睡及睡眠需求增多，发生在约50%的急性脑卒中患者中，随着脑卒中后时间的推移，嗜睡的程度往往会有所改善。

4. 异态睡眠

异态睡眠是指在睡眠期间出现异常行为，包括梦魇、睡惊症、梦语症、睡瘫症、快速眼动睡眠行为障碍（RBD）等。有研究显示，急性脑卒中患者RBD的发病率为10.9%，脑干部位梗死患者RBD的发病率明显高于其他部位梗死的患者。

5. 睡眠相关运动障碍

第3版国际睡眠障碍分类列出了八类睡眠相关运动障碍，其中两类与脑卒中相关：不宁腿综合征及周期性肢动，在脑卒中患者中的发病率为12.4%，有感觉异常的患者可能比没有感觉异常的患者发生率更高。不宁腿综合征表现为一般在患者准备睡觉时出现的难以忍受的腿部不适及迫切的运动感，促使患者不停地活动双腿。周期性肢动是一种重复的、固定周期的（间隔约20秒）、机械性的腿部抽动，每次持续0.5~5秒不等，在睡眠中发生，患者常常因为腿动而醒来或轻微苏醒而不自知。

九、发生脑卒中后睡眠障碍的治疗与干预

1. 注意睡眠卫生

要注意保持睡眠环境安静、舒适、温湿度适宜，减少夜间灯光和声音等的刺激；制定睡眠时间表，每日有规律活动，增加白天日光照射的时间；睡前避免饮用或进食含咖啡因的饮料，如浓茶、咖啡；避免过度的精神刺激，避免过饱过饥等。

2. 诱导睡眠

可采取松弛其自主神经的方法，如睡前热水淋浴、用温水泡足，或喝热牛奶；轻柔梳头或按摩头皮、揉肩叩背、听催眠曲，使患者心情舒畅，有助于睡眠。

3. 心理治疗

多数失眠的发生和持续与心理因素有很大关系，良好的心理疏导和情感支持能帮助患者正确认识自己的疾病，树立战胜疾病的信心。

4.药物治疗

目前临床对于睡眠障碍的患者主要采用安眠药物对症治疗，睡前可给予患者服用苯二氮䓬类药物，有抑郁症状的患者加用抗抑郁药物，如劳拉西泮、氯硝西泮等。

5.共病治疗

常规治疗和控制高血压病、糖尿病、高脂血症、肥胖、吸烟和饮酒、抑郁等；对于阻塞性睡眠呼吸暂停，每晚可使用无创持续正压通气治疗。

你知道吗？

春季要晚卧早起，如果违反这一原则，就会伤肝；夏季的睡眠与春季相仿，如果违反这一原则，就会伤心；秋季适宜早卧早起，违反这一原则就会伤肺；冬季则要早卧晚起，如果违反这一原则就会伤肾。

6.其他治疗

认知行为疗法，如正确认识睡眠问题、放松疗法等。研究显示，认知行为疗法不仅可改善脑卒中患者的睡眠质量，还可改善焦虑、抑郁等情绪障碍。另外，中医方面的针灸疗法及经颅磁刺激疗法等也显示了对脑卒中相关失眠有良好的效果。

十、脑卒中的中医饮食

中医认为脑卒中是由于过食肥甘醇酒，脾失健运，聚湿生痰，痰郁化热，引动肝风，夹痰上扰，可致病发，尤以酗酒诱发最烈。近年来生活水平的普遍提高，人们的饮食习惯正在发生较大变化，高盐饮食可使血压升高并促进动脉硬化形成，是引发脑卒中的主要危险因素之一，很多研究都确认其与脑卒中的发生密切相关。我国国民每天吃肉食的比例明显上升，特别是动物性脂肪的摄入量增长较快，容易患有高胆固醇血症，这也是引发脑卒中的主要危险因素之一。

重点提示

《中国脑卒中防治指南》建议：限制食盐摄入量（<6g/d）、胆固醇的摄入量每天应<300mg。提倡多吃蔬菜、水果、谷类，适量进食牛奶、鱼、豆类、禽、瘦肉等能量的摄入和需要达到平衡。改变不合理的膳食习惯，少食动物内脏。通过吃谷类、鱼类（含不饱和脂肪酸）、蔬菜、豆类和坚果可减少饱和脂肪酸的摄入量。

1.推荐食疗方一

薏米冬瓜汤：薏米30g，冬瓜150g。制作：山药、冬瓜置锅中慢火煲30分钟，调味后即可饮用。本汤具有健脾益气、利湿的功效。

2.推荐食疗方二

黑豆川芎粥：川芎6g，黑豆20g，粳米50g，红糖适量。制作：川芎用纱布包裹，同黑豆、粳米一起水煎煮熟，加适量红糖，分次温服。本粥具有活血祛瘀、行气止痛的功用。

3.常用代茶饮推荐方

（1）肝阳上亢证：菊花茶，白菊花、绿茶开水冲泡饮服；苦丁桑叶茶，苦丁、菊花、桑叶、钩藤各适量，开水冲泡饮服。

（2）气血两虚证：龙眼红枣茶，龙眼肉、红枣、白糖适量，开水冲泡饮服；党参红枣茶，党参、红枣、茶叶各适量，开水冲泡饮服；亦可将党参、红枣、茶叶加水煎沸3分钟后饮用。

（3）痰瘀互结证：降脂益寿茶，荷叶、山楂、丹参、菊花、绿茶各适量，开水冲泡饮服；陈山乌龙茶，陈皮、山楂、乌龙茶各适量，开水冲泡饮服。

十一、如何应对脑卒中后吞咽障碍?

脑卒中后吞咽障碍是由于患者下颌、舌、软腭、咽喉、食管括约肌或食管功能受损，导致脑卒中后出现吞咽过程的异常，不能安全、有效地把食物由口送到胃内。脑卒中后有14%~71%的患者发生吞咽障碍，严重影响脑卒中患者的营养摄取、疾病康复及生存质量，严重危害人的生命安全。会造成肺炎、电解质紊乱、营养不良，增加死亡率和不良预后。

对不同严重程度的吞咽障碍进行专业评估，通过食物改进和代偿性的方法，可选择经口进食进行摄食训练。

首先是进食体位，能坐位则不要平卧。坐姿进食时，应坐在有靠背的椅子上，背部伸直，上身稍前倾，双足着地。如不能坐位的患者应适当调高床头，使患者呈半坐卧位，保持床头抬高30°~45°，患者头部稍偏向健侧，颈部保持向前弯曲状态，喂食者站在患者健侧。注意餐后不能立即躺下，应让患者保持坐位或半坐卧位20~30分钟，以防止患者发生误吸，进食后30分钟内不宜进行翻身、叩背、吸痰等操作。

根据患者口型选择小而表浅不易沾上食物且柄长、边缘钝易于患者抓取的勺子。使用的碗应选择广口平底的，且底部加用防滑垫，以免患者舀取食物时发生移动。杯子最好选用在喝水时杯口不会接触鼻部的缺口杯。

食物要选择最容易吞咽的、具有适当黏性、不易松散、通过咽及食管时容易变形、不在黏膜上残留的食物。例如，糊状食物，像稠芝麻糊、烂米糊、面糊等。我们可以通过加工改变食物的形状，如可通过切碎、研磨或与液体混合等方法对原食品黏稠度进行机械改变，从而使其更易食用，或是可通过增稠剂如淀粉、藕粉或山药粉等符合饮食习惯的食物将液体加工至适合的黏稠度，使食物呈布丁状、蛋羹状或糖浆状，增大食物的黏度。

重点提示

进食方式：喂食一口量先以1~4mL开始，然后酌情增加至适合患者的一口量，对于吞咽功能较好的患者，喂食时液体控制在20mL以内，布丁5~7mL、浓稠泥状或糊状食物3~5mL、肉团2~3mL。进食时将食物放在口腔健侧舌中后部，并用勺子背部轻压舌部，刺激吞咽动作的产生。

进食时间：以30~40分钟为宜，时间过长可导致吞咽疲劳，增加误吸风险。

口腔清洁：每次进食后及时清理口腔内的残留食物，防止误吸入呼吸道造成定植菌繁殖，增加吸入性肺炎的发生率。

十二、脑卒中偏瘫肢体的护理

1. 卧位时肢体摆放

（1）患侧卧位：患侧在下方，上肢前伸，与躯干角度不小于90°，前臂旋后，腕被动背伸；下肢屈曲，髋屈曲小于30°，膝屈曲小于80°。健侧在上方，上肢应放在身上，不可放在身前，以免影响患肢恢复；下肢髋、膝屈曲并用软枕支撑。后背用软垫牢固支撑。

（2）健侧卧位：健侧在下方，上肢以舒适为宜，下肢膝关节、臀部伸直。患侧在上方，患侧上肢放在胸前并由软枕支撑，肩关节屈曲90°，肩胛骨前伸，肘关节伸直；患侧下肢向前稍屈髋、屈膝，并用枕头支撑。

2. 患肢功能锻炼

帮助老年人早期进行活动，在康复师的指导下循序渐进地进行功能锻炼。当老年人烦躁时应对健侧肢体适当约束，以免其自残或拔除管道。为老年人翻身时避免拉拽患侧上肢，以免造成肩关节脱位或加重脱位。

3.提高患侧肢体的敏感性

家属在与老年人交谈或做操作时要站在老年人的患侧，增加老年人对患侧的关心和注意；在日常生活中用提醒、示范等方法让老年人注意患侧，如将闹钟、手机等放在患侧，提高对患侧的注意力；指导患者或陪伴人员每天经常触摸患侧肢体，让老年人判断触及的部位，在老年人的注意下用健侧手、粗糙的毛巾、毛刷或振动的按摩器摩擦患侧肢体，增加患侧肢体的感觉输入。

十三、脑卒中后的语言康复锻炼

脑卒中后言语障碍主要分为构音障碍和失语症。构音障碍是由于构音器官无力，肌肉控制混乱不协调，肌张力改变导致，患者说话含糊不清，但仍然保持阅读、书写功能，也能听懂别人说话。失语症影响患者脑部语言中枢，造成语言障碍，因为病变部位不同，表现在理解、说话、阅读、书写等4个方面障碍也各不相同。

语言功能的康复训练包括各种刺激法训练及使用交流能力的训练。

1.刺激法

刺激法是指利用强的听觉刺激、适当的语言刺激、多途径的语言刺激、反复利用感觉刺激来进行语言训练。使用交流能力训练是使失语症患者最大限度地利用其残存的交流能力，尽可能与他人发生或建立有效的联系，尤其是日常生活中必要的交流能力，采用日常交流活动的内容作为训练的课题，选用接近现实生活的训练材料，如食物、照片、新闻报道等。

根据患者不同的交流水平采取适当的对应方式，调动患者的兴趣及训练动机，设定更接近于实际生活的语境变化，引出患者的自发交流反应，并在交流过程中得到自然的反馈。

2.交流能力训练

交流能力的训练方法包括构音障碍训练、复述性训练、命名训练、书写训练、组句训练、阅读训练、书写训练，以及写日记、讲故事等方法。

（1）构音障碍训练：通过小毛刷拂刷面部、冰敷刺激、针灸、物理治疗等方式促进面肌收缩，使偏斜口角复位。随后通过示教–模仿的方式指导患者进行器官运动的训练，主要是口唇、舌的运动训练。发音器官运动训练1周后可进行口形发音训练，先韵母、后声母，先喉音如“喝、哈、咳”，后唇音，经过反复训练后可进行单音节、单词、短语的训练。

（2）复述性训练：患者跟随训练者进行复述，根据患者实际能力选择语句长度，要在完全理解的情况下进行复述训练，并注意纠正语音的清晰度。通过反复的训练给予正确发音刺激，收到患者的反应后训练者再给予指正。

（3）命名训练：将物体、图片等放置在患者面前，指导患者进行命名，如果说不出，可给予听觉刺激和视觉刺激（音头、口形提示及文字刺激）。

（4）组句训练：将名词卡片放在患者的面前，加上适当的动词或形容词组成词组。

小贴士

伸舌–缩舌练习：舌体在口腔内上下左右运动，由慢到快，反复训练舌的灵活性。

顶舌练习：舌尖交替顶上下前牙内侧，增加舌尖的力度。

弹舌练习：用舌尖顶硬腭前部发出"嘚嘚"的声音，以增强舌尖肌肉的强度。

唇运动训练：鼓励患者反复练习鼓腮、抿嘴、吹蜡烛等动作。

（5）阅读训练：将数张图片放在患者面前，然后将图片一一呈现给患者，让患者将字卡与相应的图片匹配，如果患者阅读理解水平较高，则可让其阅读短小的文章，然后回答相应的问题，从而训练患者的阅读理解能力。

（6）书写训练：训练书写时要根据患者的实际水平而定，如果患者的书写水平很低，可以从抄写开始训练。抄写训练时将卡片放在患者面前，让患者照抄，稍有改善时可采取让患者看一眼卡片，然后将卡片移开，让他凭记忆将字卡上的字书写出来。抄写训练基本没有问题后，可进行描写训练。描写训练是将图片放在患者面前让患者用文字书写出来，书写时可给予偏旁部首提示，随着训练的进行和患者书写水平的提高，训练者逐渐减少提示，从而达到训练的目的。在描写训练的同时不能忽视听写训练。在训练时长上，推荐每天进行一次训练，每次训练半小时，患者状态好时可适当延长，状态差时可提前结束。并且在训练期间，注意鼓励患者，使患者树立自信心，更好地接受训练。3个月后，可根据恢复情况继续进行康复训练，适当延长至6个月或12个月。

除了这些康复训练方法之外，服用药物也可以帮助患者改善语言障碍，常见的如丁苯酞软胶囊，可以通过开放侧支循环的方式，改善脑血循环及营养代谢，减少神经细胞的损伤和凋亡，并为细胞重塑和神经功能修复提供充足的能量支持。研究表明，经过丁苯酞软胶囊治疗后，可显著提高患者的功能水平，减轻患者的失语症状，改善患者的预后。

十四、预防下肢静脉血栓

因肢体活动障碍，脑卒中患者如果长期卧床、不锻炼，全身的血液回流变缓慢，血管内的黏滞度增高，就会出现深静脉血栓疾病。预防静脉血栓从日常生活做起：

1. 多动

避免长时间卧床、不运动，尤其是手术后，一定要听从医护人员指导，有计划地进行功能锻炼，还要注意及时补充水分，不要让血液变得太黏稠。

2. 多穿

长时间卧床患者，要穿着医用弹力袜，或使用循序减压设备，预防血栓形成。

3. 多学

了解下肢深静脉血栓的表现，例如，如果长时间不运动，突然出现肢体的肿胀并伴有疼痛，请一定要关注，并及时告知医护人员。

4. 预防血栓小妙招，踝泵运动

有规律地进行直腿抬高和踝泵运动，不要小看抬抬腿、勾勾脚，这样可有效促进静脉回流及减轻下肢肿胀，让我们一起“动起来，栓不住”。

重点提示

日常生活中，如果长期地坐或者卧床的时间过长，同时生活中不注意水的摄入，发生静脉血栓的概率也会增大。如果出现下肢疼痛、肿胀，大多数人会想要先按摩按摩，舒活筋骨，但可能会导致血栓流到肺动脉，发生肺动脉栓塞，发生肺动脉栓塞会危及生命，严重者会出现猝死情况，因此千万不要乱按摩，应及时就医治疗。

第二节 癫痫

一、什么是癫痫？

癫痫是一种常见的神经系统疾病，全球约有7000万癫痫患者，我国癫痫患者近千万，发病人数仅次于脑血管疾病。癫痫是脑部神经元异常放电所致的一种神经系统常见疾病，具有反复性、自发性发作的特征，并常伴有共患病，严重影响患者的生活质量。

二、癫痫是不是都有先兆？

部分癫痫患者发作前会有先兆，但并不是全部的癫痫发作都有先兆。先兆是指发作的最先感觉，它是发作最开始的部分。先兆发生于意识丧失之前记忆力完整的时候，此时从外表可能看不出患者有任何异常，患者自身是清醒的，有记忆力的。绝大多数的发作先兆是不舒适的感觉，仅极少数为舒适、愉悦的感觉。先兆往往持续数秒到数分钟。过去曾认为先兆只是和发作有关系，其实先兆出现的时候癫痫发作已经开始，脑电波也已经开始出现了异常。

癫痫的先兆包括很多种：

◉ 躯体感觉性：常见的为麻木等异常感觉。

◉ 视觉性：常见的有闪光、彩色亮点或者黑朦。

◉ 听觉性：耳鸣比较常见。

◉ 嗅觉性：许多患者会感觉自己闻到了烧焦的橡胶皮的味道等，极少数患者说闻到花的芬芳等。

◉ 味觉性：口中有特殊的不舒适的味道。

◉ 情绪性：恐惧最为常见，还包括焦虑、不安、压抑、惊恐等。

◉ 精神性：包括错觉、幻觉及其他场景，常见的有似曾相识感和生疏感。

◉ 其他：眩晕、上腹部不适等感觉。

三、癫痫先兆有何临床意义？

先兆其实具有非常重要的临床意义。首先，它能帮助癫痫病灶定侧、定位。因为先兆反映了一个皮层功能区在癫痫发作起始的活化过程，所以第一个先兆往往代表癫痫病灶起源的脑区。如果能准确地描述出先兆，就能给医生判断癫痫病灶提供重要情报。如颞叶癫痫的先兆经常为耳鸣、情绪变化或上腹部不适感；顶叶癫痫的先兆

> **小贴士**
>
> 先兆是发作的最先感觉，发作最开始的部分，因此，先兆的出现告诉我们可能即将出现全面性发作（大发作），因此患者要积极采取保护性措施，如立即就地躺下，到环境安全的地方，或者周围人帮助移开危险的物品，患者要立即放下手中的热水、利器、摘下眼镜等危险物品，或者向身边的人求助。

为麻木等感觉；枕叶癫痫常为视觉先兆；额叶癫痫多无先兆。结合临床先兆、发作情况，以及脑电图、影像检查等进行全面分析则使定位更趋完善。另外，先兆作为一个警告信号能帮助癫痫患者预知即将面临癫痫发作带来的危险。

四、癫痫患者的饮食要求

癫痫是由脑部神经元高度同步化异常放电所导致的，因此日常生活中应减少摄入对大脑神经具有刺激性的食物及饮料，如烈酒、浓茶、咖啡、可乐、功能性饮料、生葱、生姜、生蒜、辣椒、芥末等，这些食物及饮料会使大脑异常兴奋，从而诱发癫痫。当然如果特别想喝一些饮料的话，一定要记住这些饮料每天不超过300mL，要适量饮用。

1.减少摄入含钾高的食物

钾离子通道可调节神经元兴奋性，参与癫痫发作，摄入过多的含钾食物，不利于病情的控制，因此癫痫患者应尽量减少含钾高的食物，如红枣、橙子、香蕉等的摄入。

2.注意选择海鲜类食物

在江浙一带有“发物”一说，认为癫痫患者如果食入过多海鲜、紫菜、蘑菇等易“发”的热性食物，也可能诱发癫痫。其实不然，这些食物营养丰富，并且紫菜、蘑菇类含有稀有元素，之所以医生建议注意这类食物的摄入主要考虑到海鲜类食材容易诱发过敏，而癫痫患者服用的抗癫痫药物也容易诱发过敏，两者叠加会增加过敏现象发生的概率。

3.避免暴饮暴食

长期服用抗癫痫药物会影响消化，癫痫患者切记不能过饥过饱、暴饮暴食。过饥会使血糖水平降低，而低血糖往往会诱发癫痫发作，而过饱后血糖水平会快速升高，体内胰岛素分泌增加，加速葡萄糖代谢，血糖水平先高后低，波动很大，也会诱发癫痫。在日常生活中面对甜食（如蛋糕、奶茶、巧克力等）的诱惑时，要记得控制住自己的嘴。

4.合理膳食，清淡为主

癫痫属于慢病，在漫长的治疗过程中，一些抗癫痫药物会对消化系统造成影响，同时焦虑、郁闷的情绪也会影响食欲，患者容易造成营养物质缺乏或者出现代谢障碍，因此在饮食过程中要饮食均衡。绿叶蔬菜富含叶酸、维生素K，小米、玉米、赤小豆、黄豆可增加镁的摄入量，全麦、麦麸等粗粮含有维生素B_6，鱼、虾、蛋及各种乳制品含有丰富的维生素D，能促进钙的吸收。

五、癫痫的药物治疗

抗癫痫药物种类众多，在应用抗癫痫药物时需要充分了解各种药物的不良反应，按照WHO国际药物监测合作中心的规定，药物不良反应是指正常剂量的药物用于预防、诊断、治疗疾病或调节生理功能时出现的有害的和与用药目的无关的反应。该定义排除有意的或意外的过量用药及用药不当引起的反应。

在癫痫患者用药的初期因为药物剂量过大、加药过快产生的不良反应会有以下几种。

（1）头痛、头晕、步态不稳、疲劳、嗜睡、注意力涣散、多动、记忆力下降、情绪改变等，但一般程度不重，经过调整药物剂量很快就能好转或消失。

（2）抗癫痫药物对人的记忆、运动速度等均有影响，血药浓度越高，影响越明显。

（3）抗癫痫药物对身体的危害首先是大脑神经系统，其症状表现是眩晕、头痛、精神紧张、精神失常、精神萎靡、精神错乱、忧郁、易冲动、木僵、共济失调、眼球颤动、言语障碍、复视、影响思维。

（4）抗癫痫药物对服用者的上消化道系统也有一些影响，如恶心、呕吐、厌食、上腹部疼痛、胃炎、食欲减退等。

（5）抗癫痫药物对血液和淋巴系统的影响一般表现为再生障碍性贫血、巨幼红细胞性贫血、淋巴结肿大、血糖升高、白细胞减少、低血压等。

具体到癫痫患者日常用药又有哪些具体的不良反应呢？

（1）卡马西平的不良反应：视力模糊、复视、眼球震颤等中枢神经系统反应，以及头晕、乏力、恶心、呕吐等。

（2）丙戊酸钠常见的不良反应：腹泻、消化不良、恶心、呕吐、胃肠道痉挛。

（3）氯硝西泮的不良反应：嗜睡、头晕、头痛、兴奋不安、乏力、言语不清、行为障碍等。

（4）地西泮的不良反应：嗜睡、轻微头痛、乏力、运动失调，老年患者更易出现。偶见低血压、呼吸抑制、视力模糊、皮疹、尿潴留、忧郁、精神紊乱、白细胞减少。高剂量时少数人出现兴奋不安。

（5）拉莫三嗪的不良反应：皮疹、头痛、嗜睡、共济失调、头晕。

（6）左乙拉西坦的不良反应：最常见的不良反应有嗜睡、乏力和头晕，常发生在治疗的开始阶段。

（7）奥卡西平的不良反应：头晕、头痛、复视。过量后可出现共济失调。

（8）吡仑帕奈的不良反应：头晕、嗜睡、易怒、跌倒、共济失调、恶心、呕吐、便秘、咳嗽及上呼吸道的感染症状。

（9）尼沙胺的不良反应：皮疹、倦怠、头痛、眩晕、烦躁、抑郁、幻觉、平衡障碍、食欲减退、恶心、呕吐、腹痛、胃痛、白细胞减少、贫血、血小板减少及转氨酶值升高，少见视觉异常、体重减轻、发热、发汗、口炎及肾结石。

（10）拉考沙胺的不良反应：眩晕、头痛、呕吐

六、癫痫发作的一些“神秘”表现

1.短暂失神

主要表现为短暂的意识丧失，看起来可能没有任何异常，但动作突然中止或明显变慢，有些患者可伴随一些无目的、不符合情境的动作，如双手乱摸、解衣扣、咂嘴、胡言乱语等。通常发作不超过30秒，之后会自行恢复，但患者对发作全无记忆。

2.痴笑

患者可在没有任何可以引起笑容的场合和情况下反复出现刻板的痴笑，甚至有时候还伴有哭泣。这种表现通常由下丘脑部神经元异常放电引起。

3.强直发作

患者表现为躯干、四肢近端或全身肌肉持续性收缩，肌肉僵直。通常持续2~10秒，偶尔可达数分钟。

4.丧失张力

患者的头部、躯干或四肢肌肉张力突然丧失或降低，发作之前没有明显的肌阵挛或强直表现，轻者可仅有点头动作，重者可导致站立时突然跌倒。

5.感觉异常

局部或全身皮肤发麻，也可出现像被针扎一样的感觉。部分患者可出现头痛，发病前可有幻视、畏光、头昏、恶心等先兆。

6. 其他

如不自主的动作、经常原地转圈、突然腹痛、夜游等都可能是癫痫引起的。大脑有多少种功能，癫痫发作就有多少种类型。这些“神秘”的发作往往不能被及时发现，但发作次数多了也会加重脑损伤，甚至演变成大发作，增加治疗难度。突发性、短暂性、反复性、刻板性是癫痫性抽搐的主要特征。

七、癫痫检查的方法有哪些？

1. 脑电图检查

脑电图检查是反映脑电活动最直观、便捷的检查方法，尤其是24小时长程视频脑电检测，是目前对非典型癫痫诊断最有价值的检测方法。

2. 影像学检查

磁共振成像、头部CT、单光子发射计算机断层扫描、正电子发射断层扫描等检查有助于癫痫的诊断和分类。

3. 心电图检查

心电图检查有助于发现容易误诊为癫痫发作的某些心源性发作。

4. 基因检测

基因检测目前已成功应用于患者癫痫性脑病的病因学诊断。

5. 脑脊液、血生化等实验室检查

这些检查有助于发现患者是否为自身免疫性脑炎。

八、遇到癫痫要保持镇定

重点提示

绝大多数癫痫发作在1~2分钟后就会自行停止，旁人是无法采取措施终止发作的。我们常会看到一些影视剧中有人会急忙按压发作者的人中穴位，实际上这种方法是无效的，所能做的就是在保证患者安全的情况下等待发作结束。在患者抽搐时，不要试图用力按住患者的身体，因为这种做法有可能导致发作者的关节脱臼、骨折或令你自己受伤。

（1）患者发病时注意保护患者，不能硬搬患者的肢体，防止患者受伤。例如，把患者搬离开水池旁、高处、楼梯处，解开尤其是颈部过紧的衣扣、项链，帮助摘下眼镜，移开患者附近的尖锐物体。帮助患者躺下，在患者身体下面尤其是头颈部下方垫上柔软物体等；如果患者在站立时发作，应保护、搀扶或引导患者，防止患者突然倒地或游走向危险地段等。

（2）不要往患者口中放任何物体。不要试图喂水、喂药和其他食物，尤其不要将手指放到患者口中。将患者翻转至侧卧位，这样口中的分泌物就可以顺着口角流出来，避免误吸入气管，这种体位还能防止舌头向后坠和呼吸道阻塞，不必担心舌头会被吞咽下去，反而伸进口中的东西很容易导致患者窒息或手指被咬伤。

（3）复杂部分性发作（指伴有意识障碍的部分性发作），程度上轻重不一。很多患者伴有一些似乎有目的性的动作或行为，我们称为自动症。例如，手部反复做某个动作、原地转圈、行走或奔跑等，都是自动症的常见具体表现。复杂部分性发作时，患者身体受到外伤的可能性不大，1~2次的短暂发作也不会损害大脑；反复或持续的发作则可能引起轻度记忆力下降，严重脑损伤是很少见的。因此，目击者采取静观其变的方法即可。可以轻声呼唤患者的名字，不要限制患者的动作或作为，除非很有必要。例如，在患者发作时，对于反复用手搓揉衣角的行为，在一旁看着即可，没有必要上前按住患者的手。但如果患者要用手摸明火或热水壶时，就应以适当方式阻拦。有些患者在发作时或发作后可能起来走动甚至奔跑，这时就应注意看护了，尤其处于在有潜在危险的境地时，例如楼梯口、高处、繁华街道、铁路旁、车站等地方。

（4）水中犯病有较大的危险，如果处理不当，容易造成严重后果。当发现有人在水中犯病时，应注意：扶住患者头部，保证其头面部一直在水面以上；尽快把患者从水中转移出来；移到安全地带后，立即判断患者有无呼吸和心跳，如果没有，立即实施心肺复苏术并呼叫救护车。即使患者看起来状态良好，也建议到医院进行彻底检查。

（5）如果发作持续不停（>5分钟或出现反复连续发作次数≥2次），并且不抽搐时头脑也不清醒应及时呼叫救护车，以便尽快应用药物来终止发作。

（6）发作结束后，患者可能躁动不安，只要其行动没有危险，就不要限制患者的动作或行为。许多患者并不是马上清醒，可能会本能地伤害限制其活动的人。由于口中有许多分泌物或有可能出现呕吐，为防止窒息或误吸，需要继续保持侧卧位。发作停止后如果患者一直不清醒（在15分钟内没有恢复意识者），应呼叫救护车。

（7）发作后可通过类似如下的问题来帮助判断是否恢复："您叫什么名字？""这是什么地方？""现在几点了？""今天是星期几？""刚才发生什么事了？"等。

（8）目击者在事后应如实并详尽地告诉患者到底发生了什么。有些患者发作时意识丧失，事后就不能回忆起刚才发生了什么；还有些患者只在睡眠中犯病，也可能不记得犯病的具体表现。旁观者需要如实叙述，如什么样的抽搐、持续了多长时间、抽搐之前和之后患者有什么表现等。这样做有许多好处：当患者独自一人就诊时，可向医生提供非常有用的信息，对癫痫诊断、发作分型、药物选择等都有重要意义；可指导患者在生活方式上做些调整；如实告知后，患者及周围目击者在下次发作时就不至于胡乱猜疑，可减少焦虑及恐惧感；生活可变得更有计划性，也可提前准备一些必要的防护措施。

（9）癫痫大发作后，患者常感到全身很累，困倦明显，需要睡几小时，患者还可能发现舌头或嘴角被咬伤、肌肉酸痛、头痛或外伤等，可考虑使用一些止痛药对症治疗。但如果疼痛明显，应就医以排除关节脱臼或骨折。有些患者在发作后会有短时的发热，通常是肌肉剧烈抽动的结果。如果体温过高（>38.5℃）、持续时间过长（>6小时），建议就医。

九、癫痫患者可能会存在哪些心理健康问题？

癫痫是由多种病因引起的慢性神经系统疾病，是由于大脑的异常放电造成短暂性的大脑功能障碍的一种疾病。因为该病的特殊性，大家都会特别关注癫痫治疗和发作对患者身体造成的伤害，却忽视了患者产生的心理问题。心理问题的产生和长期得不到缓解的情况，对患者的伤害不比癫痫发作造成的伤害小。很多癫痫患者因为自己的身体状况会感到自卑、沮丧等，同时长期服用抗癫痫药物，可能会引起性格改变，使得患者不容易控制自己的情绪，变得很暴躁，这些负面情绪都不利于疾病的恢复，反而还会加剧癫痫反复发作。因此，除了身体健康、药物治疗外，癫痫患者的心理健康同样值得关注。

1. 自卑

自卑是癫痫患者最常见的心理问题。由于癫痫发作时间的不确定性及发作形式的多样性，会造成患者自身无法正视癫痫发作，从而产生严重的自卑感；同时癫痫患者需要面对社会各界的误解和歧视，这些来自外界的压力会对他们造成精神负担，造成严重的心理伤害，从而产生自卑心理。

2. 孤独感

癫痫患者在生活中需要注意很多事，他们不能像正常人一样生活、学习、工作，家属善意地过度关注，外界对癫痫患者的诸多限制，都会提醒患者自己是癫痫患者。一些癫痫患者会觉得自己与社会大众格格不入，有时害怕癫痫的发作，也会故意选择远离家人、朋友。

3. 悲观

悲观心理的产生不仅因为自己与他人的不同，还有对癫痫的反复发作、疾病治疗的复杂性，以及对未来的担心和顾虑，这些心理的产生不仅会让患者自暴自弃、萎靡不振，而且对治疗和康复都会产生很大的负面影响。

4. 抑郁

上面3种负面情绪的产生，会让患者闷闷不乐、心情不畅，对周围的事物没兴趣，活在自己的小世界中，患者可能会产生抑郁的心理，严重的情况还会形成抑郁症。

5. 易怒

如果癫痫患者这些负面的心理问题没有得到及时疏导，时间久了对患者的脾气性格都会有影响，如出现固执己见、冲动易怒、社交能力下降、对他人有攻击性、伤害自己的情况。同时由于癫痫患者长期要服用抗癫痫的药物，也会使得患者不容易控制自己的情绪，变得很暴躁。

十、癫痫患者出现心理问题应该怎么办？

1. 全面正确地认识癫痫

患者要面对的最大的敌人是自己，所以要做到知己知彼，从癫痫的病因、症状、护理、诱因、诊疗、药物治疗、药物不良反应、预后等一项项认识、了解和掌握，消除对癫痫的误解，明白癫痫是可以控制的。

2. 积极对抗癫痫

好的心态是对抗癫痫最重要的一步，患者要做好长期与癫痫对抗的心理准备，保持乐观平和的心态，积极配合医生的治疗，谨遵医生的嘱咐，做好日常防护，规律服药、定期检查。

3. 丰富自己的生活

心理问题的产生还有一大原因便是想得太多，患者可将自己的生活安排得满一点，让生活丰富起来。阅读一些感兴趣的书籍，充实自己的同时，也会给自己增添信心；参加一些社交活动，利用自己的才能和知识，结交新的朋友，树立自信心。

4.主动倾诉

不好的情绪在心里憋久了不发泄出来，就会无形中伤害自己。患者内心有什么担心和顾虑，可以找一两个信任的亲友诉说，将心中不适的情绪说出来，得到安慰和理解，就会减轻患者的心理压力。若没有可选择的倾诉对象，也可找心理医生来诉说。

第三节　面瘫

一、一起认识面瘫

面瘫是以面部表情肌群运动功能障碍为主要特征的一种常见病，一般症状是口眼㖞斜，它是一种常见病、多发病，亦称口僻。任何年龄均可发病，但以20~40岁青壮年为多见，春秋两季发病率较高。

中枢性面神经麻痹病灶对侧下部面肌瘫痪：表现为鼻唇沟变浅、口角㖞斜、讲话漏风等，但额纹存在，皱眉、闭眼等动作无异常；病灶对侧的面部随意动作丧失，但仍有哭、笑等表情。

周围性面神经麻痹病灶同侧上部及下部面肌瘫痪：表现为眼裂变大、鼻唇沟变浅、口角㖞斜、讲话漏风、流涎，不能顺利完成皱眉、闭眼、吹口哨等动作，丧失同侧面部表情。少数患者可出现口唇与颊部的不适感。

二、为什么会发生面瘫？

风寒证多有面部受凉因素，如迎风睡眠，面部吹风过久，一般无外感表证；风热证往往继发于感冒发热、中耳炎、牙龈肿痛之后，伴有耳内或乳突部轻微作痛；血瘀证有颅脑部外伤史，致颅底骨折，血肿形成，伴有耳鸣或听力下降。

面瘫的症状：本病的特点是突然发病，多为单侧，通常于几小时内达到高峰，部分患者发病前几天感患侧耳周疼痛不适，多数患者在晨起洗脸时发现两侧面部不对称，患侧眼裂变大、口角下垂、流口水，闭眼露睛、流泪，不能皱眉，额纹消失或变浅，口角低垂歪向健侧，面部肌肉松弛麻痹，鼻唇沟变浅，不能鼓腮或漏气，不能做蹙额、皱眉、露齿等动作，漱口漏水，进食时感到食物滞留于患侧齿颊间隙内。

你知道吗？

面瘫的危害

这种病对身体的危害主要是由于眼睛无法闭合，所以灰尘容易进入，而且可能会变得异常干燥。如果对眼睛不加保护，它也可能会发生溃疡、眼内感染，损害角膜。患者面神经麻痹致咀嚼不便，进食量减少，可造成患者潜在的营养失调。由于外表看来怪异而自觉尴尬，面瘫患者多为突然起病，难免会产生紧张、焦虑、恐惧的情绪，面瘫患者精神压力很大，有的担心面容改变而羞于见人。

三、面瘫的急性期治疗

1.药物治疗

予以糖皮质激素，如口服醋酸泼尼松；予以神经营养代谢药物，如维生素 B_1、甲钴胺等。部分患者因眼睑闭合不全或不能闭合，瞬目动作及角膜反射消失，角膜长期暴露，易导致感染，因此，减少用眼动作，在睡觉或外出时应佩戴眼罩，并用眼膏涂抹患眼。

2.物理治疗

在茎突孔附近给予超短波无热量治疗，时间10分钟，每日1次，以改善神经的缺血及水肿；急性期过后可用红外线照射局部，加快局部血液循环，促进水肿的消除，减轻疼痛；恢复期可在局部加低、中频刺激治疗，有助于面部肌肉主动收缩的改善。注意：急性期慎做面肌运动训练。

四、面瘫的健康指导

（1）面瘫急性期应适当休息，注意面部的持续保暖，在外出时可戴口罩，睡觉时勿靠近窗边，以免再受风寒。

（2）早期患侧面部用湿热毛巾外敷，每天3~4次，每次15~20分钟，并于早晚自行按摩患侧，按摩时力度要适宜、部位准确。由于此病可使患侧眼睛不能闭合，所以在睡觉或外出时应佩戴眼罩。

（3）进食后漱口清除患侧颊齿间的食物残渣，保持口腔的清洁。

（4）面瘫的康复过程中，饮食宜营养丰富，选择易消化的软食，禁烟戒酒，忌食刺激性食物。

（5）心理护理：患者多为突然起病，难免会产生紧张、焦虑、恐惧的情绪，有的担心面容改变而羞于见人，以及治疗效果不好而留下后遗症，这时要根据患者不同的心理特征，耐心做好解释和安慰疏导工作。

五、面瘫的饮食调护

面瘫患者应注意增补钙及B族维生素。钙不但能对骨骼和智力有益，还能促进肌肉及神经发挥其功效，因为面神经疾病患者如果面神经传导阻碍而导致肌肉萎缩，补钙很重要，排骨、深绿色蔬菜、蛋黄、海带、芝麻、胡萝卜、西瓜、乳制品等都富含钙质。B族维生素对面神经疾病也有益处，如维生素B_1、维生素B_2、维生素B_{12}等。B族维生素富含于下列食物中：香菜、番茄、冬瓜、黄瓜、木瓜、苹果、菠萝、梨、桃、西瓜、杏、柿子、葡萄、黄豆、南瓜、玉米、洋葱、瘦肉、山楂、紫菜、海带、红枣、苦瓜、丝瓜、甜瓜、香蕉、桑椹等。忌食生冷辛辣油腻刺激等食品，以及热性补药、热性食品，如羊肉、狗肉、带鱼、辣椒等。

六、面瘫的康复锻炼

1.抬眉训练

抬眉动作的完成主要依靠枕额肌额腹的运动。在失用型、轻中度病变型面瘫中，枕额肌额腹的运动功能最容易恢复。

2.闭眼训练

闭眼的功能主要依靠眼轮匝肌的运动收缩完成。训练闭眼时，嘱患者开始时轻轻地闭眼，两眼同时闭合10~20次，如不能完全闭合眼睑，可用食指的指腹沿着眶下缘轻轻按摩一下，然后再用力闭眼10次，有助于眼睑闭合功能的恢复。

3.耸鼻训练

耸鼻运动主要靠提上唇肌及压鼻肌的运动收缩来完成。耸鼻训练可促进压鼻肌、提上唇肌的运动功能恢复。有少数患者不会耸鼻运动，在训练时应注意往鼻子方向用力。

4.示齿训练

示齿动作主要靠颧大、小肌、提口角肌及笑肌的收缩来完成。嘱患者口角向两侧同时运动，避免只向一侧用力而练成一种习惯性的口角偏斜运动。

5.努嘴训练

进行努嘴训练时，用力收缩口唇并向前努嘴，努嘴时要用力。训练努嘴时同时训练了提上唇肌、下唇方肌及颏肌的运动功能。

6. 鼓腮训练

鼓腮漏气时，用手上下捏住患侧口轮匝肌进行鼓腮训练。患者能进行鼓腮运动，说明口轮匝肌及颊肌的运动功能可恢复正常，刷牙漏水、流涎及食滞症状消失。此方法有助于防治上唇方肌挛缩。

七、面瘫的中医食疗

1. 防风粥

防风10~15g，葱白口茎适量，粳米30~60g，前两味水煎取汁，去渣，粳米煮粥，待粥将熟时加入药汁，煮成稀粥，温服。该方可祛风解表散寒，适用于风寒袭络引起的面瘫、肌体肌肉酸楚等。

2. 薄荷糖

薄荷粉30g，白糖500g，将白糖放入锅内，加水少许，文火炼稠，后加入薄荷粉，调匀，再继续炼于不粘手时，即成。该方具有疏风清热、辛凉解表的功效，对于突然口眼㖞斜、眼睑闭合不全、咽干微渴等症有效。

3. 红枣粥

红枣30g，粳米100g，冰糖适量，煮至熟烂成粥。该方补气养血，适用于气虚弱之口眼㖞斜、气短乏力者。

参考文献

[1] 葛均波,徐永健,王辰. 内科学[M]. 9版. 北京:人民卫生出版社,2020.

[2] 胡秀英,肖惠敏. 老年护理学[M]. 5版. 北京:人民卫生出版社,2022.

[3] 王燕,高静. 老年护理学[M]. 10版. 北京:中国中医药出版社,2018.

[4] 尤黎明,吴瑛. 内科护理学[M]. 5版. 北京:人民卫生出版社,2017.

[5] 国家卫生计生委脑卒中防治工程委员会. 中国脑卒中护理指导规范. 2016[C] 北京:2016年中国脑卒中大会,2016.

第五章

老年心血管疾病的自我管理

第一节 老年高血压

一、什么是老年高血压?

年龄在65岁及以上，在没有使用降压药物的情况下，非同一天测的血压持续3次以上，收缩压≥140mmHg和（或）舒张压≥90mmHg，即可诊断为老年高血压。若收缩压≥140mmHg，舒张压正常或<90mmHg，则诊断为老年单纯性收缩期高血压（ISH）。

若患者既往有高血压病史，目前仍在使用降压药物，血压虽然低于140/90mmHg，仍诊断为高血压。

当收缩压和舒张压各分属于不同级别时，以较高的分级为准。

你知道吗?

老年高血压的分类

高血压可分为原发性高血压和继发性高血压。原发性高血压即高血压病，是指未使用降压药物的情况下，收缩压≥140mmHg和（或）舒张压≥90mmHg；继发性高血压即症状性高血压，是指病因明确的高血压，当去除或控制病因后，高血压的症状可完全治愈或明显缓解。

二、老年高血压的分级（表5-1）

表5-1 老年高血压分级

血压水平(1级)(轻度)	收缩压140~159mmHg和(或)舒张压90~99mmHg
血压水平(2级)(中度)	收缩压160~179mmHg和(或)舒张压100~109mmHg
血压水平(3级)(重度)	收缩压≥180mmHg和(或)舒张压≥110mmHg

三、老年高血压的危险因素（表5-2）

表5-2 老年高血压的危险因素

血压水平	收缩压130~139mmHg和(或)舒张压85~89mmHg
吸烟	主动吸烟或被动吸烟
血脂异常	总胆固醇≥5.2毫摩尔/升(mmol/L)或低密度脂蛋白胆固醇≥3.4mmol/L或高密度脂蛋白胆固醇<1.0mmol/L
糖耐量受损	餐后2小时血糖7.8~11.0mmol/L和(或)空腹血糖6.1~6.9mmol/L
腹型肥胖	腹部脂肪聚集越多，血压水平就越高 腰围：男性≥90cm，女性≥85cm；或肥胖(BMI≥28kg/m^2)
早发心血管病家族史	一级亲属发病年龄≤50岁
高钠低钾饮食	钠盐(氯化钠)摄入量与血压水平和高血压患病率呈正相关，而钾盐摄入量与血压水平呈负相关，膳食钠盐摄入量平均每天增加2g，收缩压和舒张压分别增高2.0mmHg和1.2mmHg。部分老年人因为味觉功能减退，钠盐的摄入还会更多
超重和肥胖	人群中体重指数与血压水平呈正相关，BMI每增加3kg/m^2，4年内发生高血压的风险，男性增加50%，女性增加57%。BMI≥24kg/m^{2}超重肥胖者发生高血压的风险是体重正常者的3~4倍
饮酒	过量饮酒与血压明显呈正相关。每天平均饮酒>3个标准杯，则收缩压与舒张压分别平均升高3.5mmHg与2.1mmHg，且血压上升幅度随着饮酒量的增加而增大
长期过度精神紧张	如过度的工作和生活压力及负性心理，包括抑郁症、焦虑症、A型性格(一种以敌意、好胜和妒忌心理及时间紧迫感为特征的性格)、社会孤立和缺乏社会支持等
继发性高血压	• 肾实质性高血压，如急慢性肾小球肾炎、多囊肾、慢性肾盂肾炎、梗阻性肾病、肾脏肿瘤等 • 肾血管性高血压：肾动脉狭窄 • 主动脉缩窄 • 阻塞性睡眠呼吸暂停低通气综合征 • 内分泌性高血压：原发性醛固酮增多症 • 药物性高血压，如激素类药物、中枢神经类药物、非类固醇类抗炎药物等
其他	年龄、血压家族史、缺乏体力活动等

注：体重指数（BMI）=体重（kg）/身高（m）^{2}；1个标准杯相当于12g酒精，约合360g啤酒，或100g葡萄酒，或30g白酒。

四、老年高血压的特点

患者早期可能无症状或症状不明显，仅仅会在劳累、精神紧张、情绪波动后发生血压升高，并在休息后恢复正常。随着病程延长，血压明显持续升高，逐渐出现各种症状，即为缓进型高血压。缓进型高血压常见的临床症状有头痛、头晕、注意力不集中、记忆力减退、肢体麻木、夜尿增多、心悸、胸闷、乏力等。当血压突然升高到一定程度甚至会出现剧烈头痛、呕吐、心悸、眩晕等症状，严重时会发生神志不清、抽搐，即为急进型高血压和高血压危重症。

1.单纯性收缩压增高为主

随着年龄增加，老年人动脉硬度增加，表现为收缩压逐渐增加而舒张压下降。

2.血压波动大

老年人的血压更容易随体位变化、进餐、季节、温度和情绪明显波动而表现出血压波动大，出现以下特殊类型高血压的比例增加。

（1）易发生直立性低血压：直立性低血压是指从卧位改变为直立体位的3分钟内，收缩压下降≥20mmHg，同时伴有低灌注的症状。由于老年人自主神经系统调节功能减退，尤其伴有糖尿病、低血容量，或应用利尿剂、扩张血管药及精神类药物时，更容易发生直立性低血压。

（2）清晨高血压：老年患者清晨醒后1小时内在家检测血压或起床后2小时的动态血压记录≥135/85mmHg，或早晨6：00~10：00诊室测量血压≥140/90mmHg。

（3）餐后低血压：老年人餐后2小时内收缩压比餐前下降20mmHg以上；或餐前收缩压>100mmHg，而餐后收缩压<90mmHg；或餐后血压下降未达到上述标准，但出现心脑缺血症状，如心绞痛、乏力、晕厥等。

（4）血压季节性变化：室外温度变化对老年人血压的影响较大，当气温升高时血压可有下降的趋势。

3.脉压明显增大

收缩压与舒张压之差称为脉压，正常值为30~40mmHg，脉压反映动脉的弹性功能，与动脉硬度增加升高、顺应性下降、血管壁结构改变等因素密切相关。脉压增大指脉压>60mmHg。老年高血压患者脉压往往可达60~100mmHg。

4.血压昼夜节律异常

健康成年人的血压水平表现为昼高夜低型，夜间血压水平较日间降低10%~

20%。老年高血压患者则表现为夜间血压下降幅度<10%或>20%，甚至表现为夜间血压不降，反较白天升高。

5. 常多病共存，合并并发症

老年高血压常伴发动脉粥样硬化性疾病，如冠心病、血脂异常、糖尿病、脑血管疾病、外周血管病、阿尔茨海默病等。若血压长期控制不理想，则易加重主要器官的损害。

6. 单纯诊室高血压（“白大衣”高血压）

“白大衣”高血压是指在医生诊室测量血压平均值大于正常值，而在家里自测血压或进行24小时动态血压监测时血压正常。老年人容易出现“白大衣”高血压，导致过度降压治疗。

7. 常见继发性高血压

常见继发性高血压包括肾血管性高血压、肾性高血压、原发性醛固酮增多症、睡眠呼吸暂停低通气综合征等，也常导致高血压或使高血压加重。

8. 多见老年难治性高血压

老年患者在改善生活方式的基础上，同时足量应用了3种不同机制降压药物后，血压仍在目标水平之上，或至少需要4种药物才能使血压达标，可定义为老年难治性高血压。

你知道吗？

动态血压监测

动态血压监测全称为无创伤性血压监测，是通过佩戴血压记录仪连续记录24小时的血压、平均动脉压及心率。因为血压不仅随年龄、季节的变化而变化，在一天之内也并非固定不变，并且血压在运动、饱餐、生气、激动时会升高，而休息、安静时则可维持正常，所以动态血压监测对血压的监测更为准确。

五、老年高血压的降压指标

老年高血压患者一般最好将血压降到140/90mmHg以下，当其合并冠心病、糖尿病、肾脏疾病、脑卒中等疾病时，多数高血压指南建议降压治疗的最佳目标是将患者血压控制在150/90mmHg以下，如果患者可以耐受，可将血压控制在140/

90mmHg以下。选择降压药物时应充分考虑这些特殊情况并确定个体化的治疗方案。老年患者降压强调收缩压达标，不要过分强调舒张压变化的意义（表5-3）。

表5-3 老年高血压控制指标

患者类型	血压控制指标
60~79岁高血压患者	血压控制应<150/90mmHg，若患者能够耐受，可继续降到<140/90mmHg
80岁及以上的高龄患者	血压控制应<150/90mmHg
合并伴有肾脏疾病、糖尿病、冠心病或脑血管病的老年患者	血压控制应<150/90mmHg，如果患者能够耐受，可继续降到<140/90mmHg
年龄<80岁且健康状况良好、能耐受降压的老年患者	密切观察下将血压进一步降到<130/80mmHg
伴有严重肾脏疾病或糖尿病，或处于急性期的冠心病或脑血管病患者	在专科医生的指导下进行血压管理
舒张压偏低的老年单纯收缩期高血压伴缺血性心脏病患者	在专科医生的指导下，密切监测血压，谨慎选用小剂量降压药

六、老年高血压患者常用的降压药物

利尿剂、钙通道阻滞剂(CCB)、血管紧张素转换酶抑制剂（ACEI)、血管紧张素受体拮抗剂（ARB）和β-受体阻滞剂均可作为老年高血压患者降压初始和维持用药的选择。

1.利尿剂

利尿剂应作为老年人高血压联合用药时的基本药物，可用于治疗老年单纯性收缩期高血压，尤其适用于合并心力衰竭、水肿的老年高血压患者。

噻嗪类利尿剂可明显减少老年患者心脑血管事件及肾脏损害的发生率，推荐小剂量噻嗪类利尿剂作为老年高血压患者的初始降压药物。使用期间，需监测患者电解质情况。

2.CCB

CCB用于老年人降压治疗耐受性好，尤其适用于血管弹性差、左心室舒张功能降低、合并其他心血管异常的老年患者。

长效二氢吡啶类CCB作为老年高血压患者降压治疗的基本药物，其降压效果更为平稳、安全。它与其他四类基本降压药物均可联合使用。

3.ACEI与ARB

ACEI、ARB对于高肾素活性的高血压患者具有良好的降压疗效及确切的肾脏保护作用，适用于伴有冠状动脉疾病、心肌梗死、心绞痛、左心功能不全、糖尿病、慢性肾病或蛋白尿的老年高血压患者。

4.β-受体阻滞剂

在无禁忌证的情况下，β-受体阻滞剂仍推荐作为高血压合并冠心病、慢性心力衰竭老年患者的首选药物。

知识拓展

根据时效长短分类

类型	特点	名称
短效降压药	降压时间短，一天服用数次才可达到降压效果	硝苯地平片、卡托普利片、尼群地平片等
长效降压药	长效降压药作用时间长，一天服用一次能在24小时内保持降压效果	硝苯地平缓释片、硝苯地平控释片

根据药品作用机制分类

种类	特点	名称
CCB	在患者体内起效快、发挥作用的时间较短和受外在因素影响较小	硝苯地平片、硝苯地平控释片、尼群地平片
ACEI	药效随服用时间延长逐渐增强，一般在服用1个月后达到最佳效果	卡托普利片、依那普利片、贝那普利片
利尿剂	作用强、起效快，作用持久，不良反应较小	氢氯噻嗪片、螺内酯片、呋塞米片
β-受体阻滞剂	降压效果非常快、药效发生时间短、降压力度较大	普萘洛尔片、酒石酸美托洛尔片
ARB	起效时间最长，服用需2个月左右达到最好的疗效	厄贝沙坦片、缬沙坦胶囊、替米沙坦片

七、老年高血压患者的服药注意事项

1.择时服用

在血压高峰之前1~2小时服药，这样药物在体内浓度最高时，也是血压高峰时，此时降压最有效。患者可每天定期监测血压，连测数天，记录血压波动规律，以此规律确定血压高峰段，判断用药时间。

2.切勿掰开药物服用

对于标明缓释或控释的降压药需要注意勿咬、嚼、掰断药片，否则就失去了其较为平稳的降压效果。

3. 降压药漏服切忌盲补

对于漏服短效降压药物，漏服时间大于两次用药时间间隔的一半，须立即补服，并适当推迟下次服药时间。因长效降压药物作用时间长，当漏服时间超过72小时并且血压升幅较大时，应加服一次短效降压药物，之后按正常周期服药，切不可一次服用两次药量。

八、刚开始降压治疗需要用好的降压药吗?

降压药没有好和差的区别，目前临床常用的五类降压药均可用于高血压的初始或长期维持治疗，关键要看患者的高血压适合用哪种降压药。降压药不是消炎药，不要担心现在吃“好的”降压药，将来药物耐用，无药可用；服用某种降压药效果不好时，不要盲目加量，应咨询医生，必要时换药或联用其他药物。

九、可以服用别人推荐的效果好的降压药吗?

很多患者在选用降压药时会依照别人的经验服用降压药，觉得他吃了某种药血压降下来，那自己也吃这个药。殊不知高血压病因复杂，种类繁多，适合别人的降压药不一定适合自己，因此，一定要听取专科医生的建议，遵从医嘱，进行个体化用药。

十、降压治疗的目的只要达到休息时血压不高就可以吗?

降压治疗的目的应该是达到24小时血压平稳降低，包括活动、休息、睡眠时的血压，防止出现血压的骤升、骤降。患者不要在自觉症状改善或消失后随意停用降压药，需进行相关检查后，由医生决定是否可以停药。服药期间不宜饮酒，定期测量血压，在家密切观察病情变化，如有特殊情况及时就医。

十一、吃了降压药血压降至正常范围，可不可以停药?

有一些人认为，血压高的时候吃药，血压低的时候就可以不吃药了，这样既省钱又省事。他们却不知，这样断断续续地吃药，容易造成血压反复波动，最终导致心脑血管事件的发生。

临床上只有少部分继发性高血压，病因可去除，降压药物不必终身服用。大部分高血压找不到原因或者原因不能去除，降压药物仍需根据血压情况终身服用。因此，在医生的指导下加减、更改降压药物方为上策。

十二、服用降压药后血压忽高忽低是怎么回事？

1.情绪因素

高血压病程长，容易产生多疑、苦闷、焦虑、抑郁等负性情绪，使血压波动，很难控制。

2.心理因素

担心害怕自己突发心脑血管病等意外，反复监测血压，并对数值非常敏感，自行随血压数值增加或减少用药，导致血压忽高忽低。

3.疾病因素

高血压与血脂、糖尿病互相影响、互为因果，血糖、血脂控制不佳也会导致血压容易出现波动。

4.药物因素

例如，卡托普利、贝那普利（洛汀新）最好不要与吲哚美辛（消炎痛）、布洛芬等药物同时服用。

5.饮食因素

如果一段时间摄入盐量过多，也会出现高血压升高。

十三、老年高血压患者的饮食策略

1.减少钠盐的摄入

建议每日摄盐量应少于6g，高血压患者的摄盐量应更低，最好每日少于5g。但同时应警惕过度严格限盐导致低钠对老年人的不利影响。

烹调时少用盐、酱油、味精之类，逐渐养成淡食习惯。同时，尽量少吃腌制食品，如咸菜、咸鱼、咸腊肉、咸蛋、火腿、各类炒货等。限钠的同时注意多吃含钾高的食物，如莴笋、芹菜、丝瓜、茄子等。

2.饮食控制

以清淡素食为主，少食肥甘油腻的食物，饮食合理搭配。切勿长期食量过大，增加肠胃负担引起消化系统疾病，引起营养过剩、肥胖，诱发高血压、冠心病、脑血管疾病、糖尿病等。所以高血压病（尤其是体胖者）平时要做到饮食有节制，少吃脂肪，并限制过多碳水化合物的摄入，严格控制总热量的摄入，少食精白米饭，多食糙米及杂粮，少吃糖类和甜食。多食用新鲜蔬菜、水果、鱼类、豆制品、粗粮等，适当增加纤维素的摄入。

细嚼慢咽则可减少大量食物摄入。同时，低脂肪、高蛋白、高膳食纤维的食物具有很好的饱腹感，餐前可选择低能量且增加饱腹的食物，如酸奶、牛奶和豆浆。

3.少食辛辣食物

限制咖啡及浓茶等刺激性饮料，虽然茶叶中的茶碱、黄嘌呤等有利尿降压的作用，但茶叶易与药物结合沉淀，降低药物效果，故服降压药时忌用茶水送服。高血压患者可以喝绿茶、红茶，但不要喝太浓的茶。

4.食物多样化

多吃五谷杂粮，荤素搭配。选择高钾食物，增加膳食中钙、镁、钾盐的摄入。多吃高蛋白质、高纤维素食物及蔬菜、水果等。

5.科学饮水

高血压患者宜饮用硬水（如泉水、天然矿泉水），因为硬水中含有较多人体所需的微量元素，如钙离子、镁离子、铁离子、锌离子，参与血管平滑肌细胞的舒缩功能调节，有利于血压控制，而煮沸后的水（软水）因产生沉淀，微量元素会明显减少。同时，清晨是补水的最佳时机，可刺激肠蠕动、防止便秘、降低血液浓度、促进血液循环。

十四、老年高血压患者的运动选择

老年高血压患者一般宜选择节奏慢、速度变化及动作幅度不是太大的运动项目，可根据个人爱好和身体状况选择适合并容易坚持的运动方式，如慢跑、快走、游泳、打太极拳、骑车等。

血压在140~179/90~109mmHg不合并其他疾病的高血压患者适当运动，心率宜控制在102~125次/分或者运动后心率增加不超过运动前的50%。一般要求每次运动持续45~60分钟，其中包括15~20分钟热身活动，运动结束要有5~10分钟的整理活动，活动由快变慢，逐渐停止。运动频次一般为每周3次或4次，且要坚持长期运动，持之以恒。

血压在160~179/100~109mmHg合并心室肥厚、蛋白尿、肾功能不全的高血压患者运动一定要量力而行，根据自我感觉来控制自己的活动强度。最初开始运动时先进行舒缓的运动，如打太极拳、慢走、做健身操等，适应后逐渐加大运动量。以自身感觉来控制，如有任何不适，应立即停止运动，适当休息。

血压≥180/110mmHg或伴有不稳定型心绞痛、主动脉瓣狭窄、心动过速等疾病的高血压患者不适宜运动，应好好休息。待血压和病情平稳后，才考虑适当进行体育锻炼。可先在床边坐坐，如无任何不适，再在室内适当走动，然后根据病情逐渐增加活动量，并且运动时必须有家属陪伴。

十五、老年高血压患者的其他生活方式干预

1. 控制体重

超重和肥胖是导致血压升高的重要原因之一，而以腹部脂肪堆积为典型特征的中心性肥胖还会进一步增加高血压等心血管疾病与代谢性疾病的风险，运动有助于减轻体重和改善胰岛素抵抗，提高心血管系统调节能力、降低血压。建议将BMI控制在25kg/m²以下。过快、过度减轻体重可导致体力不佳而影响生活质量，甚至导致抵抗力降低而易患其他系统疾病。

知识拓展

体重指数（body mass index，BMI），又称身体质量指数，是目前国际上常用的衡量人体胖瘦程度，以及是否健康的一个标准。

BMI（kg/m²）=体重（kg）/身高²（m²）

成年人正常体重指数为18.5~23.9kg/m²，在24~27.9kg/m²为超重，BMI≥28kg/m²为肥胖。建议将体重指数控制在25kg/m²以下。高血压患者体重指数降低可改善胰岛素抵抗、糖尿病、血脂异常和左心室肥厚。

成年人正常腰围：男性<90cm，女性<85cm，如腰围超过正常，同样提示需控制体重，如腰围男性≥95cm，女性≥90cm，也应采用减重治疗方案。

2. 戒烟限酒

烟草中的尼古丁易使人体血管痉挛收缩、心跳加快、血压升高，故必须戒除。烟草还会促使钙盐、胆固醇等在血管壁上沉积，加速动脉粥样硬化的形成。

大量饮酒后，血浆中儿茶酚胺浓度升高，导致神经兴奋、心跳加快、血压升高，容易造成管壁薄弱的脑动脉破裂，出现脑卒中等脑血管意外，还会使内源性胆固醇合成增多，血脂升高，诱发脂肪肝、酒精性肝硬化，加速动脉硬化和加重高血压病。高血压病合并肥胖、高脂血症及心功能不全者应禁酒。

3.减轻精神压力，保持心理平衡

应采取各种措施，帮助患者预防和缓解精神压力，以及纠正和治疗病态心理，必要时建议患者寻求专业心理辅导或治疗。

第二节　冠心病

一、冠心病的概念

冠心病是冠状动脉性心脏病（CHD）的简称，是老年人的常见病和多发病。

心脏就像一个泵，把血液送到全身各处，供给人体需要的营养。但心脏自身也需要氧气和各种营养物质，那谁负责输送呢？答案是心脏的动脉——冠状动脉。心脏有左、右两支冠状动脉，这两支动脉还有不少分支，可以把养分送到心脏的肌肉里。

随着年龄的增长，老年人的冠状动脉容易粥样硬化，动脉硬化可导致血管狭窄或阻塞，造成心肌缺血、缺氧或坏死，进而引发的心脏病通常称为冠心病，其他如栓塞、炎症、痉挛亦可成为冠状动脉病变的原因。

二、冠心病的危险因素

1.血脂增高

尤其血中胆固醇增高可促使冠心病发生、发展。

2.高血压

高血压对血管壁的破坏常可致斑块破裂、血栓形成。血压越高，发病率越高，收缩期血压比舒张期血压更能预测冠心病事件，140～149mmHg的收缩期血压比90～94mmHg的舒张期血压更能增加冠心病死亡的风险。

3.糖尿病

糖尿病可引起血管损害，导致动脉硬化。

4.吸烟

烟雾中的一氧化碳使血中碳氧血红蛋白达到90%时，虽可使冠状动脉血流增加，但由于冠状动脉硬化不能代偿，易发生心肌缺血。烟雾中的尼古丁可使冠状动脉收缩，容易诱发心绞痛。每天吸烟20支以上可使患冠心病的风险增加2~3倍，吸烟是冠心病的重要危险因素，是唯一可避免的死亡原因。

5.肥胖

肥胖可增加冠心病死亡率，体重指数应控制在25kg/m²以下。超过标准体重20%时，心脏发病的危险性增加一倍，体重迅速增加者更甚。

6.有冠心病家族史

冠心病的发生似有家族性，即在家庭成员或有血缘关系的亲戚中，若有在60岁以前发生了心肌梗死，则该家庭成员就有易患冠心病的倾向。

7.饮食不当

如大量饮酒，可使血压突然升高，加重冠心病的严重性。

8.缺乏运动

运动减少也可导致冠心病的发生。尽量选择有氧运动，有益于降低发生冠心病的风险。

9.精神压力

精神压力大、生活节奏紧张、经常有急迫感的人易患冠心病，例如脑力劳动者多于体力劳动者。

三、冠心病的征兆

（1）劳累或精神紧张时出现胸骨后或心前区闷痛，或紧缩样疼痛，并向左肩、左上臂放射，持续3~5分钟，休息后自行缓解。

（2）体力活动时出现胸闷、心悸、气短，休息时自行缓解。

（3）出现与运动有关的头痛、牙痛、腿痛等。

（4）饱餐、寒冷或看惊险影片时出现胸痛、心悸。

（5）夜晚睡眠枕头低时，感到胸闷憋气，需要高枕卧位方感舒适；熟睡或白天平卧时突然胸痛、心悸、呼吸困难，需立即坐起或站立方能缓解。

（6）用力排便时出现心慌、胸闷、气急或胸痛不适。

（7）听到周围的锣鼓声或其他噪声便感到心慌、胸闷。

（8）反复出现不明原因的心跳过速或过缓。

四、老年冠心病的特征

1. 无疼痛型冠心病居多

老年人无痛型急性心肌梗死多，并随年龄增长而感知心前区疼痛减少，原因是老年人神经系统衰退，对疼痛敏感性降低，痛阈增高，老年心肌梗死常伴有严重的并发症，如心力衰竭、心源性休克、严重的心律失常、昏厥等，因这些并发症掩盖了疼痛。

2. 心绞痛疼痛部位不典型者居多

老年人由于肌肉骨骼系统疾病或神经系统功能障碍，体力活动相对少，典型的劳力性心绞痛较少，更多表现为由于进食、失眠、情绪变化、便秘等日常生活活动而诱发心绞痛发作，或者存在心肌缺血但无症状，或者伴有其他疾病，以致临床表现不典型。疼痛可出现在腹背部、颈部、左前臂、腕部、手指、牙床、咽喉，甚至下肢。

3. 非疼痛症状居多

胃部不适较常见，是一种憋闷、胀满感觉，有时还伴有钝痛、灼热、胃灼热，以及恶心、呕吐感。胸闷、呼吸困难也较常见，还有无任何原因可解释的疲倦、精力不足、出汗等现象。

4. 心律失常检出率高

老年人心肌及传导组织退变导致心肌缺血、缺氧时更易出现各种心律失常，以心房扑动或心房颤动、室性期前收缩、房性期前收缩、室内传导阻滞、房室传导阻滞多见。

5. 易合并心功能不全

老年冠心病患者易出现心功能不全症状，有的甚至以心功能不全为首发症状或主要表现。与老年人心脏储备能力低下、心肌收缩力减弱、梗死面积大有关。

6. 并存其他疾病多

老年人多数在发生冠心病前存在各种疾病，如合并高血压、高血脂、糖尿病、脑血管疾病、慢性阻塞性肺疾病、肺源性心脏病、肿瘤等。

7. 可出现心脏性猝死

看起来完全健康的老年人突发冠状动脉阻塞时引发的猝死并非少见，可能是突发致死性心律失常或心脏破裂等引起的。

冠状动脉CT是近年来诊断冠心病常用的无创方法。

冠状动脉造影属于微创检查，是冠心病诊断的金标准，可准确了解冠状动脉病变部位、狭窄程度、病变形态及侧支循环情况，为冠心病的临床诊断、治疗方法的选择、预后判断提供了可靠依据。

知识拓展

什么是“ABCDE”疗法？

生活中，我们通常将冠心病的预防归纳为“ABCDE”疗法。

A：使用阿司匹林（aspirin）、抗心绞痛药物（anti-angina drugs）、血管紧张素转化酶抑制剂（ACEI）/血管紧张素Ⅱ受体拮抗剂（ARB）。

B：使用β-受体阻滞剂（beta-blocker），有效控制血压（blood pressure）。

C：降低胆固醇（cholesterol）、戒烟（cigarettes）。

D：有效防治糖尿病（diabetes），控制饮食（diet）与体重。

E：落实健康教育（education），积极进行体育锻炼（exercises）。

五、老年冠心病的药物治疗要点

药物治疗是冠心病最基本的治疗方案，患者一旦确诊，药物治疗要终身维持。当药物疗效欠佳或无效时应尽早做冠状动脉造影，对冠状动脉病变做出准确评估，然后决定是否进行冠状动脉介入治疗或冠状动脉旁路移植术。

1.缓解症状的药物（表5-4）

这类药物可减少患者心肌缺血，减少心绞痛的发作。

表5-4 缓解冠心病症状的药物

药物类别	药物作用	注意事项
β-受体阻滞剂	• 改善心肌缺血，减少心绞痛的发作；长期应用可抑制心肌重构和改善预后 • 若无禁忌证，老年患者尤其是心肌梗死后的患者应早期使用β-受体阻滞剂，并长期应用	但对于合并房室传导阻滞、低血压、哮喘、心力衰竭，以及严重的慢性肺部疾病的患者来说，需要谨慎评估后从小剂量应用开始，逐渐加量
钙通道阻滞剂	• 不作为冠心病治疗的首选药物，主要适用人群是合并高血压的老年冠心病患者，可在单一β-受体阻滞剂控制不佳或禁忌时选择使用 • 可优先选择长效硝苯地平或氨氯地平控制冠心病和高血压。若需要与β-受体阻滞剂联用，要关注患者心动过缓、传导阻滞及停搏的情况	心力衰竭患者应避免使用CCB类药物

（待续）

表5-4(续)

药物类别	药物作用	注意事项
硝酸酯类	• 短效硝酸酯类药物 主要用于劳力性心绞痛的急性发作，如出现心绞痛症状时，立即舌下含服硝酸甘油0.3~0.6mg，也可在引发心绞痛发作的活动前进行预防 • 长效硝酸酯类药物 主要用于降低心绞痛发生的频率及程度，可将其作为β-受体阻滞剂和钙通道阻滞剂控制不佳或使用禁忌时的二线治疗	注意：每次应用长效硝酸酯类药物需要10小时左右的无药间隔期，以减少耐药性的发生。应用于药物敏感性高或因心绞痛发作而恶心、呕吐造成低血容量的患者时，应注意避免低血压
哌嗪类衍生物	• 哌嗪类衍生物可改善心肌对缺血的耐受性。常用的有曲美他嗪和雷诺嗪，可有效地缓解患者心绞痛的症状 • 可作为二线用药，对其他改善心肌缺血药物进行有效补充	
伊伐布雷定	• 作为β-受体阻滞剂禁忌或不能达到目标剂量时的替代或补充用药 • 作为老年冠心病患者控制心绞痛的药物，不良事件发生率很低，可与硝酸酯类药物联用	
尼可地尔	• 可有效扩张各级冠状动脉，尤其是冠状动脉微小血管，缓解冠状动脉痉挛，显著增加冠状动脉血流量 • 对于合并微血管性心绞痛或高危人群推荐尼可地尔	

2. 改善预后的药物（表5-5）

这类药物可改善患者的远期预后，降低心血管事件发生风险和死亡率。

表5-5 改善冠心病预后的药物

药物类别	药物作用	注意事项
抗血小板类药物	• 确诊冠心病的患者，建议常规服用阿司匹林。阿司匹林加口服P2Y12受体拮抗剂的双联抗血小板疗法(DAPT)是最常用的心肌梗死或PCI术后抗血栓治疗方法 • 替格瑞洛及氯吡格雷用于老年人抗血小板的安全性较好，均可选择在DAPT中使用	普拉格雷由于出血风险较高，不推荐用于75岁以上的患者
调脂类药物	没有禁忌证的冠心病患者，建议以中等强度剂量的他汀开始治疗，降脂目标为LDL-C<1.80mmol/L	
抗凝类药物	• ACS患者建议住院早期开始应用抗凝治疗 • 目前使用的抗凝剂包括肝素、比伐卢定、华法林及新型口服抗凝剂	磺达肝素禁用于肾功能不全及PCI患者

六、老年冠心病的其他治疗方式

1. 介入治疗

介入治疗创伤小、恢复快，能迅速解决冠状动脉狭窄，缓解心肌缺血，改善生活质量。缺点是部分患者不适合介入治疗，小部分患者术后可能会出现再狭窄。

2.冠状动脉旁路移植术（搭桥术）

搭桥术效果可靠，但需开胸手术，创伤较大、费用较高、康复时间长。

七、老年冠心病的预防策略——饮食篇

1.合理膳食

均衡膳食可减少冠心病患者的死亡率和不良事件的发生风险，老年人的饮食要注意均衡，建议摄入足量的水果、蔬菜、谷类、瘦肉、鱼类、纤维素、豆制品和低脂/脱脂的乳制品，少吃高脂肪、高糖、高盐的食品。建议食用富含不饱和脂肪酸的食用油，如葵花籽油、小麦油、橄榄油等，合并高血压的患者还应限制盐的摄入。

2.食物多彩化

黄色蔬果，如胡萝卜、红薯、番茄等，富含类胡萝卜素，可减少动脉粥样硬化的发生风险；燕麦粉和燕麦片可显著降低甘油三酯、胆固醇；黑木耳能降低血黏度和血胆固醇，有助于预防血栓的形成。

3.节制饭量

注意节制饭量，控制体重，减少胆固醇的摄入量，切忌多饮多食，尤其注意晚饭不宜吃得过饱，避免增加心脏负担，使血脂、血黏度突然增高而诱发心绞痛或急性心肌梗死。

4.及时补充水分

心脑血管疾病的患者发病死亡，原因与出汗过多、未及时补水有关。因每人出汗多少不同，每天所需水量也有所不同。每日尿量在1500mL，就表明人体水分足够。经科学研究证实，绿茶含有强抗自由基功能，并有着较好的防止动脉粥样硬化功能，是色、香、味俱佳的饮品。

5.不要狂饮冰水

如果饮用>3杯冰水，心电图会出现不同程度的改变。而在短时间食用一定量的冰凉饮品而引起心绞痛、心肌梗死的病例在临床上屡见不鲜，因此尤其要注意。

八、老年冠心病的预防策略——运动篇

老年人要预防心脏病，首先要保持良好的运动习惯，因为运动治疗除了减少老年冠心病患者心血管事件风险以外，还能改善其基础身体状态，对于防止跌倒、保

持步行、改善肌肉力量和功能都有益处。

建议患者坚持轻中度的体育活动，如日常散步、家务劳动、慢跑或骑自行车等有氧运动可促进心血管健康，降低动脉硬化的风险。调查表明，每天长跑1小时会使患心脏病的概率减少4%；每日快跑30分钟可使患心脏病的概率减少10%。运动量从小到大，运动时间从短至长，循序渐进。

对于合并肥胖、关节炎等疾病的患者，应调整运动方案的组成，并通过增加频率、降低强度等方式避免产生损伤。

抗阻训练可有效增加老年患者的活动能力及肌肉力量，推荐与有氧运动结合，具体强度根据患者个体耐力决定。

建议参与心脏运动康复。由医疗团队制订个性化的康复方案，指导患者在家庭或社区中进行以运动为基础的心脏康复，可减少患者的再住院率，降低心肌梗死及其他心血管死亡事件的发生风险。

中医的传统功法包括太极拳、八段锦，可帮助患者恢复生理、心理和社会功能状态，提高患者的生活质量。

运动时还应注意以下几点：与进餐时间间隔>1小时，运动过程中若出现恶心、头晕、心慌等不适症状应立即停止，运动时间以下午和傍晚为宜，避开心血管事件的“高峰期”。

九、老年冠心病的预防策略——体重篇

推荐老年冠心病患者适当控制体重，BMI控制在20～25kg/m^2，可减少心血管事件的发生风险及老年虚弱的发生。

对于高龄老年患者（80岁以上）来说，体重管理争议较大，超重乃至轻度肥胖的患者可能较正常BMI的患者有更低的死亡风险。

十、老年冠心病的预防策略——戒烟戒酒

戒烟也是老年人预防心脏病的关键。烟草中的尼古丁等化学物质会损害心血管系统，增加患心脏病的风险。戒烟可有效保护体内的好胆固醇，并降低血液黏稠度，可减少心肌梗死的患病率。所以老年冠心病患者应戒烟，避免二手烟的危害，必要时可采用尼古丁替代疗法等手段。

饮酒对于心血管系统的影响存在争议，建议老年患者每周饮酒不超过100g（相

当于50度白酒200mL）。

十一、老年冠心病的预防策略——情绪管理

冠心病患者相较于健康人群更易有情绪和心理的失调。焦虑是冠心病的独立危险因素，在急性心肌梗死的发病原因中情感激动因素所占比例最高。防止心绞痛、心肌梗死最主要的保健方式就是保持情绪稳定。

对于老年冠心病患者应及时筛查是否有焦虑、抑郁、严重失眠等心理障碍，必要时寻求心理医生的协助及时干预。

十二、老年冠心病的预防策略——睡眠管理

良好的睡眠有助于自主神经的正常功能，有利于心血管系统的稳定。

注意睡前保健：饮食不宜过饱，吃易消化的食物，按时就寝，上床前用温水洗脚，并按摩双足足心，促进血液循环，保证睡眠质量。

注意睡眠体位：采用头高脚低右侧卧位，此体位使全身肌肉放松，呼吸通畅，减少回心血量，增加头部血液供应，有利于心脏和大脑休息。

十三、老年冠心病的预防策略——中草药篇

1.红枣

红枣中含有的环磷腺苷可扩张血管，可改善心肌的营养状况，提高心肌收缩力，有利于心脏的正常活动，有很强的补养作用，对改善冠心病患者的心功能非常有益。

2.核桃仁

核桃仁能减少肠道对胆固醇的吸收，并且能够溶解血胆固醇，清除血管壁内的“污垢杂质”，使血液净化。因此，核桃仁具有防治动脉粥样硬化、降低血液胆固醇、保护血管的作用。

3.山楂

山楂中的黄酮类、三萜类成分可扩张外周血管，具有缓慢而又持久的降血压作用。山楂还能明显提高超氧化物歧化酶的活性，降低过氧化脂质，减少冠状动脉的脂质沉积，防止血栓形成等。

4.蜂蜜

蜂蜜能营养心肌和改善心肌代谢过程，可扩张冠状动脉，降低血压和延缓血管

硬化、促进新陈代谢，对心脏病患者有好处。

5.桑椹

桑椹中的脂肪酸主要由亚油酸、油酸和硬脂酸组成，具有分解脂肪、降低血脂、预防血管硬化等作用，对于防治高脂血症合并冠心病具有重要作用。

6.银耳

银耳复方制剂具有扩张冠状动脉、减小冠状动脉阻力、改善冠状动脉微循环、增加心肌营养性血流量等作用。此外，银耳还具有降血脂、降低血液黏稠度、减少血栓形成等作用。

7.黑木耳

黑木耳中含有一种抗凝血作用的物质，对于防治冠心病等心脑血管疾病有益。另外，黑木耳具有通便排毒、抗血小板凝集、降血脂、增强免疫功能、抗癌等功效。

8.桂圆

桂圆有很好的滋补作用，被称为“果中神品，老弱宜之”。龙眼肉含具有增强机体免疫功能、抑制肿瘤细胞、降低血脂、增加冠状动脉血流量等药理作用。

9.枸杞子

枸杞子有降低血胆固醇、扩张血管、降低血压、防治动脉粥样硬化、保肝护肝、降低血糖、防癌抗癌等作用。

10.山药

山药中含有大量的黏液蛋白、维生素和微量元素，可有效地阻止血脂在血管壁上的沉淀，改善冠状动脉及微循环的血液循环，预防心血管疾病。

11.菊花

菊花可镇静、降低血压、扩张冠状动脉、增加冠状动脉血流量，对冠心病、动脉粥样硬化、高血压有很好的食疗保健作用。

12.海带

海带中的昆布素具有清除血脂的作用，可使血液中的胆固醇含量显著降低。经常食用海带对预防血管硬化、心脏病、肝硬化具有一定作用，所以海带又被誉为“长寿食品”。

13.马齿苋

马齿苋中存在丰富的ω-3脂肪酸，它可抑制人体内血清胆固醇和甘油三酯的生成，使血液黏稠度下降、血管扩张，预防血小板聚集、冠状动脉痉挛及血栓形成，起到防治冠心病的作用。

马齿苋中含有大量的钾盐，具有良好的利水消肿作用，钾离子直接作用在血管壁上，使血管壁扩张，从而降低血压。特别适合冠心病合并高血压病的患者食用。

14.大蒜

大蒜具有消炎杀菌、预防肿瘤、抗癌、降血脂、抗动脉粥样硬化等功效。经常食用大蒜对于防治高脂血症、动脉粥样硬化、冠心病、高血压病有好处。

15.麦冬

麦冬能显著提高心肌抗缺氧能力，降低心肌耗氧量，增加心肌能量供应，促使心肌损伤愈合，限制并缩小心肌梗死范围及坏死区域，保护正常心肌细胞。麦冬可增加心脏冠状动脉血流量，明显提高冠心病患者的心肌收缩力，保护心肌缺血时的心泵功能，提高心脏血流动力学效应。

16.葛根

用葛根粉200g加上小米350g一起煮成粥，适用于高血压病、冠心病、糖尿病、心脑血管病等患者，有确定的疗效。食用时必须注意，葛根粉易回潮，需密封保存，若有霉变则不宜食用。

重点提示

1. 3个“半分钟”

如果夜间起来上厕所，可以醒来后首先在床上躺半分钟，之后再坐半分钟，双腿下垂半分钟，这样可以有效防止一些致命意外事件的出现。

2. 午睡半小时

研究证实，每天午睡半小时者比不午睡者高血压死亡概率少30%，原因与入睡时血压明显降低、心率缓慢，以及白天血压高峰出现一段低谷有关。但午睡要注意姿势，勿坐着打盹。

3. 谨防“恶魔时刻”——心血管事件“高峰期”

人体生物钟节律调查结果显示，一天中，6～11时是急性心肌梗死、脑卒中、猝死的最高峰时刻，被称为“恶魔时刻”。病情严重的老年冠心病患者，晨起应及时服药，上午不要进行过度活动。注意晨醒时刻。清晨是冠心病患者心绞痛、心肌梗死的多发时刻，因此，早晨醒来可仰卧5～10分钟进行心前区和头部按摩，起床后饮一杯白开水以稀释因睡眠失水而变黏稠的血液。

护理小要点

1. 常备药物

老年人身边常备缓解心绞痛的药物，如硝酸甘油、速效救心丸等，以便随时服用。如服药后心前区痛感不能很快缓解，应立即向医护人员求助。

2. 注意保暖

注意保暖，避免寒冷导致的体表小血管收缩、痉挛，血流速度变慢，血液黏度增高，冠状动脉痉挛，诱发心绞痛或急性心肌梗死。

3. 生活规律

老年人要养成良好的生活习惯，饮食、睡眠、运动都要有规律，避免精神紧张或精神亢奋，保持睡眠充足和大便通畅。

4. 定期体检

坚持每年体检1次，特别是中老年人或有心血管病家族史的儿童或青少年更应定期进行全面的健康检查，包括心电图和血脂，可早期发现某些隐性心脏病，以及其他一些潜伏的病变，以防患于未然。

十四、在家如何处理心脏突发问题?

（1）请患者回顾心脏病发作时的症状和征兆。

（2）关注胸痛或不适特征，告诉患者如何识别胸痛等不适症状是否与心脏病相关。

（3）告诉患者症状发作，应积极处理的步骤：

◉ 停止正在从事的任何事情；

◉ 立即坐下或躺下；

◉ 如果症状1～2分钟后没有缓解，立即舌下含服硝酸甘油1片（0.5mg）；若3～5分钟后症状不缓解或加重，再舌下含服1片；必要时5分钟后再含服1片；如果经上述处理症状仍不缓解或不备有硝酸甘油，应马上呼叫急救电话，就近就医。

重点提示

冠心病患者常见的误区

• 在发生心绞痛等症状时，把它当作一般的小毛病，认为稍做休息就能缓解，结果误了最佳治疗时机。

• 在发生急性心肌梗死时，以为吃速效救心丸等普通药物就能挺过去，而不是及时赶往医院抢救，以致延误治疗，危及生命。

• 认为心脏手术危险，很多人在紧急救命时仍不愿选择创伤小、疗效好的心脏介入手术，结果错失救治良机。

经大量的临床医学研究证实，急性冠心病患者在发病2小时内的救治效果最佳。因此，急性冠心病患者应抛弃思想顾虑，力争及早到医院诊治，以获得最佳治疗效果。

第三节 慢性心力衰竭

慢性心力衰竭是多种原因引起心脏结构和（或）功能的异常改变，导致心室收缩和（或）舒张功能发生障碍，心排血量不能满足机体的需要，器官、组织血液灌注不足，同时出现肺循环和（或）体循环淤血的表现。

一、老年慢性心力衰竭的诱因

（1）感染：感染是最常见的诱因，其中最主要的是呼吸系统感染。

（2）劳累：一般的体力活动、情绪激动、精神紧张都可能诱发心力衰竭。

（3）药物影响：影响心脏功能的药物，如β–受体阻滞剂，非二氢吡啶类钙通道阻滞剂，降糖药物如罗格列酮、吡格列酮等，抗肿瘤药物。另外，激素及非甾体抗炎药能引起水钠潴留，都可诱发或加重心力衰竭。

（4）心律失常：老年人缓慢及快速的心律失常都可造成心排血量减少，心肌功能受损，特别是快速的心律失常使心肌耗氧量增加，如室上性心动过速、心房颤动。

（5）心肌缺血：心绞痛及无痛性心肌缺血均可诱发心力衰竭，即使是较轻微的心肌缺血或是小灶性的心肌梗死均可诱发心力衰竭，而严重的大面积心肌梗死则是老年人心力衰竭致死的常见原因。

（6）严重贫血、甲状腺功能亢进、肺栓塞等。

（7）输血、输液，或摄盐量过多，或环境、气候的急剧变化。

你知道吗？

在我国，随着人口老龄化程度的加快，冠心病、高血压等心血管疾病的发病率不断上升，心力衰竭也成为当今最重要的心血管疾病之一。

老年人常伴有多种并发症，疾病之间的相互作用都会对心脏造成影响，使老年人的心力衰竭症状不典型，掩盖一些重要的临床表现，致使老年心力衰竭更复杂。因此，要注意老年人心力衰竭的诱因。

二、老年慢性心力衰竭的临床表现

1. 无症状

一般成年人发生心力衰竭会出现劳力性呼吸困难、夜间阵发性呼吸困难、端坐呼吸等典型表现，而老年人发生心力衰竭，即使病情已发展到一定程度，也可能完全没有症状。

2. 疲乏无力

一般成年人发生心力衰竭，会出现活动时明

显气短的现象，而许多老年人发生心力衰竭，早期可能仅表现为疲乏无力、行走困难等。

3. 咳嗽

一些老年人发生左心衰竭时，会出现干咳，平躺或夜间睡眠时加重，可能被误诊为肺部感染或气管炎。

4. 消化道症状

一些老年人发生右心衰竭时，会出现恶心、呕吐、腹胀、腹痛等情况，可能被误诊为一般的胃肠疾病。

5. 水肿

一些老年人发生右心衰竭时，会出现双下肢水肿。但由于许多老年人，即使没有心血管疾病，也常常会出现双下肢的轻度水肿，故容易被忽视。

6. 夜尿增多

老年人由于白天活动较多，回心血量相对不足，心排血量减少，故而尿量减少；晚上老年人卧床休息，回心血量相对增加，心排血量增多，从而引起夜尿增多，夜尿增多是心功能不全的标志之一。

7. 精神症状

心力衰竭时心排血量减少，脑细胞缺氧，故可有失眠、焦虑或嗜睡等症状，加之许多老年人患有脑动脉硬化、脑梗死，甚至老年痴呆症，可导致原有的精神神经症状更加明显，有时会误以为原有的脑血管病加重，影响诊断及治疗。

知识拓展

1. 心功能分级

Ⅰ级：活动不受限，日常体力活动不引起明显的气促、疲乏或心悸。

Ⅱ级：活动轻度受限，休息时无症状，日常活动可引起明显的气促、疲乏或心悸。

Ⅲ级：活动明显受限，休息时可无症状，轻度日常活动即引起显著的气促、疲乏或心悸。

Ⅳ级：休息时也有症状，稍有体力活动症状即加重，任何体力活动均会引起不适。

2. 6分钟步行试验

6分钟步行试验用于评定患者的运动耐力，6分钟步行距离小于150m为重度心力衰竭，150～450m为中度心力衰竭，大于450m为轻度心力衰竭，老年人由于全身情况不好，此法不常使用。

三、老年慢性心力衰竭的药物治疗

1. 利尿剂

从小剂量开始，先选择口服利尿剂。

2. 血管紧张素转换酶抑制剂（ACEI）

从小剂量开始，老年患者使用时应注意血压、血钾等变化。

3. 血管紧张素受体拮抗剂（ARB）

用于不能耐受ACEI的患者。

4. β-受体阻滞剂

老年患者也应从小剂量开始，并要防止低血压和注意有无心动过缓和传导阻滞，慢阻肺患者要慎用。

5. 地高辛

地高辛适用于已使用利尿剂、ACEI、β-受体阻滞剂持续有症状的慢性心力衰竭患者，对于伴有快速心室率的心房颤动患者尤为适合。老年患者剂量要减半，并应密切关注地高辛中毒等不良反应。

四、老年慢性心力衰竭的运动锻炼

对老年心力衰竭患者，运动量切不可过大，可在专业人员的指导下进行有目的、有计划的体育运动，确保安全。有氧运动是慢性心力衰竭的主要方法，常用有氧运动包括步行、慢跑、骑自行车、打太极拳等。

1. 病情危重期

对于症状明显、病情较重的老年慢性心力衰竭患者，过多的体力活动会加重其心脏负担，使病情更为严重，所以应限制体力活动，以被动运动方式活动各关节（如肩、肘、膝关节等）为主，防止肌肉萎缩、僵硬，提高生活质量。

2. 症状缓解期

长期卧床的老年人容易导致血流更慢，以致形成静脉血栓，引发肺梗死、直立性低血压等。因此，只要患者症状缓解，进入恢复期，就应进行一些循序渐进的活动，尽可能给血液增加动力，改善循环。

开始可以在床上进行自主活动，如伸展四肢；再过渡到在家属的帮助下下床坐直背椅；之后可扶着床沿在床边站立，小步挪动，进行步行练习；逐步过渡到反复床边挪动、室内步行。

如果患者病情好转明显，就可以到室外步行，每次步行500～1000m，自行上几层楼梯；逐步过渡到通过6分钟步行试验，制订步行计划，每次10～20分钟，每日1～2次日常生活活动，能自行站立沐浴，蹲厕大小便，做操、打太极拳等。

运动时间从3分钟、5分钟、10分钟逐步开始，逐渐增加活动量；运动量以不引起胸闷、气喘为适度，可根据个人的不同情况适当增加活动时间，但必须以轻体力、小活动量、长期坚持为原则。

3. 运动时的注意事项

心功能Ⅲ、Ⅳ级均在医生的指导下有心电监护的情况下进行，心功能好转后自行运动时要监测心率变化，要从低强度、小运动量开始，循序渐进地增加运动强度和运动量，当感到疲劳虚弱或生病免疫力下降时不要运动。

五、老年慢性心力衰竭的饮食管理

1. 限制钠盐的摄入

为了预防和减轻水肿，应根据病情选用低盐、无盐、低钠饮食。低盐饮食在烹调时食盐控制在3g，其中副食含钠量应小于1500毫克/天（mg/d）；无盐饮食在烹调时不添加食盐及酱油，主副食中含钠量小于700mg/d；低钠饮食在烹调时除了不添加食盐及酱油外，全天供给的钠量小于500mg/d。当大量利尿时，应适当增加食盐的量，以防低钠综合征的发生。

2. 限制水分的摄入

慢性心力衰竭在限钠的同时无须严格限制液体量，但考虑过多的液体量可加重循环负担，建议患者的液体摄入量一般限制在每日1000～1500mL（夏季可为2000～3000mL），但应根据病情及个人习惯而有所不同。对于严重心力衰竭，尤其是伴有肾功能减退的患者，由于排水能力降低，在采取低钠饮食的同时，更应控制水分的摄入，否则可能引起稀释性低钠血症，导致顽固性心力衰竭。如果伴有水肿，推荐限制液体量为1000mL/d。如果钠摄入量已减少，排出已增加，则不必严格限制液体摄入量，可供给1500～1700mL/d，以解除口渴感并使患者舒适为宜。

3. 调节钾的摄入

钾平衡失调是心力衰竭患者临床中最常出现的一种电解质紊乱现象。缺钾（表5-6）可引起肠麻痹、严重心律失常、呼吸麻痹等，并易诱发洋地黄中毒，造成严重后果。故对长期使用利尿剂治疗的患者应鼓励其多摄食含钾量较高的食物，如干蘑菇、香蕉、桂圆、紫菜、荸荠、红枣、香菜、香椿、菠菜、苋菜等绿叶蔬菜及谷类等含钾丰富的食物。必要时应进行补钾治疗。

表5-6 缺钾的原因

缺钾原因分类	具体原因
钾摄入不足	如营养不良、食欲差、吸收不良等
钾的丢失过多	如呕吐、腹泻等
钾经肾脏排出过多	如肾病、肾上腺皮质功能亢进、代谢性碱中毒、利尿剂治疗等
其他情况	如胃肠外营养、透析等

另一方面，当钾的排泄量低于摄入量时，可产生高钾血症，如严重的心力衰竭，或伴有肾功能降低或不恰当地应用保钾利尿剂。轻度患者只需控制饮食中钾、钠，以及停用保钾利尿剂即可，中度或重度高钾血症者宜立即采用药物治疗。

4. 摄入适量的其他矿物质

老年心力衰竭患者的尿镁排出增多，镁的浓度降低进一步加重病情，并诱发洋地黄中毒，因此需要增加镁的摄入量。另外，老年心力衰竭患者需要补钙，因为钙与心肌收缩性密切相关。

5. 选择清淡、易消化食物

心力衰竭时肝脏及消化道淤血，消化能力减弱，应选体积小易消化的食物。如主食的米饭及面条等应软而烂，副食的肉类应选择瘦嫩的肉类，如瘦嫩的猪肉、羊肉等，可将肉剁成肉末，或做成肉丸子、肉饼蒸蛋更为适宜；水果和蔬菜应选择食物纤维含量少的，切碎煮烂后食用；豆制品应选择加工成豆腐、豆浆等易于消化后方可食用，避免整粒豆类不易咀嚼和消化。

6. 少食多餐

避免一次性过饱引起胃肠过度充盈，诱发心律失常或心绞痛等不良后果。选择清淡、易消化吸收的食物，如鱼类、鸡蛋清、瘦肉末、碎嫩蔬菜、水果、面条、馄饨、粥等，不宜过热过冷，保持大便通畅，排便时不宜用力过大。

7. 适当限制能量摄入

肥胖对循环、呼吸都是不利的，特别是当心力衰竭发生时，对肺容积和心脏都有不良影响，而且肥胖还可加重心脏本身的负担。因此，患者宜采用低热量饮食，既可使其体重维持正常或略低于正常水平，又能减少身体的氧消耗，从而减轻心脏负荷。

心力衰竭症状明显时，推荐每日摄入能量约600kcal，逐渐加至1000～1500kcal；病情稳定后，能量以维持理想体重或稍低于理想体重为宜。

8. 适当限制蛋白质摄入

蛋白质食品的特殊动力学作用可能增加心脏额外的能量要求和机体的代谢率，故应给予不同程度的限制，以减轻心脏负担。心力衰竭症状明显时，建议蛋白质25～30g/d，逐渐加至40～50g/d。病情稳定后，蛋白质可按0.8 g/（kg·d）供给。

9. 碳水化合物适量

碳水化合物容易消化，在胃中停留时间短、排空快，可减少心脏受胃膨胀压迫，建议按300～350g/d供给。宜选食含淀粉及多糖类的食物，避免过多蔗糖及甜点心等，以预防胀气、肥胖和甘油三酯升高。

10. 限制脂肪摄入

脂肪产能高，不利于消化，在胃内停留时间较长，使胃饱胀不适；过多的脂肪抑制胃酸分泌，影响消化；并可能包绕心脏、压迫心肌；或腹部脂肪过多使横膈上升，压迫心脏感到闷胀不适。因此，要减少总脂肪的摄入，降低油脂的供给，减少胆固醇的摄入。另外，饮食中要适当增加多不饱和脂肪酸摄入的比重，尤其是ω-3多不饱和脂肪酸的摄入，如深海中的海产品等。

11. 补充维生素

老年慢性心力衰竭患者一般脾胃功能较差，加上低钠饮食缺乏味道，故膳食应富含多种维生素，尤其是B族维生素和维生素C，可多食鲜嫩蔬菜、绿叶菜汁、山楂、草莓、香蕉、梨、橘子等，保护心肌功能，增强机体抵抗力；必要时应口服补充B族维生素、维生素C等。

六、老年慢性心力衰竭的居家管理

1. 监测体重

患者应该在每日早晨如厕后、进餐前测量体重。如果3天内体重增加超过2kg，或每天体重的增长达到1kg以上，就几乎可以肯定有水肿存在，病情出现恶化，需要及时就诊。

2. 监测心率和血压

血压和心率是反映心脏基本功能状态的指标，同时也能反映药物治疗效果和不良反应，以及心脏病危险因素的控制情况，所以心力衰竭患者在自我监测时也要注意自己的血压和心率是否有明显变化。

良好的心理状态、乐观豁达的情绪和较强的社会生活适应能力，可使个人神经内分泌调节稳定，有助于预防及改善疾病，提高生活质量。

3. 遵医嘱用药

必须遵照医生的嘱咐按时按量服药，如有不适及时请教医生，应定期去医院复查和接受医生的指导。

4. 避免诱因

心力衰竭的急性发作大多与呼吸道感染、劳累过度、情绪波动、暴饮暴食、中断药物等有关，为心力衰竭诱发因素或危险因素。

参考文献

[1] 李小鹰,王建业.临床老年医学经典问答1000问[M].北京:人民卫生出版社,2016.

[2] 刘晓红,陈彪.老年医学[M].3版.北京:人民卫生出版社,2020.

[3] 欧柏青.心病莫心忧[M].北京:人民卫生出版社,2016.

[4] 李海燕,陆清声.随身看,随时学:心脏和血管疾病[M].北京:人民卫生出版社,2019.

[5] 章荣华,苏丹婷.老年人营养膳食指导[M].北京:人民卫生出版社,2022.

[6] 吴向东.冠心病自我防治[M].北京:化学工业出版社,2016.

[7] 胡雯,于康,周春凌.医疗膳食学[M].北京:人民卫生出版社,2017.

[8] 中国康复医学会心血管病专业委员会.中国心脏康复与二级预防指南[M].北京:北京大学医学出版社,2018.

[9] 李小鹰.75岁及以上稳定性冠心病患者运动康复中国专家共识[J].中华老年医学杂志,2017,36(6):599-607.

[10] 中华医学会心血管病学分会心力衰竭学组,中国医师协会心力衰竭专业委员会,中华心血管病杂志编辑委员会,等.中国心力衰竭诊断和治疗指南2018[J].中华心血管病杂志,2018,46(10):760-789.

[11] 张宇辉,张真路,王运红,等.基层医院心力衰竭临床诊疗中B型利钠肽和N末端B型利钠肽原的应用中国专家建议[J].中华全科医师杂志,2017,16(3):169-173.

[12] ZHANG Y,ZHANG J,BUTLER J,et al. Contemporary epidemiology,management and -outcomes of patients hospitalized for heart failure in China:results from the China heart

failure(China·HF)registry[J]. *Journal of Cardiac Failure*,2017,23(12):868–875.

[13] YANCY CW,JESSUP M,BOZKURT B,et al. 2017 ACC/AHA/HFSA focused update of the 2013 ACCF/AHA guideline for the management of heart failure: a report of the American College of Cardiology/American Heart Association Task Force on Clinical Practice Guidelines and the Heart Failure Society of America[J]. *Circulation*,2017,136(6):e137–161.

[14] CHIONCEL O,LAINSCAK M,SEFEROVIC PM,et al. Epidemiology and one–year out - comes in patients with chronic heart failure and preserved, mid–range and reduced ejection fraction: an analysis of the ESC heart failure longterm registry[J]. *European Journal of Heart Failure*,2017,19(12):1574–1585.

第六章

老年呼吸系统疾病的自我管理

第一节　流行性感冒

一、如何区分普通感冒、甲型流感、支原体肺炎？

随着气温变低，呼吸道疾病的高发期随之而来。感冒、甲型流感、支原体肺炎等肆虐，让人们谈之色变。这些疾病虽然都属于呼吸道感染，但病因、症状和治疗方法却有所不同。

1.区别（表6-1）

表6-1　普通感冒、甲型流感、支原体肺炎的区别

病名	定义	主要症状	病程	其他
普通感冒	是一种常见的病毒感染性疾病。其主要病原体为冠状病毒、流感病毒等	打喷嚏、流鼻涕、咳嗽、喉咙痛、头痛、发热等	一般情况下，普通感冒的病程不超过1周，可通过休息、多喝水、适当的对症治疗即可痊愈	一般不会导致严重的并发症

（待续）

表6-1(续)

病名	定义	主要症状	病程	其他
甲型流感	简称甲流，是由甲型流感病毒引起的一种急性传染病	高热、咳嗽、喉咙痛、流鼻涕、乏力、肌肉酸痛等。与普通感冒相比，甲流的发热症状更严重，体温可达39℃以上	病程为1~2周，一般可通过抗病毒药物和对症治疗缓解症状	甲流具有一定的传染性，易在人群密集的场所传播
支原体肺炎	是由支原体引起的一种下呼吸道感染	咳嗽、发热、乏力、胸闷、呼吸困难等	支原体肺炎的病程为2~4周，症状易反复	支原体肺炎易在人群密集的环境中传播，可通过飞沫和直接接触传播。支原体肺炎具有地区流行的特点，常在相对封闭、人员密集的小范围环境内暴发

2.治疗

普通感冒和甲流主要表现为上呼吸道症状，而支原体肺炎则以下呼吸道症状为主。此外，支原体肺炎的咳嗽症状较重，病程较长，而甲流发热症状比较重。对于普通感冒，主要采取对症治疗，如休息、多喝水、吃退烧药等对症治疗。甲流则需要抗病毒治疗，配合对症治疗。支原体肺炎的治疗主要采用大环内酯类抗生素，并根据病情进行相应的对症治疗。

3.预防

（1）增强体质：保持良好的生活习惯，增强身体免疫力，减少感染的风险。

（2）注意卫生：勤洗手，避免触摸眼、鼻、口等部位，减少病毒和细菌的传播途径。

（3）佩戴口罩：在公共场所、拥挤的地方佩戴口罩，减少呼吸道疾病的传播。

（4）避免密切接触；与他人保持一定的距离，减少密切接触导致的感染风险。

（5）室内通风：保持室内空气流通，减少病毒和细菌在空气中的浓度。

二、秋冬季节老年人如何预防流行性感冒?

常见的呼吸道病原微生物都易感，老年人本身呼吸道免疫力就差，再加上对这些病原体的敏感，就出现了肺部感染和上呼吸道感染的现象。老年人是流行性感冒（简称“流感”）患病高危人群，也是防护的重点人群。流感是呼吸道传染性疾病，主要通过飞沫和接触传播。

重点提示

预防流感要注意以下几点：经常开窗通风，注意家里的居住环境保持相对的干净、清洁；勤洗手，多喝水、不吸烟、不酗酒；经常锻炼身体，注意劳逸结合；根据天气适时增减衣服，避免着凉。老年朋友外出时，特别是去密闭空间、人流密集的场所要佩戴口罩、勤洗手，减少与周围环境的接触；回家后开窗通风；积极注射流感疫苗。我们希望老年人有良好的生活习惯，包括戒烟，以及适当的户外活动，不能一直待在家里面不出门运动，一旦有呼吸道疾病要及时就医，积极药物干预，采取抗病毒治疗的方式遏制病毒的侵袭。患者应尽量单间居住，多饮水，密切观察病情变化，当患者病情加重，或者原有的基础性疾病加重时，应立即就医。

三、家庭成员的自我防护原则

1.保持良好卫生习惯

勤洗手，食物清洗干净后烹饪；定期打扫房屋，及时丢弃垃圾，做好日常通风，保持空气流通；出入做好个人防护工作，戴好口罩，尽量减少到人多的场所。可在家中用适当消毒剂进行消毒。

2.家中准备好常用物资

备置好体温计、一次性口罩、家庭用的消毒用品和抗流感病毒药物（如奥司他韦），以应对不时之需。

3.主动做好个人及家庭成员的健康监测，必要时进行药物预防

在外密切接触流感患者后，可考虑暴露后48小时内服用药物（如奥司他韦）进行流感预防，有研究发现，个人在暴露后使用奥司他韦预防的总体有效率达到89%。

四、流感的饮食调理

（1）少食多餐，少油腻、宜清淡，进食富含易消化的食物，比如白米粥、面条、蔬菜及少量优质蛋白。

（2）多饮水，以白开水为主，不建议饮用果汁等饮品。

（3）不建议食用大量水果，常温水果温度偏低，更加损伤脾胃。

（4）忌食甜腻食物，如蛋糕、巧克力等，甜腻食物助热生湿，加重患者病情。

从中医角度来说，青菜、水果较寒凉，如果患者体质也偏寒，过量食用容易咳嗽。尤其到晚上，更容易咳嗽、流鼻涕、出汗，所以要注意正确的食疗方法。风寒所引起的咳嗽，建议用陈皮、生姜、橙子放点瘦肉炖水喝。风燥热咳嗽，可用沙参、麦冬、蜂蜜等。一旦饮食不当加重胃肠道症状，中医内治辨证用药可有效缓解病情。另外，外治疗法，如穴位贴敷（止痛贴、开胃贴）经透皮吸收也可快速缓解症状。还有热罨包，温经通络止痛，都是治疗的最佳选择。“脾胃为后天之本”，脾胃好则身体强健。中医有“已病防变，瘥后防复”的治未病思想。除了采用药物治疗外，重视患病后的饮食调护，有利于提高机体抵抗力，加速身体康复。

五、中医方面提升抵抗力

冬季是呼吸道疾病的高发季节。高龄、有基础疾病、服用免疫抑制剂、肿瘤放化疗等都是特别需要关注的重点人群。中医有个理论叫作“正气存内，邪不可干”，所以特别强调，扶助正气，抵抗风寒燥火，建议从衣食住行等方面来防护。

（1）衣着方面：冬季室内外温差较大，早晚温差也大，要注意更换衣服。

（2）饮食方面：多吃一些扶助正气、健脾补气的食物。冬季吃温补的食物比较多，如羊肉、牛肉、鸡肉等，可搭配一些萝卜。民间说“冬吃萝卜夏吃姜”，萝卜可以帮助消化，又可以滋阴补气。另外，可选择一些药膳，以补气驱寒润燥为主，如使用党参、黄芪、生姜、紫苏叶、核桃等煲不同的汤，搭配不同的膳食，从而提升抗病能力。

（3）居住方面：在允许的情况下一定要多通风，还要保持湿度。另外，中医说“动则养阳”，一定要进行运动。冬季运动要在有太阳的时间进行，但要避免大汗淋漓，以免损伤阳气。

（4）用中医药辅助疗法，如按摩足三里、肺俞穴，平时可用紫苏叶、艾叶、生姜、桂枝等在睡觉前泡脚。

第二节　慢性阻塞性肺疾病

一、一起了解慢性阻塞性肺疾病

慢性阻塞性肺疾病（简称“慢阻肺”）是一种以持续气流受限为特征的可预防和治疗的肺部疾病，气流受限多呈进行性发展，与气道和肺组织对烟草烟雾等有害气体或有害颗粒的慢性炎症反应增强有关。

慢阻肺的主要症状有慢性咳嗽、咳痰、气短或呼吸困难、喘息和胸闷，还会有体重下降、食欲减退等全身症状。慢阻肺常见并发症包括心血管疾病、骨质疏松、焦虑和抑郁、代谢综合征、糖尿病等，早发现、早治疗至关重要，肺功能检查是诊断慢阻肺的金标准。慢阻肺需要长期治疗，首选吸入疗法，应用支气管扩张剂是最核心的治疗措施。治疗目标是防止疾病进展、减轻症状、改善运动耐力、改善健康状态、预防和治疗并发症、降低死亡率。慢阻肺急性加重主要表现为气促加重，常伴有喘息、胸闷、发热、咳嗽加剧、痰量增加、痰液颜色和（或）黏度改变等，其最常见的诱因为呼吸道感染（尤其是病毒感染），慢阻肺患者需要做好长期自我管理，可在医生的指导下戒烟、接种流感和肺炎球菌疫苗、坚持长期规律用药、合理膳食、适量的康复训练、长期家庭氧疗等。吸烟是导致慢阻肺发生的重要危险因素，戒烟是慢阻肺的重要预防和治疗措施。慢阻肺是我国城市居民的第四大死因，主要危害包括肺功能下降、症状的增加（如呼吸困难）、慢性咳嗽、咳痰、喘息、睡眠障碍等。

二、慢阻肺有哪些危险因素？

1. 遗传因素

某些遗传因素可增加慢阻肺发病的危险，即慢阻肺有遗传易感性。

2. 吸烟

吸烟是慢阻肺最重要的环境发病因素。烟草烟雾中的多种化学物质均有明确的生物毒性，而且吸烟时间越长，这种毒性危害越大。不仅如此，被动吸烟也可能导致呼吸道症状及慢阻肺的发生。

3. 空气污染

空气中的烟尘或二氧化硫明显增加时，慢阻肺急性加重显著增多。大气污染对慢阻肺的影响也越来越明确。长期处于高浓度PM2.5环境下，可导致肺功能受损。我国的调查研究显示，处于PM2.5污染严重地区的人群，慢阻肺流行率约高出20%。

4. 职业性粉尘和化学物质

当职业性粉尘及化学物质（烟雾、变应原、有机物粉尘、工业废气等）的浓度过大或接触时间过久，均可导致慢阻肺的发生。

5. 感染

呼吸道感染是慢阻肺发病和急性加重的重要因素，病毒和（或）细菌感染与气道炎症加剧有关，是慢阻肺急性加重的常见原因。

6. 社会经济地位

慢阻肺的发生风险与患者的社会经济地位呈负相关。

三、慢阻肺如何预防？

1. 避免吸入危害性颗粒物

烟草燃烧烟雾、烹饪油烟、雾霾、化工污染气体、高粉尘等都是重要诱因，日常生活中要尽量避免处于该类环境中，如果外界空气质量不佳，应少出门或戴上口罩遮挡吸入；室内应注意定期通风换气，经常性打扫卫生，避免室内真菌、螨虫等滋生。

2. 戒烟并远离二手烟

吸烟是导致慢阻肺发生的最常见原因，预防慢阻肺首要一点就是要尽早戒烟，同时还要少到吸烟场所，远离其他吸烟者，以免吸入二手烟对身体危害更大。

3. 加强身体锻炼

经常参与适度锻炼有助于提高机体抵抗能力，尤其是简单的有氧运动，比如慢跑、打太极拳、做呼吸操、骑行等，可有助于呼吸顺畅，提升肺功能；不过要注意天气变化，在冬季天气寒冷且比较干燥的环境下，患者最好适当减少运动量和时间，以免吸入过多冷空气。

4. 及时治疗疾病

冬季环境下，天气寒冷干燥，很多人常出现反复咳嗽、咳痰、喘息，甚至呼吸困难的症状，尤其是一些老年人，应及时到医院检查治疗，以免病情加重；对于本身患有支气管炎、肺气肿等病症的患者更要积极治疗，避免慢性疾病逐渐发展而诱发慢阻肺。

5. 避免接触变应原和各种诱发因素

宠物毛发、皮屑是哮喘发病和病情加重的危险因素，有哮喘患者的家庭尽量避免饲养宠物。

四、得了慢阻肺怎么办？

数十年有害气体的吸入，最开始会导致小气道的炎症，这时处于慢阻肺的前期，患者往往并没有太多不适，或仅有轻度的咳嗽、咳痰。殊不知，这是气道在承受炎症发出的警报。被炎症长期侵扰的气道，会变得狭窄，不再能保障气流很好地通过，引起"气流受限"——吸气容易，呼气难。到了这个阶段，患者开始出现活动后呼吸困难，并且程度会逐渐加重，这也是很多慢阻肺患者才开始寻求医生帮助的阶段，而此时疾病已经处于不可逆的阶段，需要长期药物治疗缓解症状。然而，还有一些更加疏忽大意的患者，认为这种呼吸困难是自己"缺乏锻炼"或者"老了"，又或者不愿坚持治疗，导致病情进一步进展。炎症本身对肺泡的破坏形成"肺气肿"甚至"肺大疱"，呼吸功能进一步减退。此时，患者的活动能力变差，病情严重者安静休息都会觉得呼吸困难，甚至出现呼吸衰竭、二氧化碳蓄积、昏迷等危及生命的严重事件。在这个阶段才开始进行干预，对于已经产生结构毁损的肺组织已经无能为力，然而，治疗依然可延缓病情加重的脚步，并降低病情急剧加重的概率。慢阻肺患者的治疗效果、生活质量与治疗干预的时机密切相关。很多慢阻肺患者并不知道自己患病，而进行过肺功能检查的人不足10%。肺功能检查对于慢阻肺的早期诊断、病情评估和治疗方案制订至关重要，而且与其他检查相比，对患者没有创伤，结果稳定、可靠性好。对于存在慢阻肺危险因素的中老年人，或者有长期咳嗽、咳痰等症状的人，应及时进行肺功能检查。一旦医生诊断了慢阻肺，会进行个体化的病情评估，给予针对性的综合治疗方案。其中吸入药物是核心治疗。比起口服用药，这类药物在吸入后可直接作用在气道，起效迅速，持续时间长，全身副作用相对更小。对于已有比较明显呼吸困难的患者，吸入药物治疗可改善症状，提高生活质量。此外，吸入药物装置也各不相同，用药之前要向医生请教清楚。

五、慢阻肺急性加重需要紧急就医

慢阻肺患者如在生活中出现以下症状应紧急就医：呼吸更加困难，包括休息时；喘息次数增多；咳嗽更加频繁；咳痰增多，痰液颜色可能从透明无色变至黄色或绿色，也许还会含有血丝或更加黏稠。此外，还可能伴随以下状况：感到疲倦及乏力时间延长；发热，暴怒，烦躁不安，性格改变；呼吸加快，心率加快。急性加重很危险，可导致肺功能迅速下降，严重的气道炎症，气道分泌物增多，呼吸不畅，气促；生活质量差，生活状况的恶化，咳痰、咳嗽增多，呼吸困难加重；很多慢阻肺患者死于呼吸衰竭、心力衰竭及其他并发症，因此慢阻肺全球策略对急性加重进行了高度关注。指南强调，预防急性加重，必须坚持长期治疗。缓解症状，有效预防复发。打破急性加重恶性循环重在稳定期，坚持长期用药，促进机体各功能稳定，减少急性加重发生的次数，延缓疾病进程，延长生命；戒烟；避免感冒，避免与感冒或流感患者接触；长期治疗，避免恶性循环，改善生活质量。

六、慢阻肺患者日常生活需要注意哪些？

对于慢阻肺患者日常生活中应注意，首先，要戒烟；其次，健康的饮食，增加蛋白（肉类、鱼类、蛋类、家禽类、豆类、乳制品）的供给，帮助机体抵抗感染；第三，补钙（乳制品为主），补钙有利于增强骨骼，防止骨折的发生；第四，多喝水，补充足够的水分，促进痰液稀释，易咳出；第五，多食新鲜果蔬，补充维生素、矿物质及微量元素，增强免疫力；第六，运动锻炼，根据自己的病情，制订有效的锻炼计划，锻炼方式有散步、打太极拳、慢跑、骑行等运动，由慢变快，由小到大，逐渐增加，以身体耐受情况为度；第七，适量的外出活动，潮湿、大风、严寒气候时避免室外活动；第八，每日按时用药，遵照治疗原则、遵从医嘱，且储存药物及时备用，即使病情好转，仍需坚持用药；第九，预防感冒，避免劳累，对战胜疾病充满信心。

七、慢阻肺患者的康复锻炼

大家都知道锻炼有助于身体健康，但对于慢阻肺患者，运动却不那么简单。慢阻肺患者或多或少都存在心肺功能的减退，而在运动的时候会格外突显。很多患者会表达："我不是不想锻炼，可我一锻炼，就喘不过气来啊。"另一方面，不运动的危害也是显而易见的，肢体肌肉的失用性萎缩，肥胖带来的负担加重，甚至久坐、长期卧床还会带来血栓、压疮等严重问题。那么，慢阻肺的患者该如何解决关于运动的进退两难呢？这个问题要向专业的呼吸治疗师寻求帮助。慢阻肺患者的锻炼是从活动能力评估开始的，包括肺功能检查、6分钟步行试验、运动心肺功能检测等，同时还要综合考虑患者的其他合并疾病，以及肌肉关节状态等，从而因人而异、因时而异地制订"运动处方"。慢阻肺患者的锻炼主要有两部分，针对躯体肌肉和心肺功能的全身锻炼和针对呼吸系统的专门训练。全身锻炼形式多样，从简单的散步，到打太极拳、游泳及慢跑，都属于全身锻炼。而呼吸训练主要包括建立正确的呼吸模式，如腹式呼吸、缩唇呼吸，以及掌握有效的排痰方法，如自主循环呼吸技术。这些在初期需要呼吸治疗师的指导，掌握之后则完全可以自行居家进行训练，可谓是最为便捷、实惠又有效的治疗方式。

第三节　哮喘

一、什么是哮喘？

大部分人对哮喘的印象一般是典型的哮喘（或者说是具备哮喘典型症状的哮喘），急性发作时常表现为突然发作的喘息、气促，同时双肺可闻及哮鸣音（极重度发作时可能没有），甚至不需要听诊器即可闻及哮鸣音。其实哮喘不仅仅是这一典型的哮喘。

（1）反复发作性喘息、气促、伴或不伴有胸闷或咳嗽，夜间和晨间症状明显，常与接触变应原、冷空气、物理或化学性刺激，以及上呼吸道感染、运动有关。

（2）发作时或部分未控制的慢性持续哮喘，双肺可闻及弥漫性或散在哮鸣音，呼气相延长。

上述的症状和体征可经治疗缓解或自行缓解。

你知道吗？

不典型的哮喘无喘息症状，也无哮鸣音，患者仅仅表现为反复咳嗽、胸闷或其他呼吸道症状。常见类型：咳嗽变异性哮喘、胸闷变异性哮喘、隐匿性哮喘。

哮喘的主要症状有发作性的呼吸困难、喘息、胸闷和（或）咳嗽，可伴有哮鸣音。

哮喘受遗传因素和环境因素的双重影响，常是多种因素综合作用的结果，如吸入异物（尘螨、花粉、动物毛屑等）、食物（虾、牛奶等）致敏原、气候改变、精神因素、运动等，均可诱发哮喘发作。

二、怎么判断是否有哮喘？

哮喘具有反复发作性、可逆性，可有诱因（接触变应原、物理及化学性刺激、上呼吸道感染、运动等）。以咳嗽为主要表现者，咳嗽多、少痰，易在夜间及凌晨发作，运动、冷空气等诱发，抗生素治疗无效。可经治疗缓解或自行缓解。有过一次急性发作的哮喘患者，在正规就医后均能诊断哮喘，患者对哮喘的相关症状也会感受深刻。但不典型的哮喘往往是难以觉察的，当出现季节性咳嗽（伴或不伴有喘），同时症状以夜间或晨间为主，影像学无明显器质性病变，同时排除其他哮喘原因（药物性、心源性等），此时需警惕不典型哮喘，特别是合并过敏性鼻炎时，需要明确诊断。

重点提示

哮喘发作要注意

一旦出现哮喘的某些症状，应尽快去医院就诊。对于一些症状不典型的患者，需要进行肺功能检查（支气管舒张试验、支气管激发试验或运动试验）。确诊的患者也需要定期检查肺功能，以了解肺功能情况，调整治疗方案。尽可能明确引起哮喘发作的诱发因素。可做变应原检查，了解有无吸入性及食物致敏原存在。经过规范化的治疗，大多数哮喘患者的病情可得到完全控制或良好控制。

三、哮喘发作

哮喘发作的常见诱因有接触变应原，各种物理或化学刺激物，或上呼吸道感染等，部分哮喘发作也可在无明显诱因的情况下发生。哮喘发作多见于治疗依从性差、控制不佳的患者。哮喘发作的程度轻重不一，病情发展的速度也有不同，可在数小时或数分钟内出现，偶尔可在数分钟内危及生命。值得注意的是，重度哮喘发作亦可见于轻度或控制良好的哮喘患者。因此，识别具有哮喘相关死亡高危因素的患者非常重要，这些患者出现急性发作时应当尽早至医院就诊。如有明确的过敏原因，应立即脱离过敏环境。寻找患者随身携带的常用哮喘控制药物，应立即使用（备用或长期使用药物：沙丁胺醇、布地奈德、布地奈德/福莫特罗等）。使用药物后应尽快去医院就诊，协助判断哮喘发作的严重程度。

四、哮喘患者的日常注意事项

避免空气中的变应原，它是引起部分哮喘类型的元凶。家庭里可用通气床笠将床垫包起来、每周洗枕套、不用地毯等。劝导家属及患者避免接触来自宠物的变应原，如猫、狗等。避免进食致敏食物，如虾、蟹。避免空气污染：避免室内刺激物如烟草、家用喷雾剂等。平日规律使用抗感染药物既可控制哮喘症状，又可使肺功能得以恢复，并可预防哮喘发作，教会患者学会正确使用吸入装置，家属也应熟知。有些药物可能引起或加重哮喘，如某些患者服用阿司匹林导致哮喘，服用某些降压药（β-受体阻滞剂类）可能诱发支气管痉挛。适当的运动能有效增强心肺功能，如打太极拳、散步、跑步、游泳、做医疗体操、呼吸训练等，如能长期坚持，循序渐进，可增强体质，减少发病。哮喘患者的饮食应既清淡又富有营养，避免进食能引起哮喘发作的食物，少吃辛辣油腻的食品，多吃蔬菜、水果。

五、哮喘患者能吃哪些水果？

1.梨

中医认为梨味甘、微酸，性凉，主要归肺、胃经，具有润肺清热、消痰降火、清胃泻热、养阴生津、滋肾补虚、润肠通便等作用，著名的“梨膏糖”就是以甜梨为主原料。

2.荔枝

中医认为荔枝味甘、酸，性温，具有生津止渴、润肺化痰、健脾和胃、疏肝理气、滋补肾阴等作用。

3.甘蔗

中医认为甘蔗味甘，性寒，归肺、胃、脾经，具有润肺益胃、补肾生津的作用。

4.核桃

中医认为核桃味甘，性温，质润，无毒，归肺、大肠、肾等经，具有益肺平喘、养胃助纳、润肠通便、调肝和血、补肾健脑等作用。

5.橘子

中医认为橘子味甘、酸而湿，无毒，橘实归肺、胃、心、肝等经，橘叶、橘核、橘络等也可药用，其有润肺止咳、开胃生津、健脾止泻、行气宣痹、疏肝解郁等作用。

6.石榴

中医认为石榴味甘、酸，性平，石榴皮则味涩，性温，归肺、大肠等经，具有清热止渴、养胃生津、杀虫止痢、利胆明目等作用。

第四节 睡眠呼吸暂停低通气综合征

一、一起认识睡眠呼吸暂停低通气综合征

睡眠呼吸疾病是以睡眠期呼吸节律异常及通气功能异常为主要表现的一组疾病，伴或不伴清醒期呼吸功能异常。其中，阻塞性睡眠呼吸暂停低通气综合征（OSAHS）是多种原因导致的睡眠状态下反复出现低通气和（或）呼吸中断，引起慢性间歇性低氧血症伴高碳酸血症及睡眠结构紊乱，进而使机体发生一系列病理生理改变的临床综合征。目前认为，它是高血压、冠心病、心律失常、心力衰竭、脑卒中等心脑血管疾病的独立危险因素，与难治性高血压、胰岛素依赖密切相关。

二、睡眠呼吸暂停低通气综合征的危险因素

（1）肥胖：体重超过标准体重的20%，即体重指数≥28kg/m^2。

（2）年龄：成年后随年龄增长患病率增加，女性绝经期后患病者增多，70岁以后患病率趋于稳定。

（3）性别：女性绝经前发病率显著低于男性。

（4）上气道解剖异常：包括鼻腔阻塞、11度以上扁桃体肥大、软腭松弛、悬雍垂过长或过粗、咽腔狭窄、咽部肿瘤、咽腔黏膜肥厚、舌体肥大、舌根后坠、下颌后缩、小颌畸形等。

（5）遗传因素：具有OSAHS家族史。

（6）长期大量饮酒和（或）服用镇静、催眠或肌肉松弛类药物。

（7）长期吸烟可加重OSAHS。

（8）其他易引起OSAHS的相关疾病，如甲状腺功能减退、肢端肥大症、心功能不全、脑卒中、胃食管反流、神经肌肉疾病等。

三、睡眠呼吸暂停低通气综合征的症状有哪些？

1. 日间表现

（1）嗜睡：是最常见的症状，轻者表现为日间工作或学习时间困倦、瞌睡，严重时吃饭、与人谈话时即可入睡，甚至发生严重的后果，如驾车时打瞌睡导致交通事故。

（2）头晕、乏力：由于夜间反复呼吸暂停、低氧血症，使睡眠连续性中断，觉醒次数增多，睡眠质量下降，常有轻重不同的头晕、疲倦、乏力。

（3）精神行为异常：注意力不集中、精细操作能力下降、记忆力和判断力下降，症状严重时不能胜任工作，老年人可表现为痴呆。夜间低氧血症对大脑的损害及睡眠结构的改变尤其是深睡眠时相减少是主要原因。

（4）头痛：常在清晨或夜间出现，隐痛多见，不剧烈，可持续1~2小时，有时需服止痛药才能缓解。与血压升高、颅内压及脑血流的变化有关。

（5）个性变化：烦躁、易激动、焦虑等，家庭和社会生活均受到一定的影响，由于与家庭成员和朋友情感逐渐疏远，可出现抑郁症。

2. 夜间表现

（1）打鼾：是主要症状，鼾声不规则，高低不等，往往是鼾声—气流停止—喘气—鼾声交替出现，一般气流中断的时间为20~30秒，个别长达2分钟以上，此时患者可出现明显的发绀。

（2）呼吸暂停：75%的同室或同床睡眠者发现患者有呼吸暂停，常常担心呼吸不能恢复而推醒患者，呼吸暂停多随着喘气、憋醒或响亮的鼾声而终止。OSAHS患者有明显的胸腹矛盾呼吸。

（3）憋醒：呼吸暂停后突然憋醒，常伴有翻身、四肢不自主运动，甚至抽搐，或突然坐起，感觉心慌、胸闷或心前区不适。

（4）多动不安：因低氧血症，患者夜间翻身、转动较频繁。

（5）多汗：出汗较多，以颈部、上胸部明显，与气道阻塞后呼吸用力和呼吸暂停导致的高碳酸血症有关。

（6）夜尿：部分患者主诉夜间小便次数增多，个别出现遗尿。

（7）睡眠行为异常：表现为恐惧、惊叫、呓语、夜游、幻听等。

3. 全身器官损害的表现

（1）OSAHS患者常以心血管系统异常表现为首发症状和体征，是高血压、冠心病的独立危险因素。

（2）高血压病：OSAHS患者高血压的发生率为45%，且降压药物的治疗效果不佳。

（3）冠心病：表现为各种类型心律失常、夜间心绞痛和心肌梗死。这是由于缺氧引起冠状动脉内皮损伤，脂质在血管内膜沉积，以及红细胞增多、血黏度增加所致。

（4）各种类型的心律失常。

（5）肺源性心脏病和呼吸衰竭。

（6）缺血性脑血管病或出血性脑血管病。

（7）精神异常，如躁狂症或抑郁症。

四、睡眠呼吸暂停低通气综合征的治疗

（1）无创呼吸机治疗：适合于严重并发症的中重度阻塞性睡眠呼吸暂停患者。

（2）各种耳鼻喉科手术：包括悬雍垂-腭-咽成形手术、鼻通气手术、舌根手术、扁桃体切除术、腺样体消融术等。

（3）各种口腔矫治器治疗。

（4）口腔整形手术。

（5）外科减重手术。

（6）舌下神经刺激技术。

五、睡眠呼吸暂停低通气综合征的预防

（1）增强体育锻炼，保持良好的生活习惯。

（2）避免烟酒嗜好，因为吸烟能引起呼吸道症状加重，饮酒加重打鼾、夜间呼吸紊乱及低氧血症，尤其是睡前饮酒。

（3）对于肥胖者，要积极减轻体重，加强运动。

（4）鼾症患者多有血氧含量下降，故常伴有高血压、心律失常、血液黏稠度增高，心脏负担加重容易导致心脑血管疾病的发生，所以要重视血压的监测，按时服用降压药物。

（5）睡前禁止服用镇静、安眠药物，以免加重对呼吸中枢调节的抑制。

（6）采取侧卧位睡眠姿势，尤以右侧卧位为宜，避免在睡眠时舌、软腭、悬雍垂松弛后坠，加重上气道堵塞。可在睡眠时背部放一个小皮球，有助于强制性保持侧卧位睡觉姿势。

（7）手术后的患者要以软食为主，勿食过烫的食物；避免剧烈活动。

第五节　呼吸系统疾病的治疗与康复

一、常用药物的注意事项

1.抗生素

应用范围：各种下呼吸道感染。注意事项：①尽快确定病原体，给予敏感的抗生素，选用作用快、排泄快、毒性小的抗生素；②经验性抗感染治疗多选用广谱抗生素，如头孢呋辛酯；③老年肺炎中吸入性肺炎相对较多，因而应当注意厌氧菌感染的可能，注意肾毒性反应，如氨基糖苷类，应注意监测血药浓度，动态观测尿常规、肾功能变化，适当调整药物用量；④大环内酯类抗生素需经肝脏清除，长时间大剂量使用易发生肝损害，应适当减少用量；⑤应用氨基糖苷类抗生素时应注意观察有无耳毒性反应；⑥老年人应用大剂量青霉素、氨苄西林时，由于血药浓度和脑脊液中药物浓度较高，容易发生青霉素脑病，不宜过大剂量；⑦在用药控制感染的同时要注意局部引流，包括体位排痰、翻身叩背、解痉祛痰药的应用。

2.抗结核药

应用范围：各型肺结核。注意事项：①老年人免疫功能降低、肺组织老化、肺部并发症多、肺组织遭到破坏后恢复相对较慢，并且老年肺结核多为继发性肺结核，而老年人对抗结核药物副作用比较敏感，因此要注意贯彻早期、联合、适量、规律、全程用药的原则；②不宜选用链霉素，以免引起听力损害和肾功能损害；③老年人应用异烟肼时易发生肝功能损害，故用量宜偏小，并定期复查肝功能；④利福平对肝脏毒性反应较轻，适合于老年患者；⑤老年患者应用吡嗪酰胺时每日剂量以1.0g为宜，顿服。

3.茶碱类

应用范围：支气管哮喘及COPD。注意事项：①老年患者，尤其是COPD患者，或合并充血性心力衰竭、肝硬化、胆汁淤积者，茶碱清除率降低，容易出现毒性反应，故应适当减量并注意监测血药浓度；②老年人应用氨茶碱时，中枢神经系统、心血管、消化道反应比较强烈，此时可选用副作用较小的喘定。

4.β_2–受体激动剂

应用范围：支气管哮喘、慢性支气管炎和阻塞性肺气肿。①注意事项：随着年龄的增长，老年人β_2–受体功能下降和（或）数量减少，因而对于β_2–受体激动剂反应性下降，疗效降低，结果造成许多老年人常常自行增加β_2–受体激动剂的使用频率、剂量，容易引起各种心律失常，所以对老年人来说应用β_2–受体激动剂应格外小心，剂量应偏小，并且尽可能通过吸入方式，用药过程中注意监测各种不良反应，尤其是心律失常。许多老年人由于体弱无力、动作不协调，故使用定量雾化器吸入β_2–受体激动剂比较困难，疗效不佳，为此应推荐使用储雾器，或改用粉雾制剂，如喘宁碟、博利康尼都宝。

5.抗胆碱药

应用范围：支气管哮喘及COPD。注意事项：抗胆碱药是一种较为理想的支气管舒张剂，尤其适用于合并慢性支气管炎、肺气肿的哮喘，夜间哮喘，气道黏液分泌亢进的哮喘患者，同时推荐吸入溴化异丙托品，由于药物仅作用于气道黏膜，很少被吸收，故其副作用（如前列腺肥大、青光眼）极少。虽然用药后起效慢于β_2–受体激动剂，但疗效维持时间较长。

6.肾上腺糖皮质激素

应用范围：支气管哮喘、结节病、结缔组织病累及肺脏、其他间质性肺病、肺曲菌病、COPD、呼吸衰竭、结核性胸膜炎。注意事项：老年人骨质疏松、糖尿病、高血压、冠心病及动脉硬化的患病率明显高于一般人，因此对于老年患者应用肾上腺糖皮质激素应特别慎重，必要时在决定应用糖皮质激素之前测定血糖、骨密度，检测血脂、血钙、血磷，所用剂量应为一般成人用量的50%~70%，并尽可能用短效制剂，如泼尼松，疗效不宜太长，如病情允许，尽量采用晨起顿服给药或隔日口服疗法，用于治疗哮喘时最好吸入给药，这样剂量小，全身副作用少，也容易坚持长期用药，如确实需要长期使用糖皮质激素，为减少副作用的发生，可预防性给予高蛋白饮食、维生素D及钙制剂。

7.止咳药

应用范围：肺炎、急慢性支气管炎、支气管哮喘、肺脓肿、肺癌等。注意事项：咳嗽是一种保护性反应，故对老年人应当慎用止咳药，尤其不宜单独应用强力的止咳药，如可卡因等，以免影响气道分泌物的排出。

二、饮食原则

1.宜多饮开水

大量饮水可增进血液循环，加速体内代谢废物的排泄，使体温得到及时散发。因此，宜多饮水，每天摄入量以2500mL为宜。将痰稀释，以便于咳出。温热的白开水最好，避免含咖啡因或酒的饮料。

2.饮食宜清淡、稀软、少油腻

进食易消化吸收又可减轻脾胃负担，还能增进食欲、满足营养需要的食物，如白米粥、牛奶、玉米面粥、米汤、烂面、蛋汤、藕粉糊、杏仁粉糊等，还可配合甜酱菜、大头菜、榨菜或豆腐乳等小菜，以清淡、爽口为宜。高热、食欲不好者，适宜流食、半流食，如米汤、蛋花汤、豆腐脑、豆浆等。流感高热、口渴咽干者，可进食清凉多汁的食物，如莲藕、百合、荸荠等。

3.供给充足的蛋白质和铁

体重正常的患者给予平衡饮食，以增加呼吸道的抵抗能力；体重低于正常者，应供给高热能、高蛋白饮食。饮食中应多吃瘦肉、动物肝脏、豆腐、豆浆等。这些食品不仅富含优质蛋白质和铁元素，而且又无增痰上火之弊，对增强患者体质有利。

4.多吃清肺补肺的食物

清肺补肺食物如白木耳、百合、鲜藕、猪肺、海蜇、柿饼、枇杷、荸荠、无花果等。新鲜蔬菜，如大白菜、小白菜、油菜、白萝卜、红萝卜、番茄等，不仅可补充各种维生素和无机盐，而且还有清痰去火之功。一些果品类食物，如梨、枇杷、柑橘、莲子、百合、核桃、红枣、白果、栗子、松子、金橘饼等，不仅可祛痰止咳，而且能健脾补肾养肺。有条件的适当用些药膳，如清炖水鸭、百合、甲鱼、生地黄、黄芪煲，猪肺、党参文火炖服或用淮山药、北沙参、麦冬、五味子煲汤加蜂蜜水调和。如咯血患者服玉米须、马齿苋加冰糖水煮饮等。

三、促进呼吸功能恢复的方法——呼吸操

1.注意事项

如果患者出现以下情况之一，不建议开展以下康复治疗：静态心率>100次/分；血压<90/60mmHg、>140/90mmHg或血压波动超过基线20mmHg，并伴有明显的头晕、头痛等不适症状；血氧饱和度≤95%；合并其他不适合运动的疾病。当患者在治疗过程中出现以下情况，应立即停止以下康复治疗，重新评估并调整治疗方案：出现明显疲劳，休息后不能缓解；出现胸闷、胸痛、呼吸困难、剧烈咳嗽，头晕、头痛、视物不清、心悸、大汗、站立不稳等；当患者合并有肺动脉高压、充血性心力衰竭、深静脉血栓、不稳定的骨折等则应向专科医生咨询相关注意事项后，再开始呼吸康复治疗；高龄患者常伴有多种基础疾病，体质较差，对康复训练的耐受能力较差，康复治疗前应进行综合评估，康复训练应从小规模开始，循序渐进，避免出现训练损伤及其他严重并发症。

2.呼吸操

（1）第一节：腹式呼吸调气息。腹式呼吸是中医中常用的呼吸训练方法，也称为调息训练，即有意识地延长吸气、呼气时间，以腹式呼吸为主，进行慢的、深的、有规律的呼吸训练，以实现自我调节。

训练方法：锻炼者取舒适体位，全身放松，闭嘴用鼻深吸气至不能再吸，稍屏气或不屏气直接用口缓慢呼气。吸气时膈肌下降，腹部外凸，呼气时膈肌上升，腹部内凹。呼吸时两手置于肋弓下，呼气时须明显感觉肋弓下沉变小，吸气时则要感觉肋弓向外扩展。有时需要用双手按压肋下和腹部，促进腹肌收缩，使气呼尽。练习数次后，可稍微休息，两手交换位置后继续进行训练，每日2次，每次10~15分钟，熟练后可增加训练次数和时间，并可采用各种体位随时进行练习。

作用：传统中医认为，调息是古人所述三调之一。又称“调整呼吸”。调有调和、调整、调理之意。“息”字的古义有三：一指精神，二指呼吸，三指呼吸间的停顿。调息的内涵是运用意识，通过调整呼吸使意气相和，神清志定，气血平和。

现代研究认为腹式呼吸训练主要是膈肌的呼吸训练。膈肌是主要呼吸肌，严重呼吸系统疾病患者，如COPD患者，膈肌受过度膨胀肺的挤压而下降，膈面变平坦，活动度减弱，膈肌收缩的效率降低，严重者膈肌无力，出现胸腹矛盾性吸气运动。这些患者的呼吸运动被迫由肋间肌和辅助呼吸肌（斜方肌、胸锁乳突肌）来负担，

变成胸式呼吸。腹式呼吸锻炼的关键在于协调膈肌和腹肌在呼吸运动中的活动。呼气时，腹肌收缩帮助膈肌松弛，随腹腔内压增加而上抬，增加呼吸潮气量；吸气时，膈肌收缩下降，腹肌松弛，保证最大吸气量。腹式呼吸运动时，尽可能减少肋间肌等辅助呼吸肌的无效劳动，使之保持松弛休息。因此，腹式呼吸可增加潮气量，减少功能残气量，提高肺泡通气，降低呼吸功耗，缓解呼吸困难症状，改善换气功能。同时最新研究认为，腹式呼吸还有调节自主神经及心血管系统的作用。

（2）第二节：摆臂呼吸按少商。

取穴方法：拇指桡侧，距指甲角约0.1寸处。

动作要点：取坐位或立位姿势，平静呼吸，双手屈指，食指端指肚按压少商穴，平举上肢按压穴位吸气，双臂下垂放松按压呼气。注意剪短指甲，洗净双手，防止交叉感染。

作用：少商为肺经井穴。井，地之孔也。因本穴的流注是从地之天部流向地之地部并从孔穴通道而流，故为肺经井穴。点压此穴可起到疏通肺经精气的作用。且肺经主要在上肢，配合上肢活动锻炼，可调节整条经络的作用，有利于下一步开展经络按摩，调节气息。同时现代研究认为上肢活动锻炼有利于协调呼吸肌运动，帮助呼吸肌休整，从而达到锻炼呼吸肌的目的。

（3）第三节：对搓鱼际擦迎香（图6-1）。

取穴方法：鱼际穴在手拇指本节（第一掌指关节）后凹陷处，约当第一掌骨中点桡侧，赤白肉际处（拇指掌侧肌肉丰厚处）。迎香穴位于人体的面部，在鼻翼旁开约1cm鼻唇沟中（在鼻翼外缘中点旁，当鼻唇沟中）。

动作要求：取坐位、立位或卧位姿势，平静呼吸，两手鱼际对搓，然后用双手大鱼际在鼻翼两旁的迎香穴处反复擦动。注意洗净双手，防止细菌感染。

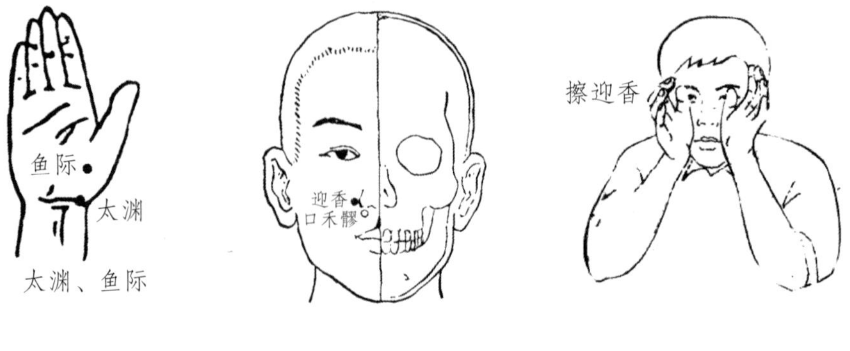

图6-1 迎香及鱼际的位置。

作用：鱼际穴为手太阴肺经荥穴，五行属火，具有解表、利咽、化痰的功效。每天坚持搓鱼际穴，能增强肺主皮毛的功能，从而改善易感者的体质状况，提高其抵御外邪的能力，对咽痛、打喷嚏等感冒早期症状有明显的疗效。迎香穴为手阳明大肠经穴，具有祛风通窍、理气止痛的作用，肺开窍于鼻，与大肠相表里。此节锻炼具有疏通肺与大肠两经气血、宣通鼻窍、预防感冒的作用。

（4）第四节：平静呼吸点内关（图6-2）。

取穴方法：内关穴位于腕臂内侧，掌长肌腱与桡侧腕屈肌腱之间，腕横纹上2寸处取穴。简便取穴：将右手3个手指头并拢，把3个手指头中的环指放在左手腕横纹上，这时右手食指和左手手腕交叉点的中点，就是内关穴。为说明确切位置，可以攥一下拳头，攥完拳头之后，在内关穴上，有两根筋，实际上，内关穴就在两根筋的位置。

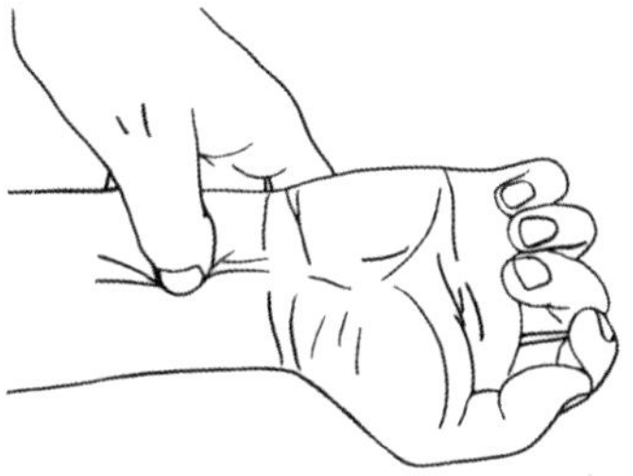

图6-2　内关的位置。

动作要求：取坐位、立位或卧位姿势，平静呼吸，左手拇指指甲点压右手内关穴，吸气时用力点压，呼气时放松。左右手交替反复。注意剪短指甲，洗净双手，防止细菌感染。

作用：内关，内，内部也，关，关卡也。内在之关要，本穴物质为间使穴传来的地部经水，流至本穴后由本穴的地部孔隙从地之表部注入心包经的体内经脉，心包经体内经脉经水的气化之气无法从本穴的地部孔隙外出体表，如被关卡阻挡一般，故而得名。内关穴为手厥阴心包经络穴，又是八脉交会穴之一，通于阴维脉，主治本经疾病和胃、心、心包络疾患，以及与情志失和、气机阻滞有关的脏腑器官、肢体病变，广泛应用于临床。本节锻炼可起到调节心率、缓慢呼吸、聚精会神、消除疲劳的作用。

（5）第五节：深慢呼吸拿大椎。

取穴方法：大椎穴位于颈部第七颈椎与第一胸椎棘突之间。取穴时正坐低头，大椎穴位于颈部下端，颈椎突出的最高处，第七颈椎棘突下凹陷处。若突起骨不太明显，可活动颈部，不动的骨节为第一胸椎，约与肩平齐。

动作要求：取坐位姿势，平静呼吸，右手平放颈部，缓慢吸气的同时用拇指大鱼际和其余四指相对用力，提捏颈部大椎穴。在吸气末做一停顿，此时会厌和声带仍为开放状态，停顿时间约占呼吸周期的1/4，再徐徐呼气并放松拿捏大椎穴。要求吸、停、呼比例在1：1：2左右。左右手交替反复上述动作。

作用：大椎穴为督脉之穴。督脉具有统率和督促全身阳经的作用，故督脉有“总督诸阳”和“阳脉之海”的说法。大椎穴是手足三阳经与督脉的交会穴，被称为“阳中之阳”，具有统领一身阳气、联络一身阴气的作用。所以按摩大椎可贯通阴阳，强壮机体，增强人体免疫力，预防感冒。

现代研究发现，吸气末停顿呼吸训练可使COPD患者潮气量增加，呼吸频率减慢，动脉血气改善，有助肺内气体分布均匀。平均呼气流速无明显改变，呼吸基线无抬高，表明并不增加气体潴留，且有助于改善COPD患者通气和换气功能的呼吸形态。

（6）第六节：俯身叩背搓腰眼（图6-3）。

取穴方法：腰眼穴位于腰部第三椎棘突左右3~4寸的凹陷处。简便取穴：俯卧位，先取与髂嵴相平的腰阳关穴，在与腰阳关穴相平左右各旁开3.5寸处取穴。腰眼穴在肚脐（神阙穴）对后背的位置旁开3.5寸，也就是4个手指的位置。

动作要点：取坐位或立位姿势，两手掌对搓发热后，紧按腰眼处，稍停片刻，然后用力上下搓腰眼部背阔肌。然后俯身双手交替叩击后背。

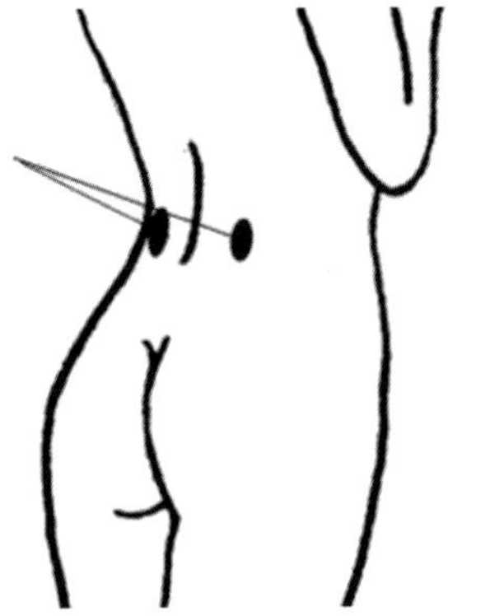

图6-3　腰眼的位置。

作用：中医认为，腰眼穴居“带脉”（环绕腰部的经脉）之中，为肾脏所在部位。用掌搓腰眼穴不仅可疏通带脉和强壮腰脊，而且还能起到固精益肾、延年益寿的作用。同时叩击后背有助于呼吸系统分泌物的排出，可通畅呼吸道。

（7）第七节：缩唇呼气推任脉。

取穴方法：分布于人体前正中线，起于会阴，止于承浆。

动作要点：取坐位或立位姿势，右手掌小鱼际平放脐部（神阙穴），随吸气沿着正中线向上推至胸骨上窝正中（天突穴），然后用大拇指从胸骨上窝正中（天突穴）随呼气沿着正中线向下钩至脐部（神阙穴），呼气时嘴巴成鱼嘴状，用口呼气，尽量把气体呼出（图6–4）。左右手交替反复。

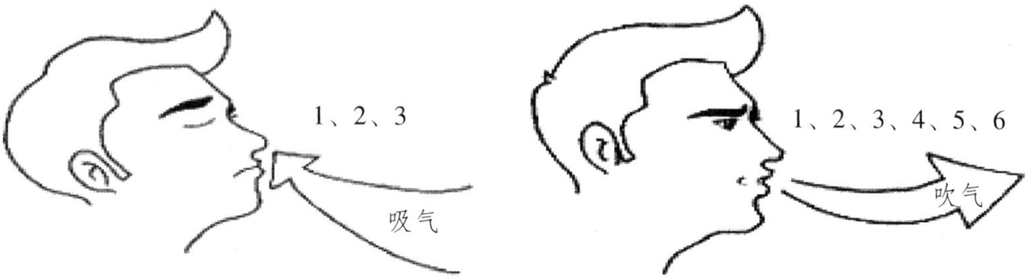

图6–4　吸吹气。

作用：任脉是“奇经八脉”之一，“任”字有担任、任养之意。共计二十四穴，分布于面、颈、胸、腹的前正中线上，“手、足三阴脉之海”。推按任脉可疏通全身气血。现代研究发现，缩唇缓慢呼气可产生2~5cmH_2O的阻力，缩唇呼气与非缩唇呼气相比，气道的等压点更向气道远端推移。其次，可防止呼气时小气道陷闭和狭窄，有利于肺泡气排出；呼气时间的延长也有利于肺内气体充分排出，防止气道陷闭。

（8）第八节：提起足跟压涌泉（图6–5）。

取穴方法：涌泉位足掌心，卷足时足前部凹陷处，约当足底第二、第三趾趾缝头端与足跟连线的前1/3与后2/3交点上。

动作要点：取立位姿势，吸气时足跟提起，按压前脚掌；呼气放松足跟与脚趾。

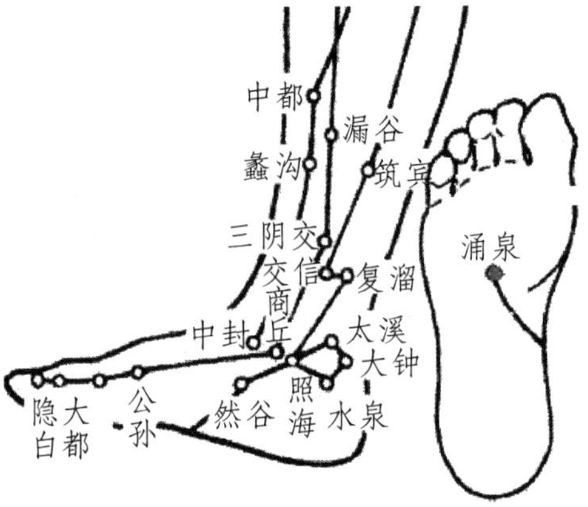

图6–5 足部及足踝上的穴位。

作用：中医学认为，涌泉穴是属于心肾两经的相接点，足少阴肾经起于足心涌泉穴、止于俞府穴。主肾及其经脉循行部位的病症，以及与肾有关的脾、胃、心、肺等脏腑病症，具有宁心安神、交通心肾的作用。同时现代研究肺与支气管的足底反射区也在前脚掌，可同时按压，以起到按摩保护作用。

整套呼吸保健体操将传统经络按摩与现代呼吸训练有机融为一体，既疏通人体肺与大肠、心包、肾经及任、督、带脉的气血，又按摩胸、腹、腰、背、颈部重要穴位，同时配合了腹式呼吸、缩唇呼气和吸气末停顿等呼吸训练，通过摩擦面部、叩击后背和按压足底反射区，达到锻炼呼吸肌、协助排痰并预防感冒的目的，共同起到疏通经络、平静呼吸、调和身心和“治未病”的作用。

参考文献

[1] 葛均波,徐永健,王辰．内科学[M]. 9版．北京:人民卫生出版社,2020.

[2] 胡秀英,肖惠敏．老年护理学[M].5版．北京:人民卫生出版社,2022.

[3] 何权瀛,王莞尔．阻塞性睡眠呼吸暂停低通气综合征诊治指南(基层版)[J]. 中国呼吸与危重监护杂志,2015,14(4):398–405.

[4] 赵立梅,谢娟．阻塞性睡眠呼吸暂停低通气综合征的研究进展[J]. 中国慢性病预防与控制,2019,27(2):144–147.

第七章

老年内分泌与代谢疾病的自我管理

第一节　糖尿病

随着生活方式的改变和老龄化社会进程的加速，糖尿病作为一种严重危害人类健康的慢性非传染性疾病，患病人数逐年增加。预计到2050年，我国老年人口比例将超过30%，其中20%以上的老年人是糖尿病患者、45%以上的老年人处于糖尿病前期状态。糖尿病是一种终身性且不可治愈的慢性疾病，需要长期接受治疗，并做好自我管理。

一、什么是糖尿病?

糖尿病是一种遗传因素和环境因素长期作用所导致的慢性、全身性的代谢性疾病，以血浆葡萄糖水平增高为特征，主要是人体内胰岛素分泌不足和（或）胰岛素作用障碍引起的，基本疾病特征除血糖升高以外，同时还会伴有蛋白质、脂肪代谢紊乱，影响正常的生理活动。

胰岛素是胰腺中的胰岛β细胞分泌的一种降糖激素，也是人体内分泌腺分泌的唯一的一种降血糖激素。由此可见，凡是能影响胰岛素分泌及作用的因素都可能导致或诱发糖尿病，如遗传因素、病毒感染、肥胖、胰岛素抵抗、摄食过多、体力活动不足、应激、化学毒物等。

二、糖尿病的类型

WHO将糖尿病分为四大类型，包括1型糖尿病、2型糖尿病、妊娠糖尿病和其他特殊类型糖尿病。约有95%的老年糖尿病患者是2型糖尿病。

三、什么是老年糖尿病？

老年糖尿病是指年龄≥60岁的糖尿病患者（西方国家≥65岁），包括60岁以前和60岁以后诊断为糖尿病的老年人。

四、老年糖尿病的症状

老年糖尿病的症状多不典型且起病隐匿，但超重及肥胖者占多数。仅有1/4或1/5的老年患者有多饮、多尿、多食及体重减轻的"三多一少"症状。很多患者虽然餐后血糖已有升高，但却仅有一些非特异性症状，如乏力、四肢酸痛、肢体发麻、腰痛、便秘、视力模糊、外阴瘙痒等，也常常以并发症为首发症状，如高血压病、视网膜病变、肾脏病的表现等。

五、老年糖尿病的诊断

我国根据《中国2型糖尿病防治指南（2017版）》进行诊断，见表7-1。

表7-1 糖尿病诊断标准

糖尿病诊断标准	静脉血浆葡萄糖(mmol/L)
典型糖尿病症状(烦渴多饮、多尿、多食、不明原因的体重下降)加上随机血糖或加上	≥11.1
空腹血糖或加上	≥7.0
葡萄糖负荷后2小时血糖无典型糖尿病症状者,需改日复查确认	≥11.1

六、老年糖尿病前期

老年糖尿病前期又称糖调节受损，主要见于2型糖尿病诊断之前，血糖逐渐高于正常人水平，但又未达到糖尿病诊断的一个阶段，见表7-2，包括空腹血糖受损、糖耐量减低。这个阶段的血糖异常也会造成血管损害，需要积极管理，并尽可能延缓发展为糖尿病的进程。

表7-2　糖调节受损(WHO，2017)

糖调节受损分类	静脉血血糖值(mmol/L)	
	空腹血糖	OGTT 2小时血糖
正常血糖(NGT)	<6.1	<7.8
空腹血糖受损(IFG)	6.1~7.0	<7.8
糖耐量减低(IGT)	<7.0	7.8~11.1
糖尿病(DM)	≥7.0	≥11.1

七、老年糖尿病的特点

（1）老年人群的知晓率、诊断率、治疗率不高，总体控制水平并不理想。

（2）可分为老年前即患有糖尿病和老年后新发患有糖尿病这两种情况，且在自身状况、糖尿病临床特点、罹患其他疾病、已存在的脏器功能损伤等方面均有所不同。患病年龄越轻，合并大血管、微血管病变的危险性越大。

（3）以2型糖尿病占绝大多数，约为95%，起病隐匿，早期多无“吃得多、喝得多、尿得多、体重减轻”的“三多一少”症状，且以餐后血糖升高最为多见。

（4）常合并多种代谢紊乱，如血脂紊乱、高尿酸血症、高凝状态等，以及可能并存的各系统疾病或伴有各种重要脏器功能的减退，导致用药品种和数量较多。如老年人肾功能减退可能导致降糖药物的缓慢蓄积，增加低血糖的发生率；肝功能的潜在减退使药物之间的相互作用变得更为复杂，不仅影响药物疗效，而且可能增加药物毒性反应。

（5）伴有视力下降、记忆力下降、认知功能减退等情况，很大程度上影响了治疗的依从性。

（6）老年糖尿病患者对低血糖的感知能力和防御能力不断下降，极易进展成严重的低血糖，而导致不良后果。

你知道吗？

口服葡萄糖耐量试验（OGTT）

适用于血糖高于正常范围但未确诊的糖尿病患者。具体方法：清晨为空腹测试者取静脉血后，将75g葡萄糖溶于250~300mL水中，测试者在5分钟内饮完，再分别于测试者服糖后的30分钟、1小时、2小时、3小时取静脉血同步测定血浆葡萄糖数值和胰岛素数值。OGTT中，2小时血浆葡萄糖≤7.7mmol/L为正常糖耐量，7.8~11.0mmol/L为糖耐量减低，≥11.1mmol/L为糖尿病。

八、老年糖尿病的治疗原则

老年糖尿病患者的血糖管理特别要体现个体化，早预防、早诊断、早治疗，以确保患者安全获益。一般的治疗原则如下。

（1）严防可能出现不良后果的严重低血糖或夜间低血糖。

（2）应用降糖药物时，需要考虑药物对患者体重的影响，避免使胖者更胖、瘦者更瘦。

（3）应用降糖药物时，需要考虑药物对心脑血管的潜在影响，尤其是对已经存在心血管风险的患者。

（4）糖尿病和肥胖会增加肿瘤的风险，对已患肿瘤或肿瘤高危人群，要避免使用可能导致肿瘤风险的药物。

（5）尊重患者意愿，提高治疗依从性，以期改善治疗结局。

你知道吗？

老年糖尿病血糖标准可适当放宽

老年糖尿病患者在治疗期间，不仅要注意控制高血糖，更要重视对低血糖的防范。老年人一旦发生低血糖，大多比较严重且持久，难以恢复。所以为了避免低血糖的发生，老年糖尿病患者的血糖控制标准可适当放宽。例如，超过75岁的糖尿病患者空腹血糖低于8.0mmol/L、餐后血糖低于12.0mmol/L就可以了。一旦出现偏瘫、昏迷、抽搐等非典型的低血糖症状时，首先考虑发生低血糖，需立即进行血糖检测并采取救治措施。

九、老年糖尿病的饮食治疗

饮食控制是糖尿病综合治疗的基础。俗话说民以食为天，怎样使老年糖尿病患者吃得好、吃得对，合理安排饮食可是一门不小的学问。饮食治疗要遵循的主要原则如下。

1.合理控制总热量

所有糖尿病患者每天通过饮食摄入的总量都是要量化的，老年糖尿病患者也是如此。这种总热量量化的计算方法分五步：

第一步：计算自己的理想体重（kg）=身高（cm）−105。

第二步：判定自己的体重类型，理想体重±10%以内为正常体重，高于理想体重

20%为肥胖/超重，低于理想体重20%为消瘦。

第三步：根据自己的体重和活动量，在表7–3中选择适合自己的热量级别。

表7–3　不同体重和活动量的热量级别

体重类型	卧床（千卡/千克体重）	轻体力（千卡/千克体重）	中体力（千卡/千克体重）	重体力（千卡/千克体重）
肥胖/超重	5	20~25	30	35
正常	15~20	25~30	35	40
消瘦	20~25	35	40	45 ~ 50

第四步：计算自己每天需要的热量=理想体重×热量级别。

第五步：根据1个食品交换份=90千卡热量，计算出自己每天要进食的食品份数=每天需要的热量/90。

2. 平衡膳食，各种营养物质摄入均衡

合理搭配三大营养素，碳水化合物、蛋白质、脂肪每天进食量各占比例为55%~60%、15%~25%、20%。

3. 制订饮食计划，称重饮食，定量进餐

将选择好的食物以1/3、1/3、1/3或1/5、2/5、1/5的比例分配到早、中、晚餐中。

4. 少量多餐，每日3~6餐

在总量不变的前提下，要做到少量多餐，每日至少进食3餐，最好进食4~6餐。口服降糖药或胰岛素治疗患者的加餐时间可安排在上午9~10时、下午3~4时及晚上睡前1小时，加餐食物可由正餐中匀出半两主食作为加餐食品，也可选用低糖蔬菜，如每日一个黄瓜或番茄。

5. 食物选择多样化

绿色蔬菜多多益善，水果要适时适量，尽量吃含糖量低的水果，作为餐前加餐吃，每次少吃。

6. 烹调方法清淡化

尽量用蒸、煮、炒、溜、焖烹调方法，少油少盐。

十、不同种类食物的1个食品交换份

1. 主食类食物每1个交换份

含有碳水化合物19g，蛋白质2g，脂肪0.5g，可产生90kcal热量，见表7–4。

表7-4　主食类食物每1个交换份

食品	质量(g)	食品	质量(g)
大米	25	面粉	25
小米	25	干粉条	25
桂面	25	藕粉	25
玉米	25	生面条	35
绿豆	25	淡馒头	35
赤小豆	25	咸面包	35
窝头	35	土豆	100
苏打饼干	25		

2. 鱼肉类食物每1个交换份

含有蛋白质9g，脂肪5g，可产生90kcal热量，见表7-5。

表7-5　鱼肉类食物每1个交换份

食品	质量(g)	食品	质量(g)
瘦肉香肠	20	瘦羊肉	50
猪肝	25	香干	50
瘦猪肉	25	鸡蛋	55
猪大排	25	猪心	70
瘦牛肉	50	青鱼	75
鲳鱼	50	虾仁	100
鸡翅	50	豆腐	200

3. 乳类食物每1个交换份

含有碳水化合物6g，蛋白质4g，可产生90kcal热量，见表7-6。

表7-6　乳类食物每1个交换份

食品	质量(g)	食品	数量(mL)
全脂牛奶	15	豆奶	240
		酸牛奶	110
		脱脂奶	220

4. 油脂类食物每1个交换份

含有脂肪9g，可产生90kcal热量，见表7-7。

表7-7　油脂类食物每1个交换份

食品	质量(g)	食品	质量(g)
核桃仁	12.5	芝麻酱	15
杏仁	15	葵花子	30
豆油	9	南瓜子	30

5.蔬菜类食物每1个交换份

含有碳水化合物15g，蛋白质5g，可产生90kcal热量，见表7-8。

表7-8　蔬菜类食物每1个交换份

食品	质量(g)	食品	质量(g)
大白菜	500	丝瓜	500
青菜	500	白萝卜	400
菠菜	500	荷兰豆	250
芹菜	500	豇豆	250
番茄	500	冬瓜	500
鲜蘑菇	500	黄瓜	500
藕	150	苦瓜	500
甜椒	350	茄子	500
西葫芦	500	四季豆	250
韭菜	500	蒜苗	250
莴笋	500	胡萝卜	200
绿豆芽	500	豌豆	70

6.水果类食物每1个交换份

含有碳水化合物21g，蛋白质1g，可产生90kcal热量，见表7-9。

表7-9　水果类食物每1个交换份

食品	质量(g)	食品	质量(g)
橙子	200	李子	200
菠萝	200	梨	250
西瓜	750	橘子	250
草莓	300	苹果	200
猕猴桃	200	桃子	200

十一、如何计算糖尿病饮食的热量控制？

举例：老年糖尿病患者，男性，65岁，身高170cm，体重80kg。

计算总热量：

第一步：计算理想体重=170−105=65（kg）。

第二步：判定体重类型。>理想体重20%，为超重。

第三步：根据活动量选择适合自己的热量级别为20～25kcal/kg。

第四步：计算每天需要的热量=65×20=1320（kcal）。

第五步：根据1个食品交换份=90千卡热量，计算出每天的食品份数=1320/90≈15个食品交换份。

合理搭配三大营养素，依据碳水化合物、蛋白质、脂肪每天进食量比例分配15个交换份，得出碳水化合物、蛋白质、脂肪的每天进食量分别为8份、4份、3份。

将选择出的不同种类食物按比例分配到早、中、晚餐中。

十二、老年糖尿病患者可以借鉴的“每日饮食1、2、3、4、5”

每天1袋牛奶。

每天200~250g碳水化合物。

每天3个单位优质蛋白（1单位优质蛋白=猪肉1两=鱼2两=鸡蛋1个）。

4句话：有粗有细，不甜不咸，少吃多餐，七八分饱。

每天500g蔬菜。

十三、营养膳食金字塔也适用于老年糖尿病患者（图7-1）

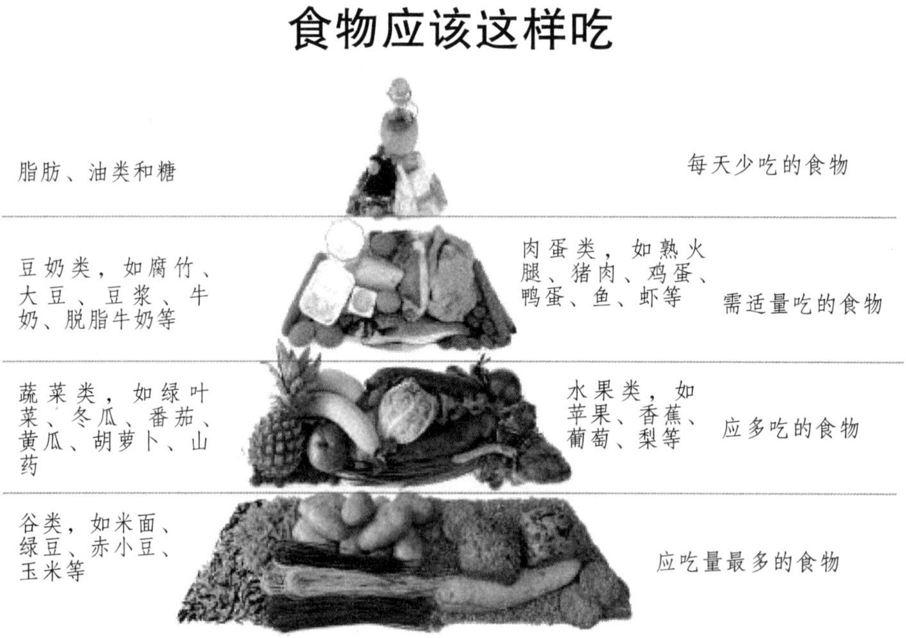

图7-1 营养膳食金字塔。

十四、运动疗法是老年糖尿病综合治疗的重要手段

科学、有效的运动可提高胰岛素敏感性，减轻胰岛素抵抗，改善葡萄糖代谢，降低血糖；可降低甘油三酯水平，减少身体脂肪含量，保持正常体重；可促进血液循环和心脏健康，改善心肺功能，减轻中度高血压，减少血栓形成的风险；还可使人精力充沛、缓解压力，增强肌肉力量和身体灵活性。

1.运动的形式

运动的形式分为有氧运动和无氧运动。有氧运动可以消耗葡萄糖、动员脂肪、调节心肺功能，包括散步、游泳、骑车、跳舞等；无氧运动是因其由于氧气不足使人体产生乳酸增加，易导致气急、肌肉酸痛等不良反应，而不适于老年人群。对于老年糖尿病患者而言，最适宜的运动是快步走。

2.运动的时间

运动的时间最好安排在饭后1~2小时，早餐后运动效果最好，晚餐后运动可消耗多余的能量，要注意晨练不宜过早且不宜空腹。

3.运动的强度

运动强度应适中，以运动时的脉搏≤170−年龄（次/分）为宜。例如，一位70岁的老年人，运动时的脉搏为100次/分左右，强度刚刚好；如果运动时的脉搏达到110次/分或以上，就证明运动的强度有些大了，需要减少运动量；反之，如果运动时的脉搏仅有80次/分或更低，则提示还可以将运动强度再增大些。

运动的强度分为：高强度运动（如跳绳、游泳、快跑、球类运动）、中等强度运动（如快走、慢跑、骑车、爬楼梯、做健身操）、轻度运动（如做广播操、打太极拳）、非常轻度运动（如购物、散步、做家务）。

对于老年糖尿病患者来说，建议采取中等强度的运动，每周3~5次，每次30分钟左右，且自我感觉到周身发热、微微出汗但不是大汗淋漓为宜。

4.运动的过程

由运动开始到运动结束，需要完成3个过程：开始的5~10分钟做准备活动；中间的10~30分钟为运动时段，也是有效心率的保持时间；最后的5~10分钟为放松活动时间。为达到满意的运动效果，这3个过程缺一不可，以免造成运动伤害。

5.运动中的注意事项

（1）培养规律定时定量的运动习惯。

（2）不要在饥饿或饱食后运动。

（3）避免单独运动。

（4）运动时携带糖尿病救助卡、糖果、点心等，以防发生低血糖。

（5）有任何不适，如心慌、冒虚汗、全身乏力、憋气、下肢疼痛等都应立即停止运动。必要时就近就医，以免发生意外。

知识拓展

帮助卧床老年糖尿病患者的被动运动锻炼操

通过帮助卧床患者进行主动或被动的关节活动，在达到上述糖尿病患者运动效果的基础上，进一步达到避免肌肉萎缩、促进血液循环的目的。此运动操要求每天至少做3次，每个关节的活动需重复3~5次且活动角度必须完全，以及每个关节的正常活动方向均要执行，动作轻柔、规律且注意避免过度牵扯而致卧床患者受伤。

- 肩的旋转运动：上肢伸向侧方，竖起肘部；前臂向脚的方向倒下，向反方向的头部倒下；手背靠在床或垫被上。
- 拇指跷起的旋转运动：用一只手将拇指以外的四根手指伸展压住，用另一只手压弯拇指；将拇指向后伸展弯曲；拇指画圆圈旋转。
- 手腕向拇指、小指弯曲的运动：一只手放手腕的稍下，另一只握住；使手腕伸直，手向小指侧弯曲，然后向拇指弯曲。
- 上肢侧举运动：一只手放在肘上，另一手握手腕；肘伸展的同时，将上肢拉到侧方；上肢转至头上；有妨碍时，肘可弯曲。
- 上肢前举运动：一只手放在肘上，另一只手握手腕；伸展时，从体侧向上举，慢慢转向头上。
- 下肢向外开再复原运动：一只手插入膝盖下方，另一只手握足跟，膝盖伸直微抬起足跟；将抬起的足跟向看护者的方向；恢复原位。
- 髋关节、膝关节的屈伸：一只手插入膝关节下方，另一只手握足跟；抬起下肢，同时弯曲膝盖；继续用力弯曲膝盖；伸展膝盖抬脚，下肢恢复原位置。
- 足踝旋转：一只手握足尖，另一只手握足踝，足向外侧旋转，向反方向的内侧旋转。
- 足趾运动：将足趾向脚背方向弯曲，将足趾向足掌方向弯曲。

十五、老年糖尿病的口服降糖药物

老年糖尿病患者必须根据医嘱，有规律地接受科学的药物治疗，应用降糖药物，不可自行增减或停药。口服降糖药是如何分类的？代表药物是什么？服用时间是怎样的？药物又有哪些副作用呢？见表7-10。

表7-10　口服降糖药

类别	药物	作用/优点	服药时间	副作用	注意事项
双胍类	二甲双胍	2型糖尿病一线用药，低血糖风险较少	饭后即刻服	胃肠道反应、体重下降、与增龄相关的肾功能减退	使用碘化造影剂前后各3天暂时停用，并进行充分水化；禁用于肝功能不全、心力衰竭、缺氧或接受大手术的患者
α-糖苷酶抑制剂	阿卡波糖、伏格列波糖	降低餐后血糖，单药不发生低血糖，不增加肝肾代谢负担	随第一口饭嚼服	腹胀、腹泻、便秘	小剂量开始，逐渐加量；与其他药物联合使用时，如果出现低血糖，需使用葡萄糖制剂快速升高血糖
二肽酶-4抑制剂		降低餐后血糖为主，低血糖风险很小，耐受性和安全性好，不增加体重	空腹服，每日一次，不受进餐影响	过敏反应、上呼吸道感染	
格列奈类		作用时间短，低血糖风险低，对肾功能影响较小	饭前30分钟服用	低血糖	
磺脲类	格列本脲 格列齐特缓释片、格列吡嗪控释片	经典，效价比最高，应用最为广泛	饭前30分钟服用	易出现严重低血糖，缓释片低血糖风险较低	选择中短效的磺脲类药物；有轻中度肾功能不全者，可选择格列喹酮
格列酮类	罗格列酮、吡格列酮		空腹服，每日一次，不受进餐影响	增加体重，有水肿、心力衰竭、骨折等风险	不推荐在老年糖尿病患者中使用

十六、老年糖尿病的胰岛素治疗

在胰岛β细胞功能明显减退、口服降糖药物失效或禁忌、血糖难以控制的老年2型糖尿病患者，以及老年1型糖尿病患者应当考虑应用胰岛素经皮下注射治疗。合理选择胰岛素的种类、确定胰岛素的剂量，以及科学匹配胰岛素与饮食、运动、口服降糖药物的关系等，是安全有效胰岛素治疗的关键。

1.胰岛素的分类及注射时间

（1）超短效胰岛素：如表7-11所示，注射时间为餐前即刻或餐前10分钟，餐后10分钟内可补充注射。

表7-11 超短效胰岛素

商品名	通用名	规格		有效期		皮下注射作用时间			来源
				未拆封	已拆封	开始	高峰	持续	
诺和锐	门冬胰岛素	笔芯 特充	300IU:3mL 300IU:3mL	24个月	4周<30℃	10~20分钟	1~3小时	3~5小时	人胰岛素
优泌乐	赖脯胰岛素	笔芯	300IU:3mL	24个月	4周<30℃	15分钟	30~70分钟	3.5~4小时	
速秀霖	重组赖脯胰岛素	笔芯	300IU:3mL	24个月	1月<25℃	0~15分钟	0.5~1小时	2~4小时	

（2）短效胰岛素：如表7-12所示，注射时间为餐前30分钟，餐后不可补充注射。

表7-12 短效胰岛素

商品名	通用名	规格		有效期		皮下注射作用时间			来源
				未拆封	已拆封	开始	高峰	持续	
诺和灵R	生物合成人胰岛素	笔芯 瓶装	300IU:3mL 400IU:10mL	30个月 30个月	4周<25℃ 6周<30℃	30分钟	1.5~3.5小时	7~8小时	人胰岛素
优泌林R	重组人胰岛素	笔芯	300IU:3mL	24个月	4周<25℃	30分钟	2~4小时	6~8小时	
甘舒霖R	重组人胰岛素	笔芯 瓶装	300IU:3mL 400IU:10mL	30个月	1月室温	30分钟	1~3小时	4~8小时	
优思灵R	重组人胰岛素	笔芯	300IU:3mL	24个月	4周<25℃	30分钟	2~4小时	6~8小时	
普通胰岛素	胰岛素注射液	瓶装	400IU:10mL	24个月	4周<25℃	0.5~1小时	2~4小时	5~7小时	猪胰岛素

（3）中效胰岛素：如表7-13所示，注射时间为早餐前30分钟。

表7-13 中效胰岛素

商品名	通用名	规格		有效期		皮下注射作用时间			来源
				未拆封	已拆封	开始	高峰	持续	
万苏林	低精蛋白锌胰岛素	瓶装	400IU:10mL	24个月	4周<25℃	0.5~1小时	1~4小时	18~24小时	动物源胰岛素
重合林N	精蛋白重组人胰岛素	瓶装	400IU:10mL	24个月	4周<25℃	30分钟	2~8小时	18~24小时	
诺和灵N	精蛋白生物合成重组人胰岛素	笔芯 特充 瓶装	300IU:3mL 400IU:10mL	30个月	6周<30℃ 6周<25℃	3~4小时	12~24小时	24~36小时	人胰岛素

（待续）

表7-13(续)

商品名	通用名	规格		有效期		皮下注射作用时间			来源
				未拆封	已拆封	开始	高峰	持续	
优泌林N	精蛋白锌重组人胰岛素	笔芯	300IU:3mL	24个月	4周<30℃	1小时	4~10小时	18~24小时	
		瓶装	400IU:10mL		4周<31℃	1.5~4小时	4~12小时		
		瓶装	800IU:10mL		6周<25℃				
甘舒霖N	精蛋白重组人胰岛素	笔芯	300IU:3mL	24个月	1个月室温	2~4小时	6~9小时	24小时	
	低精蛋白重组人胰岛素	瓶装	400IU:10mL						
优思灵N	精蛋白锌重组人胰岛素	笔芯 瓶装	300IU:3mL 400IU:10mL	24个月	6周<25℃	2~4小时	6~9小时	24小时	

（4）长效胰岛素：如表7-14所示，每天注射一次，固定注射时间。

表7-14　长效胰岛素

商品名	通用名	规格		有效期		皮下注射作用时间	来源
				未拆封	已拆封		
诺和平	地特胰岛素	笔芯 特充	300IU:3mL 300IU:3mL	24个月	6周<30℃	作用平缓，持续时间长	胰岛素类似物
长秀霖	重组甘精胰岛素	笔芯	300IU:3mL	30个月	30天<25℃	作用平稳，无峰值，持续时间长	
来得时	甘精胰岛素	特充 瓶装	300IU:3mL 1000IU:10mL	36个月 24个月	4周<25℃	作用平稳，无峰值，持续时间长	
万苏林	精蛋白锌胰岛素	瓶装	400IU:10mL	24个月	4周<25℃	作用平稳，无峰值，持续时间长	动物源胰岛素

（5）超长效胰岛素：如表7-15所示，每天注射一次，固定注射时间。

表7-15　超长效胰岛素

商品名	通用名	规格		有效期		皮下注射作用时间	来源
				未拆封	已拆封		
诺和达畅充	德谷胰岛素	笔芯	300IU:3mL	30个月	8周<30℃	作用平缓，持续时间长	胰岛素类似物

（6）预混胰岛素：如表7-16所示，人胰岛素注射时间为餐前30分钟，胰岛素类似物注射时间为餐前10分钟。

表7-16 预混胰岛素

商品名	通用名	规格		有效期		皮下注射作用时间			来源
				未拆封	已拆封	开始	高峰	持续	
重合林M30	精蛋白重组人胰岛素	笔芯	300IU:3mL	30个月	4周 <25℃	30分钟	2~8小时	24小时	人胰岛素
甘舒霖30R	30/70混合重组人胰岛素	笔芯 瓶装	300IU:3mL 400IU:10mL	30个月	1个月室温	30分钟	2~8小时	24小时	
甘舒霖40R	40/60混合重组人胰岛素	笔芯	300IU:3mL	24个月					
甘舒霖50R	50/50混合重组人胰岛素	笔芯	300IU:3mL	24个月					
诺和灵30R	精蛋白生物合成人胰岛素30R	瓶装 笔芯	400IU:10mL 300IU:3mL	30个月	6周 <25℃ 4周 <25℃	30分钟	2~8小时	24小时	
诺和灵50R	精蛋白生物合成人胰岛素50R	笔芯	300IU:3mL	30个月	6周 <25℃	30分钟	2~8小时	2~8小时	
诺和锐30	门冬胰岛素30	笔芯 特充	300IU:3mL 300IU:3mL	30个月	4周 <30℃	10~20分钟	1~4小时	24小时	胰岛素类似物
诺和锐50	门冬胰岛素50	笔芯 特充	300IU:3mL 300IU:3mL	24个月	4周 <30℃	10~20分钟	2小时	24小时	
速秀霖25	精蛋白锌重组赖脯胰岛素混合	笔芯 瓶装	300IU:3mL 1000IU:10mL	24个月	4周 <25℃	10~15分钟	30~70分钟 1~1.5小时	4~5小时	
优泌林70/30	精蛋白锌重组人胰岛素	笔芯 瓶装	300IU:3mL 400IU:10mL	24个月	4周 <25℃	30分钟	2~12小时	18~24小时	人胰岛素
优泌乐25R	精蛋白锌重组赖脯胰岛素混合25	笔芯	300IU:3mL	24个月	4周 <25℃	15分钟	30~70分钟	18~24小时	胰岛素类似物
优泌乐50R	精蛋白锌重组赖脯胰岛素混合50	笔芯	300IU:3mL	24个月	4周 <25℃	15分钟	30~70分钟	18~24小时	
优思灵30R	精蛋白锌重组人胰岛素混合	笔芯	300IU:3mL	24个月	4周 <25℃	30分钟	2~8小时	24小时	人胰岛素
优思灵50R	精蛋白锌重组人胰岛素混合	笔芯	300IU:3mL	24个月	4周 <25℃	30分钟	2~8小时	24小时	

2.胰岛素的储存

（1）未开封的胰岛素：储存在2~8℃冰箱中冷藏，不要冷冻，有效期至药盒上标注的有效期。

（2）已开封的胰岛素：储存室温≤25℃的环境中，避免日晒，远离温度高的环境，有效期限为28天。

3.胰岛素的注射部位

按照皮下注射胰岛素的吸收速度由快到慢可选择的注射部位依次为：脐周5cm以外、上臂三角肌下缘、臀部、大腿前外侧上1/3。因此，注射短效或预混胰岛素时，应该多选择脐周5cm以外或上臂三角肌下缘，而注射中效或长效胰岛素时，就要多选择臀部或大腿前外侧上1/3。同时要注意注射部位的轮换，两次注射部位至少要间隔1个手指宽。以腹部注射胰岛素为例，可采取的轮换轨迹见图7-2。

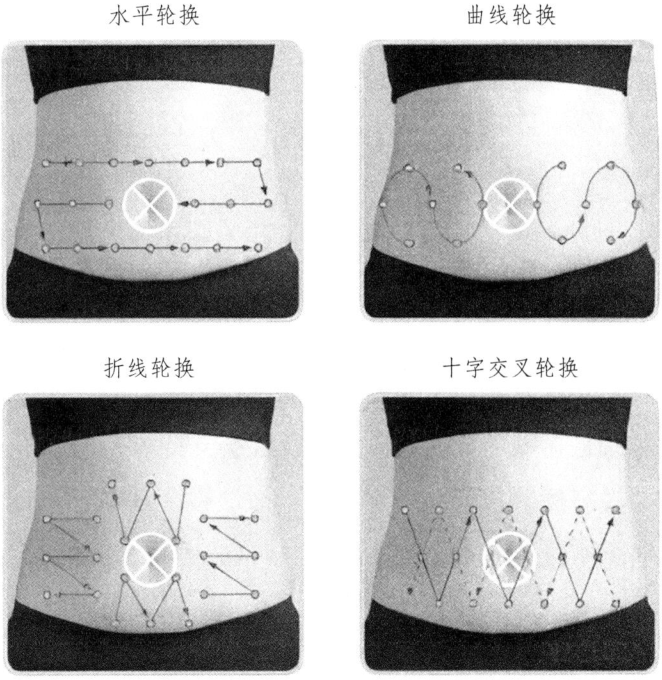

图7-2　胰岛素腹部注射部位轮换。

4.胰岛素注射部位的消毒

胰岛素注射部位的消毒需使用75%酒精。

5.胰岛素的注射方法

（1）左手固定穿刺部位，根据针头长短决定是否捏起局部皮肤：4、5mm针头无须捏起皮肤，8mm针头需捏起皮肤，12mm针头需捏起皮肤且以45°角进针，见图7-3。

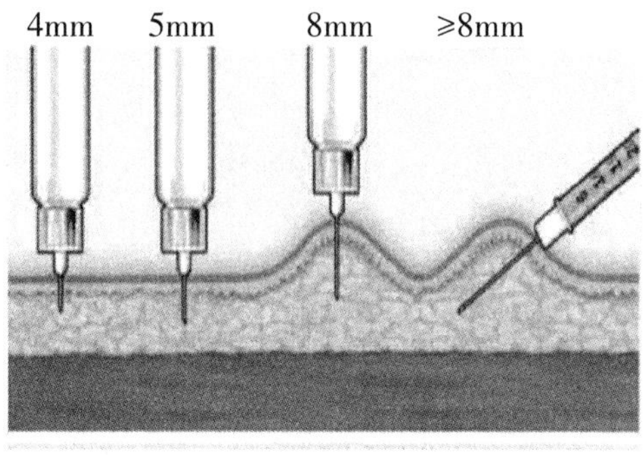

图7-3 胰岛素注射进针法。

（2）右手快速进针，缓慢推注。

（3）注射后，要保持上述左手捏起皮肤或不捏起皮肤、右手推注姿势10～15秒，再拔针，以确保胰岛素注射剂量的准确。须注意注射针头的一次性使用。

6.胰岛素治疗易发生的不良反应

（1）体重增加：尽可能减少胰岛素的剂量、限制饮食的总热量、适度运动、联合用药等。

（2）低血糖：是胰岛素治疗的最大障碍，相关知识的讲解、细致的沟通，以及血糖监测是保障胰岛素治疗安全的前提。治疗开始前，老年糖尿病患者需配合医生仔细评估自身的情况。①血糖谱：空腹、餐后、夜间血糖、血糖波动、糖化血红蛋白等；②全身状况：一般状况、重要脏器功能、认知能力等；③正确注射胰岛素的能力；④认识并处理低血糖的能力；⑤家庭及社会支持等，以利于制定合理的血糖控制目标，并严格遵守医嘱执行胰岛素品种、剂量和注射时间等治疗措施，以降低胰岛素治疗及疾病总体过程中的低血糖风险。

十七、老年糖尿病患者需要监测哪些项目？

老年糖尿病需要监测的项目较多，主要包括血糖、身高、体重、腰围，血压每周监测，尿常规每月监测，糖化血红蛋白每季度监测，血脂、肝肾功能、甲状腺功能、视力/眼底、心电图每年监测。如遇特殊情况、身体不适等须立即就医。理想指标值见表7-17。

表7-17 老年糖尿病患者常用监测指标

项目		控制标准
体重指数(BMI)		18.5~23.9kg/m^2
腰围		男:90cm以下
		女:85cm以下
血压		<140/80mmHg
糖化血红蛋白		理想:<7.0%
血脂指标	高密度脂蛋白胆固醇(HDL-C)	男性:>1.0mmol/L
		女性:>1.3mmol/L
	低密度脂蛋白胆固醇(LDL-C)	未合并冠心病:<2.6mmol/L
		合并冠心病:<1.8mmol/L
	甘油三酯(TG)	<1.7mmol/L

十八、老年糖尿病患者自测指血血糖

目前有很多品牌的血糖仪，老年患者可根据需要自行选择，以方便自测血糖。在使用血糖仪前，要仔细阅读产品说明书，做到方法得当，准确无误。下面就以其中一款血糖仪为例，介绍一下血糖仪的操作步骤（图7-4）。

（1）插入试纸：测血糖时心态放松，确保血糖仪与试纸编码一致，取出试纸后立即盖紧瓶盖，将试纸插入血糖仪。

（2）采血：用75%酒精在手指指端消毒，等酒精挥发干后，用采血笔或采血针在手指指端外侧采血，注意采血部位要轮换。

（3）吸血：使血液自然流出，勿用力挤血，弃去第一滴血，一次性吸取足量血样后将血糖仪放平，测试中不要移动试纸和血糖仪。

（4）记录与处理：准确记录测试结果，试纸与针头丢弃至封闭容器，测试用品存放在干燥清洁处。

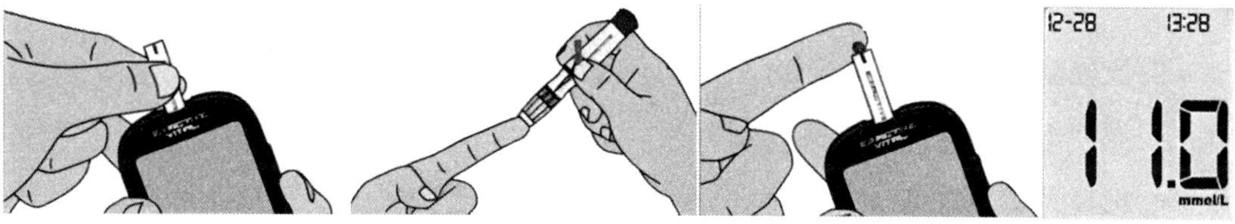

图7-4 血糖仪简易操作步骤。

十九、老年糖尿病患者自测尿糖和尿酮体

老年患者可使用尿糖试纸/尿酮体试纸进行尿糖或尿酮体的定性检测。

（1）尿糖试纸是一种用于检测尿液中葡萄糖含量的工具。当尿液中的葡萄糖与试纸上的试剂发生反应时，试纸会呈现出不同的颜色，从而可以判断尿液中的葡萄糖含量。使用尿糖试纸时，需要将试纸浸入新鲜尿液中，约2秒钟后取出，然后与标准比色板进行比较，根据颜色相同就可大概判断出尿糖的含量。需要注意的是，尿糖试纸只能作为尿糖检测的辅助工具，不能替代医生的诊断。

（2）尿酮体试纸是一种用于检测尿液中脂肪代谢产物的试纸。正常尿液样本通常会给予阴性结果，如果尿液中有酮类产物，纸条的颜色会由浅色逐渐变成紫红色，颜色越深证明尿液中的酮体含量越多。正确使用尿酮体试纸的方法是将试纸浸入尿液中，约1秒钟后取出，2分钟后观察试纸的颜色变化，并与标准色板对照，即可得出测定结果。需要注意的是，如果尿酮太多也可能导致酮症酸中毒，应及时就医。

二十、老年糖尿病的急性并发症——低血糖

低血糖是老年糖尿病患者最常见且最危险的急性并发症之一，严重者可危及生命。

1.诊断标准

非糖尿病患者低糖血症的诊断标准为血糖水平≤2.8mmol/L，而对接受药物治疗的糖尿病患者只要血糖水平≤3.9mmol/L就属低血糖范畴。

2.老年糖尿病患者的低血糖风险因素

包括糖尿病病程长、低血糖病史、使用胰岛素和某些磺脲类药物治疗时饮食减少或活动量增加、腹泻、酗酒和空腹饮酒、肝肾功能损害、多重用药、认知功能障碍等。

3.低血糖的症状

与血糖水平及血糖的下降速度有关，早期可表现为交感神经兴奋的症状，包括心悸、出汗、饥饿、面色苍白、四肢冰冷、手抖、头晕等，进一步加重可出现中枢神经症状，如神志改变、认知障碍、视物模糊、复视、抽搐、昏迷等。老年人低血糖症状多不典型，较多见的是非特异性神经、精神症状，尤其是眩晕定向障碍、跌倒或突发行为改变。对于存在认知功能障碍的老年人，不能及时识别低血糖，其危

害远高于轻中度高血糖。

4. 低血糖的处理

糖尿病患者发生低血糖须立即纠正。

（1）意识清楚者可口服15~20g糖水、含糖饮料，或进食糖果、饼干等，意识不清者需静脉推注50%葡萄糖液20~40mL或肌内注射胰升糖素0.5~1mg。

（2）每15分钟监测血糖一次。

（3）血糖仍≤3.9mmol/L，再给予15g葡萄糖口服；血糖在3.9mmol/L以上，但距离下一次就餐时间在1小时以上，给予含淀粉或蛋白质食物；血糖仍≤3.0mmol/L，继续给予50%葡萄糖液60mL静脉推注。

（4）若低血糖已纠正，要了解发生低血糖的原因，调整用药，可动态监测血糖；注意低糖血症诱发的心脑血管疾病，监测生命体征；建议患者经常进行自我血糖监测，以避免低血糖再次发生；对患者实施糖尿病教育，携带糖尿病急救卡，对老年患者的家属要进行相关培训。

（5）低血糖未纠正，静脉注射5%或10%葡萄糖液或加用糖皮质激素；注意长效胰岛素及磺脲类药物所致低血糖不易纠正，可能需要长时间葡萄糖输注；意识恢复后至少监测血糖24~48小时。有严重低血糖发生经历的老年患者，血糖的控制目标需降低，以不发生低血糖又无严重高血糖为目标。

二十一、老年糖尿病患者外出旅行的注意事项

1. 做好充分准备

在旅行前，确保病情稳定，并征得医生同意。准备好所需的血糖仪、试纸、口服药品或胰岛素。带上关于病情和用药的资料，并准备一份急救卡。

2. 结伴而行

最好和他人一起旅行，相互照应。他人可以帮助观察病情，提供帮助，并在需要时寻求紧急医疗服务。

3. 保持规律作息

尽量保持原来的作息时间，避免熬夜或过度劳累，以维持血糖稳定。

4. 饮食安排

合理安排饮食，避免暴饮暴食。尽量不吃自助餐，以避免摄入过多食物和高油脂食物。在外就餐时，可以用温开水涮一涮菜品，以去除部分油脂。

5. 穿着舒适的鞋袜

选择舒适的鞋子和透气吸汗的棉袜，避免引发脚部损伤，每天检查双脚是否有受伤或感染的迹象。

6. 自驾游的注意事项

避免开夜车，并确保按时进餐。在车内备有食物或糖块，以备发生低血糖时紧急使用。胰岛素应保持适宜温度（25℃以下），不要将胰岛素单独遗留在车内，以免温度过高或过低导致胰岛素失效而影响使用。

7. 乘坐飞机旅行的注意事项

随身携带胰岛素，并确保胰岛素的温度适宜。胰岛素不可放在托运的行李中，以免发生被冷冻、破损、丢失等意外情况。

8. 关注身体状况

在旅行过程中，要密切关注自己的身体状况，如出现头晕、乏力、出汗、心慌等不适症状，应立即停止活动并休息，必要时就医。

二十二、老年糖尿病患者的心理支持

老年糖尿病患者的心理护理十分重要，作为糖尿病高发人群的老年人可能会面临许多心理问题，如怀疑诊断，对疾病的严重后果不重视或过于重视、焦虑、恐惧，对治疗丧失信心，对饮食、运动、监测诸多环节觉得麻烦等心理反应，会时时打扰到老年人的正常生活。所以作为家属或陪护者，给予老年糖尿病患者心理支持，帮助他们正确面对糖尿病、保持良好心态，以提高生活质量。

1. 做好健康教育

家属或陪护者主动接受医护人员有关糖尿病的病因、症状、治疗、并发症的预防等知识培训，以帮助患者建立对疾病和自我管理能力的认知。

2. 给予心理支持

在明确自己患有糖尿病时，老年人可能会感到沮丧、无助和焦虑。家属或陪护者要提供积极的心理支持，鼓励患者保持乐观态度，并让他们知道糖尿病虽然不可治愈，但是可以控制的。鼓励老年人采取放松技巧，如深呼吸、听音乐，以减轻压力和焦虑。

3. 建立良好的家庭关系

家属或陪护者要与患者建立信任和良好的沟通关系，以更好地了解患者的心理状态和需求。

4. 配合日常饮食管理

老年糖尿病患者需要特别的饮食管理，家属或陪护者要尽力提供个性化的饮食安排，并根据患者的营养状况和饮食习惯进行调整。

5. 坚持运动

适当的运动可帮助老年人控制血糖和体重。家属或陪护者可同老年糖尿病患者一起进行适当的运动，并保护老年人安全。

6. 协助血糖监测和评估

家属或陪护者要协助患者进行规范合理的血糖监测，并对病情进行评估，监督老年糖尿病患者定期检查眼睛、足部、肾脏等，积极预防并发症。

7. 关注药物治疗

解释药物治疗的重要性和副作用，并确保患者知道如何正确使用药物。

8. 帮助睡眠管理

鼓励老年人保持充足的睡眠，并尽量避免夜间醒来或长时间午睡。

二十三、老年糖尿病患者与家庭成员之间的饮食协调

老年糖尿病患者的一日三餐有着严格的热量控制要求，饮食管理直接关系着糖尿病的进展与血糖波动。但糖尿病老年人不是独居一人，总要与家人一起进餐。要求家人每一餐都单独为老年糖尿病患者单独烹调菜肴显然是不现实的。那么，怎样做好患者与家人的饮食协调呢？以下是一些建议。

1. 共同制订饮食计划

家人可以与老年糖尿病患者一起制订饮食计划，确保饮食均衡、多样化，符合老年人的糖尿病饮食要求和营养需求。

2. 了解食物的营养成分

家人应了解食物的营养成分，包括蛋白质、碳水化合物、脂肪、维生素、矿物质等，以更好地为老年人选择适合的食物。

3. 多样化饮食

老年糖尿病患者应多样化饮食，包括蔬菜、水果、全谷类、瘦肉、豆类、坚果、种子等，以确保他们获得足够的营养，同时避免血糖波动。

4. 控制食物摄入量

家人应控制老年患者的食物摄入量，避免过量摄入高糖分和高热量食物。同时应鼓励他们定时定量进食，避免暴饮暴食。

5. 考虑老年人的口味

老年人的口味可能不同于年轻人，因此家人应考虑他们的口味，尽量多选择适合老年人的食物。

6. 倾向糖尿病饮食

因为糖尿病饮食遵循了健康的饮食原则，家人应尽量向糖尿病患者的饮食靠拢，培养良好饮食习惯，有利于全家健康。

第二节　高脂血症

血脂紊乱是指血浆中一种或多种脂质成分的增高或降低、脂蛋白量和（或）质的改变。由于脂质不溶或微溶于水，在血浆中必须与蛋白质结合以脂蛋白的形式存在，因此亦被称为脂蛋白异常血症。血脂紊乱被公认为心血管系统最重要的危险因素之一，积极治疗血脂紊乱对老年人至关重要。

一、血脂和脂蛋白

血脂是血浆中的胆固醇（TC）、甘油三酯（TG）和类脂（如磷脂等）的总称。循环血液中的胆固醇和甘油三酯必须与特殊的蛋白质即载脂蛋白结合形成脂蛋白，才能被运输至组织进行循环代谢。脂蛋白分为五大类：乳糜微粒（CM）、极低密度脂蛋白（VLDL）、低密度脂蛋白（LDL）、中间密度脂蛋白（IDL）及高密度脂蛋白（HDL）。这些血脂成分以脂蛋白的形式与脂质结合，均匀地溶解在血液中，随着血液在身体游走，为身体提供营养，同时也完成脂质的相关代谢。

二、老年人血脂代谢特点

血脂水平发生变化是老年人的生理特点，基因和环境因素与衰老过程中的脂代谢变化密切相关。随着年龄增高，高胆固醇血症显著增多，男性在65岁以前，TC、LDL和TG水平随年龄增加逐渐升高，以后随年龄增加逐渐降低；女性绝经后TC水平较同年龄男性高，TC、LDL和TG以轻中度增高为主。

与年龄相关的血脂蛋白浓度的变化机制包括进食油脂增加、肥胖、体育锻炼减少、健康状况下降（糖尿病、甲状腺功能减退、肝肾疾病等）、肝细胞上LDL受体减少/功能减退、肠道吸收TC增加、胆汁排泄TC减少、肝脏的TC储量增加等。血脂紊乱是心脑血管疾病的独立危险因素，导致动脉粥样硬化发生率增加，老年人成为心脑血管事件的高危人群。

三、血脂紊乱的分类

血脂紊乱分类较为繁杂，常见的血脂紊乱为高脂血症。从实用角度出发，血脂异常多进行简易的临床分型（表7-18）。

表7-18　血脂异常的临床分型

分型	TC	TG	HDL-C	相当于 WHO 表型
高胆固醇血症	增高			Ⅱa
高甘油三酯血症		增高		Ⅳ、Ⅰ
混合型高脂血症	增高	增高		Ⅱb、Ⅱ、Ⅳ、Ⅴ
低高密度脂蛋白血症			降低	

四、高脂血症的症状及危害

高脂血症的症状一般不明显，多数人无任何症状，往往在体检中发现。但如果血脂数值过高，可能会导致出现以下健康问题：肥胖，腹部肥胖；危害冠状动脉，形成粥样硬化，引发冠心病，导致心绞痛；导致高血压，使血管经常处于痉挛状态；引发脑卒中，包括出血性脑卒中、脑血栓、脑栓塞；损伤肝功能，导致脂肪肝、胆结石、胆汁淤积、肝硬化，诱发胰腺炎；形成大量自由基，损害人体细胞；导致人体pH值呈弱酸性，机体酸化；并易引发代谢综合征、糖尿病、充血性心力衰竭、视网膜病变、间歇性跛行等疾病。

你知道吗？

高脂血症的危险分层

根据心血管疾病发病的综合危险程度来决定血脂干预的强度，按照有无冠心病等危症、有无高血压病、其他心血管危险因素的多少，结合血脂水平来综合评估心血管病的发病危险，将人群进行危险性高低分类，并指导血脂异常的干预。

五、老年人高脂血症的生活方式干预

生活方式干预的主要目的是降低低密度脂蛋白胆固醇（LDL-C）和升高高密度脂蛋白胆固醇（HDL-C），其次是减少其他危险因素。

（1）饮食方面：用富含纤维的碳水化合物或不饱和脂肪酸代替过多的脂肪酸，多吃水果、蔬菜，避免高脂肪、高胆固醇的食物，多吃低钠高钾饮食，戒烟限酒。但要注意，对于高脂血症的老年人不提倡过分严格控制饮食和快速减轻体重，以免引起机体抵抗力低下和生活质量降低。

（2）减轻体重，规律进行有氧运动：适当的运动有助于消耗体内多余的脂肪，提高身体代谢水平，降低血脂。可选择适合自己的运动方式，如慢跑、游泳、打太极拳等，保持每周至少2.5小时的中等强度运动。肥胖者适度地减轻体重联合有氧运动可降低TC、LDL-C达10%~15%，升高HDL-C达15%，并能提高糖耐量、降血压。

（3）保持良好的作息习惯，避免熬夜和过度劳累。

六、老年人高脂血症的药物治疗

老年人高脂血症常用调脂药物治疗，但需在健康生活方式改变的基础上开始，选择合适的治疗药物。

1. 他汀类

对LDL-C和TG水平升高者有效，如阿托伐他汀、辛伐他汀、洛伐他汀、氟伐他汀、瑞舒伐他汀、匹伐他汀等，是目前最重要、应用最广的调脂药，可显著减少老年人的心脑血管事件。

2. 贝特类

适用于TG高、HDL-C低者，如非诺贝特、苯扎贝特、吉非罗齐等。

3. 烟酸类

可升高HDL-C的水平，降低TC水平，如烟酸、阿昔莫司等，对减少心脏病发作、脑卒中或其他的心血管事件效果较好。

4. 树脂类（胆酸螯合剂）

作为治疗高胆固醇血症的二线用药，需要注意该类药物会使肝脏产生更多的VLDL而致TG升高，如考来烯胺、考来替哌等。

5. 胆固醇吸收抑制剂

如依折麦布，可抑制肠道吸收胆固醇。

6. 其他调脂药物

普罗布考可降低TC、LDL-C，有望用于不能耐受他汀或者他汀治疗不能达标者。

药物治疗应根据个体病情在医生指导下进行，切不可盲目自行用药，以免造成严重后果。调脂药物较常见的不良反应是胃肠道不适，少数的不良反应可见肝功能异常、肌病、肾损伤、周围神经病变等。调脂药物治疗时必须安全第一，尽可能单药调脂，小剂量开始，严密观察不良反应，密切监测相关症状和生化指标。

第三节 骨质疏松

老年性骨质疏松症是一种全身性骨病，其特征是骨量低下、骨微结构损坏，导致骨脆性增加，容易发生骨折。这种疾病主要发生在老年人群体中，尤其是70岁以上的老年人。骨质疏松的严重后果是发生骨质疏松性骨折，即在受到轻微创伤或日常活动中即可发生的骨折。骨质疏松性骨折的常见部位是脊柱、髋部和前臂远端。骨质疏松性骨折的危害很大，病残率和死亡率高，其危害程度仅次于心血管疾病。

一、老年性骨质疏松的病因

1. 年龄因素

老年期骨量丢失合并成骨细胞生成减少，同时伴随脂肪生成增加、破骨细胞生成增加，是骨质疏松症的主要原因。

2. 遗传学因素

一般认为，骨量获得过程中存在遗传因素的影响。

3. 性腺功能减退

老年人性腺功能减退引起的性激素分泌减少是导致骨质疏松症的重要因素之一。雄激素对骨基质的合成有促进作用，雄激素减少是男性老年骨质疏松症的主要原因；而老年女性则因雌激素缺乏使肠钙的吸收减少，导致骨质丢失。

4.钙调节类激素改变

人体有3种钙调节激素，老年人各器官的功能出现衰退，肾功能显著下降，钙调节激素发挥作用有限，使骨钙下降。

5.失用性因素

各种原因的失用如石膏固定、瘫痪或严重关节炎等，由于运动、活动减少，肌肉力量衰退，对骨骼和成骨细胞的机械刺激减弱，骨形成减少。若绝对卧床不活动每个月约可丢失骨量的1%，从而造成骨质疏松。

6.营养缺乏

营养状况及矿物盐的摄取对骨量的积累和维持有重要影响。老年人由于消化系统功能减退，易出现营养素及微量元素摄入不足，影响成骨细胞的活性，导致骨形成减少。人体元素中骨钙约占人体总钙量的99%，若饮食中长期缺钙，每日不足400mg，也可导致骨质疏松症。

7.日照偏少

日光可促进人体中的维生素D活化，活化的维生素D才能促进钙的吸收。人体维生素D一半来源于食物，另一半来自日光照射。老年人光照不足，可导致骨质疏松。

二、老年性骨质疏松的表现和危害

骨质疏松又称“寂静的杀手”，直至骨质疏松严重时，才会出现下列症状。

1.疼痛

这是老年性骨质疏松最常见的症状，老年人可能会感到全身弥漫性疼痛，尤其是负重骨头的部位，如脊柱、股骨等。较重者常诉腰背疼痛、乏力或全身骨痛。仰卧或坐卧时疼痛减轻，直立后伸、久坐时疼痛加剧；日间疼痛减轻，夜间和清晨醒来时疼痛加重。乏力常于劳累或活动后加重，负重能力下降或不能负重。

2.脊柱变形

随着骨量的逐渐流失，骨小梁会出现病理改变，导致骨骼强度明显下降。反复的机械负荷可能会引起脊柱变形、压缩，表现为身材缩短或驼背。

3.骨折

这是老年性骨质疏松的严重后果，老年人可能因为骨骼脆性增加，在轻度外伤或日常活动后出现脆性骨折。常见的骨折部位包括腰椎、胸椎、耻骨远端、股骨近端等，髋部骨折多在股骨颈部，以老年性骨质疏松症多见。

4.引发并发症

驼背和胸廓畸形者可出现胸闷、气短、呼吸困难，肺活量、肺最大换气量和心排血量下降，极易并发上呼吸道和肺部感染；髋部骨折者常因感染、心血管病或慢性衰竭而死亡；幸存者生活自理能力下降或丧失，骨折极难愈合。

5.影响运动能力

骨质疏松会减弱老年人的肌肉和骨骼，导致运动能力下降，行动受限。

三、骨质疏松的诊断

由于骨强度与骨质量在临床上较难检测，而骨密度（BMD）的高低与骨折的危险性密切相关，因此，目前用于诊断骨质疏松症的通用指标是发生了脆性骨折和（或）BMD低下。

脆性骨折：即为轻微暴力下发生的骨折，常见有椎体骨折、股骨颈骨折及Colles骨折（由于摔倒时手掌着地，导致桡骨远端骨折，典型特征是骨折远端向桡侧和背侧移位，导致手部和腕部肿胀、疼痛、畸形），是骨强度下降的最终体现，所以只要有脆性骨折史即可诊断为骨质疏松。

四、骨密度测量

BMD测量是利用X线和其他技术对人体骨质含量、BMD和全身体质成分进行无创性定量分析的方法。它是目前诊断骨质疏松、预测骨质疏松性骨折，以及监测自然病程或药物干预疗效的最佳定量指标。其中，双能X线骨密度仪测量的BMD为国际学术界公认的诊断骨质疏松症的金标准。

1. 骨量正常

骨密度低于同性别、同种族健康成人的骨峰值不足一个标准差。

2. 骨量减少

骨密度低于同性别、同种族健康成人的骨峰值1~2.5个标准差。

3. 骨质疏松

骨密度等于或低于同性别、同种族健康成人的骨峰值2.5个标准差。

4. 严重骨质疏松

骨密度降低程度符合骨质疏松诊断标准，同时伴有一处或多处骨折。

五、老年骨质疏松的防治模式

老年骨质疏松的防治措施被称为“金字塔”样模式。第一步是基本措施及生活方式干预，包括摄入充足的钙和维生素D、适当的体力活动和预防跌倒；第二步是寻找和治疗引起骨质疏松症的危险因素；第三步是药物干预，以提高骨密度和降低骨折的发生率。

1.规律运动

老年人适当运动可保持骨量、增强活动能力、增加肌肉强度、提高机体的协调性、改善平衡能力及提高骨密度、预防跌倒和脆性骨折。

（1）运动原则：指根据个体生理状态与运动功能的差异，选择适合的运动方式。

（2）运动方式：以负重运动、抗阻力运动为宜，例如快步走、做哑铃操、划船、蹬踏运动、打太极拳等。

（3）运动频率与强度：建议做负重运动每周4~5次，抗阻力运动每周2~3次，强度以每次运动后肌肉有酸胀感、休息后次日此种感觉消失为宜。

2.营养充足

（1）补充钙剂：我国营养学会提出成人每日钙摄入推荐量800mg，老年人每日钙摄入推荐量为1000mg。日常从饮食中获得钙量约400mg，故每日应补充500~600mg钙剂。

（2）补充维生素D：维生素D缺乏和作用不足是老年性骨质疏松症和骨质疏松性骨折的重要因素。老年人需要补充维生素D的量为每天800 ~ 1600IU，且因肾脏合成维生素D的能力下降，宜使用活性维生素D制剂用于骨质疏松症的防治。

（3）饮食均衡合理：减少盐的摄入，摄入含钙和维生素D丰富的食物（如牛奶、鸡蛋、沙丁鱼、香菇、三文鱼），适当控制含磷高的食物，增加含维生素C、含铁食物、乳制品和豆制品的摄入，避免饮酒、喝浓茶及碳酸饮料。

3.预防跌倒和骨骼保护

加强预防跌倒的宣传教育和保护措施，指导老年人维持良好姿势，改变体位时动作应缓慢，必要时可使用手杖和助步器，选择合适的衣裤，鞋子穿着要合适、大小适中，且有利于活动。使用髋部保护器有助于降低老年人髋部骨折的发生率。

六、老年骨质疏松的药物干预

老年骨质疏松的药物包括抑制骨吸收、促进骨形成和多重作用的药物，骨质疏松症老年人要在医生的指导下规律服用，并注意以下几点：

（1）遵医嘱及时正确用药，慎用糖皮质激素类药物。

（2）钙剂和维生素D是基础用药，尽可能通过饮食摄入充足的钙，服用钙剂最好在用餐时间外服用，空腹服用效果最好，不可与绿叶蔬菜一起服用，多饮水以减少泌尿系统结石的发生；不同种类钙剂中碳酸钙含钙量最高，吸收率最高。选用活性维生素D及其类似物，如阿法骨化醇、骨化三醇，具有提高骨密度、减少跌倒、降低骨折风险的作用。

（3）雌激素补充疗法是防治绝经后骨质疏松症的有效措施，定期进行妇科检查、乳腺检查和肝功能检测。

（4）降钙素如依降钙素注射液，能抑制破骨细胞的生物活性，减少破骨细胞的数量，减少骨量丢失并增加骨量。服用降钙素应注意观察不良反应，如食欲减退、恶心、面色潮红等。

（5）抗骨吸收药物双膦酸盐类有口服用阿仑膦酸盐、利塞膦酸盐、依替膦酸盐，以及静脉用双膦酸盐、伊班膦酸盐、唑来膦酸，总体安全性较好，长期、大量使用易致下颌骨坏死、非典型性骨折、肾功能不全等风险。口服用药后仅有轻度胃肠道反应，有活动性胃及十二指肠溃疡、反流性食管炎者慎用；静脉输注可引起一过性发热、骨痛、肌痛等类流感样不良反应，多在用药3天后明显缓解。

参考文献

[1] 李小鹰.老年医学[M].北京:人民卫生出版社,2015.
[2] 吴欣娟.老年专科护理[M].北京:人民卫生出版社,2021.

第八章

老年风湿免疫病的自我管理

第一节　了解风湿免疫病

一、什么是风湿免疫病？

在门诊经常会接触到一些老年患者，他们的开场白通常都是“医生，我觉得我有风湿”。再进一步询问他们的症状，得到的回答大部分都是说自己关节痛。那么究竟什么是“风湿”？出现关节痛是不是就一定得了“风湿”？

1.风湿免疫病概论

风湿（rheuma）一词源于公元前4世纪，rheuma也有黏液的意思，古代西方医学认为，人体是由血液、黏液、黄胆汁、黑胆汁4种体液组成，体液平衡才能健康，疾病的产生则是因为4种体液混合失衡。

从中医的角度，风湿病属于痹证的范畴。之后随着临床免疫学、分子生物学的发展，对于这一类疾病的认识也逐渐深入，现代医学认为这是一组以关节和关节周围软组织受累为主要表现的疾病。因其发病与自身免疫及炎症反应有密切关系，所以称为风湿免疫病。1983美国风湿病协会（ACR）将风湿免疫病分为十类：①弥漫性结缔组织病，包括系统性红斑狼疮、类风湿关节炎、干燥综合征、系统性硬化、炎性肌病等；②与脊柱相关的关节炎，包括强直性脊柱炎、银屑病关节炎、反应性关节炎等；③退行性关节病，如骨性关节炎等；④伴有风湿病的代谢及内分泌性疾病，如痛风等；⑤感染所致风湿性综合征；⑥肿瘤相关的风湿病；⑦神经血管疾病；⑧骨及软骨疾病；⑨关节外疾病；⑩其他伴有关节表现的疾病。从以上分类可以看出，关节病变是风湿免疫病最常见的表现，但此类疾病绝不仅仅是关节受累，大部分风湿免疫病可导致全身多脏器受累，如皮肤、肌肉、血液、呼吸系统等。

而老百姓口中的“风湿”，多半是指人们在起风降温的天气或寒冷潮湿的环境中，出现诸如关节疼痛、肢体肿胀、乏力之类的症状。

2.风湿免疫病的发病机制

在门诊的时候，经常会听到这样的问题：“医生，我为什么会得风湿免疫病啊？是因为我的免疫力太低了吗？”“医生，我得风湿是因为年轻的时候贪凉吗？”那我们就来说说免疫是什么。

人体的免疫系统分为固有免疫系统和适应性免疫系统，许多不同类型的细胞参与其中，这些细胞通过淋巴管、血液，以及分泌的细胞因子进行联系，共同编织起一张网，保护人体不受外界微生物的侵袭。固有免疫系统是我们出生就具备的防御系统，是人体抵御感染的第一道防线，它的特点是反应迅速，能第一时间对入侵人体的微生物做出反应。相比之下，适应性免疫系统的特异性更高、作用更强，但它最大的特点是具有免疫记忆功能，当陌生的微生物第一次侵入人体时，适应性免疫系统在做出反应的同时，也会产生大量记忆细胞，使得机体再一次遇到同种抗原的时候，可以做出更精准、更强的反应。然而，免疫系统在清除外来微生物的过程中，会不会不小心伤到我们自身的组织呢？答案是：其实我们的身体里有一个秘密武器，那就是免疫耐受，它的作用就是让我们的免疫细胞可以准确地区分“自我”与“非我”，从而避免“伤敌一千，自损八百”。因此，一个健全且稳定的免疫系统对于身体健康是至关重要的。当在某些复杂因素的影响下，免疫耐受机制出现异常，就会导致免疫系统紊乱，自身免疫应答过高，免疫细胞不分敌我地对自身组织和器官进行攻击，并产生针对自身组织的“自身抗体”，从而引发自身免疫性疾病。

3.风湿免疫病的常见症状

关节痛很多时候是风湿免疫病最常见的症状，但此类疾病绝不仅仅只有关节痛，还有哪些症状需要大家提高警惕呢？

（1）发热：这是风湿免疫病常见症状之一，大部分患者表现为长期不明原因的发热。发热的病因在临床上可分为感染性和非感染性两大类，并以前者多见。

风湿免疫病本身属于非感染性发热，但随着病程进展，以及糖皮质激素、免疫抑制剂等药物的应用，患者同时可出现机会性感染。因此，辨别患者发热是因为本身原发病导致的，还是继发感染导致的，也是风湿免疫科医生在临床上经常会遇到的问题。这需要医生对患者的病情进行详细的评估和诊断，以确定最适合的治疗方案。

（2）关节肿痛：不同的风湿免疫病，影响的关节部位和关节症状也会有一些差异。类风湿关节炎多表现为对称性关节肿痛，同时伴有晨僵，最常累及的关节是双手掌指关节、近端指间关节等小关节，可出现关节畸形。骨关节炎常影响膝关节、髋关节等负重关节及远端指间关节，表现为缓慢进展的关节疼痛，晨僵时间一般短于类风湿关节炎。痛风性关节炎剧烈疼痛伴红肿热的症状，第一跖趾关节是好发部位，多为急性起病，平时可有尿酸升高的病史。系统性红斑狼疮也有关节肿痛症状，全身关节均可受累，多呈对称性，有时与类风湿关节炎症状难以区分，当年轻女性出现多关节肿痛症状时，应警惕存在系统性红斑狼疮的可能。

（3）腰背痛：老年人腰背痛的常见病因有骨关节炎、腰椎间盘突出、腰肌劳损、骨质疏松等。外伤、泌尿系统结石等疾病均可出现腰背痛症状，需到专科就诊。

（4）肌肉疼痛和肌肉无力：常见引起肌肉疼痛的风湿免疫病如下。①特发性炎性肌病：主要表现为对称性四肢近端肌肉疼痛、无力，即以双侧上臂、双侧大腿肌肉受累为主，可出现抬臂困难、不能梳头、上楼梯困难、蹲起困难等情况。部分患者可有颈部肌肉受累，表现为抬头困难。累及食管肌群时可出现吞咽困难、饮水呛咳，累及呼吸肌时可出现呼吸困难。②风湿性多肌痛：是一种好发于老年人的疾病，发病年龄多大于50岁，疼痛部位多见于双肩、颈部、双髋，伴有肌肉僵硬感，以夜间和晨起最为明显，白天活动后可稍缓解，影响患者起床、穿衣、洗漱等日常生活。部分患者可出现肢体远端的肿胀和水肿。本病一般无明显肌肉无力症状，活动困难是由肌肉疼痛所导致。③系统性红斑狼疮、干燥综合征、混合性结缔组织病等风湿免疫病也可有肌肉疼痛的症状，但多同时存在其他伴随症状。

（5）皮肤黏膜表现：皮肌炎最为特征表现的是向阳疹和Gottron疹。向阳疹是出现在上眼睑或眼眶周围的暗红色皮疹，而Gottron疹则是红色或紫红色的斑丘疹，多见于手背面关节处、肘关节处。另外，抗合成酶综合征的患者可出现“技工手”的表现（图8-1），患者的双手变得粗糙、干裂、表皮增厚，就像常年从事手工劳动的技师一样。

系统性硬化症可出现皮肤增厚、变硬。通常从指端开始，先是出现手指肿胀、光滑发亮、皮肤皱褶减少，之后逐渐向上蔓延，出现肢体皮肤紧绷，皮肤紧贴于皮下组织，不易捏起。当累及颜面部时，可出现面部皮肤紧绷，口周出现放射性纹路，鼻端变尖，口唇变薄，张口受限。

紫癜样皮疹是直径为数毫米大小的出血性皮疹，成批出现，压之不褪色，多见于下肢，双侧对称性出现。主要病理表现是血管炎和血管壁损伤。可见于干燥综合征、过敏性紫癜等疾病。

网状青斑是一种暗红色、青紫色的皮疹，呈网状或树枝状分布，四肢及躯干均可出现。是由于真皮小动脉痉挛、皮肤浅层静脉血流瘀滞而出现的皮肤病变。可见于系统性红斑狼疮、抗磷脂综合征、结节性多动脉炎等疾病。

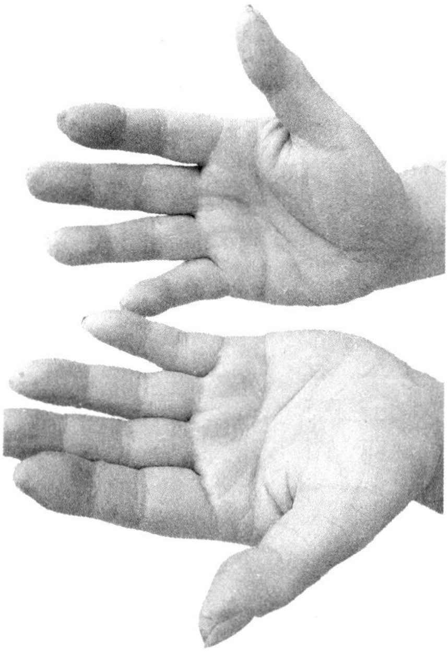

图8-1 技工手。

风湿免疫病常见的黏膜病变有黏膜溃疡，包括口腔溃疡、消化道溃疡和生殖器溃疡。白塞综合征表现为反复发作的口腔溃疡、生殖器溃疡，伴眼炎、皮肤病变，部分患者可有消化道溃疡。干燥综合征的患者可出现口腔黏膜干燥、舌面干裂。

（6）眼耳鼻喉症状：干燥性角结膜炎是干燥综合征眼部病变的主要表现，患者感到眼睛干涩、眼泪减少、眼部异物感。系统性红斑狼疮眼部病变主要累及视网膜，当出现视网膜血管阻塞时，可出现视力下降，甚至失明。葡萄膜炎是风湿免疫病常见的眼部损害，分为前葡萄膜炎（即虹膜睫状体炎）和后葡萄膜炎（即脉络膜炎）。强直性脊柱炎多表现为前葡萄膜炎，常为单侧发病，也可双侧交替发病，但很少见双眼同时发病。银屑病关节炎与肠病性关节炎眼部受累表现相似，可出现急性前葡萄膜炎，但比强直性脊柱炎更易出现后葡萄膜炎，更易累及双眼，病程易慢性化。白塞综合征则更容易出现后或全葡萄膜炎，可逐渐发展为双侧受累，眼炎的反复发作可导致视力障碍，甚至失明，是白塞综合征致残的主要原因之一。血管炎的眼部损害可表现为结膜炎、巩膜炎、虹膜炎、角膜溃疡等。眼球突出、复视IgG4相关疾病形成眼眶炎性假瘤也可导致眼球突出。

ANCA相关血管炎除会出现眼部症状之外，还常因累及耳部而出现中耳炎，听力下降是很多患者前来就诊时的第一主诉。还可累及鼻部出现鼻塞、流脓涕、鼻出血，严重者可因鼻骨破坏出现鞍鼻。当累及喉部时则会出现声音嘶哑、呼吸困难。

复发性多软骨炎主要是针对软骨组织的破坏，耳软骨炎首先出现双侧耳郭受累，表现为耳郭红肿、疼痛，反复长期发作可导致耳郭松软、塌陷、变形，形成“菜花耳”，后期可逐步累及外耳道、内耳，出现耳鸣、耳聋、眩晕。鼻软骨炎表现为鼻组织红肿、疼痛，后期也可因鼻骨塌陷出现“鞍鼻”。喉部软骨受累可出现声音嘶哑、呼吸困难。

（7）胸闷憋气：出现胸闷憋气、活动后气短、呼吸困难等情况。

二、风湿免疫病的相关检查

1.实验室检查

首先，医生通常会要求患者进行血液检查，包括血尿常规、肝肾功能等检查。此外，还可检测到一些特定的抗体，如抗核抗体、类风湿因子等。

（1）抗核抗体：表8-1是包含免疫全项、风湿抗体的详细化验单。经常有患者看到化验单上一两项结果呈阳性时，便陷入了惊慌失措的状态，夜不能寐。但需要知道的是，并不是这张化验单的结果有异常就一定能诊断风湿免疫病。风湿免疫病是一种复杂的疾病，其诊断需要结合多种因素进行综合分析。化验单上的结果只是其中的一部分，还需要结合患者的临床表现、体征和其他检查结果进行全面评估。

表8-1 风湿免疫病化验单示例

检验项目	英文	结果	参考范围	单位	检验项目	英文	结果	参考范围	单位
免疫球蛋白G	IgG	7870.00	↑751.00~1560.00	mg/dL	抗Ro-52抗体	Anti Ro 52	阳性	↑阴性	
免疫球蛋白A	IgA	336.00	82.00~453.00	mg/dL	抗SSB抗体	Anti-SS-B	阴性	阴性	抗ENA抗体
免疫球蛋白M	IgM	383.00	↑46.00~304.00	mg/dL	抗Sc1-70抗体	AntiSc1-70	阴性	阴性	
补体C3	C3	31.20	79. 00~152.00	mg/dL	抗Jo-1抗体	Anti-Jo-1	阴性	阴性	
补体C4	C4	12.40	↓16.00~38.00	mg/dL	抗着丝点蛋白B抗体	ACA	阴性	阴性	
C反应蛋白	CRP	0.40	0.80	mg/dL	抗核小体抗体	AnuA	弱阳性	阴性	
免疫球蛋白E	IgH	316.00	↑<165.00	IU/mL	抗组蛋白抗体	AHA	阴性	阴性	
抗核抗体	ANA	阳性	↑<1:80		抗核糖体P蛋白抗体	ARPA	阳性	↑阴性	
抗双链DNA抗体	Anti-deDNA	弱阳性	↑阴性		葡萄糖-6-磷酸异构酶	GP1	0.75	↑<0.20	mg/L
抗nRNP抗体	Anti-nxNP	阳性	↑阴性		类风湿因子	RHF	2620.00	↑<20.00	IU/mL
抗Sm抗体	Anti-Sm	阳性	↑阴性	抗ENA抗体	抗链“0”	ASO	25.80	<116.00	IU/mL
抗SSA抗体	Anti-SSA	阳性	↑阴性		血清蛋白电泳	SPE	见电泳报告		

备注：核颗粒型1:1280，胞浆型1:640

抗核抗体（ANA）正常值的参考范围是<1：80，这个结果是在实验室检测过程中，起始稀释度设定为1：20，并且稀释因子为2的条件下得出的。在这种背景下，

ANA数值的表达方式会以1∶20、1∶40、1∶80、1∶160等形式展现。目前，有部分实验室采用了更高敏感度的试剂，起始稀释浓度设为1∶100，稀释因子为3.2。在这种情况下，ANA数值的表达方式会变为1∶100、1∶320、1∶1000等，并且只有当滴度超过1∶320时，才会提示有可能存在风湿免疫病。由于这两种检测系统的起始稀释度和滴度系统存在显著差异，因此它们的数值不能直接进行比较。如果患者选择在不同的检测机构进行化验，除了关注ANA本身的结果，还应注意参考值范围，以避免产生不必要的焦虑情绪。

当ANA>1∶80时结果会显示为阳性，这提示患者可能存在风湿免疫病，但毕竟常见的风湿免疫病就有几十种，我们还要进一步去分析患者可能存在的疾病。可以看到，化验单的最下方"备注"里面写的就是ANA的具体结果，这名患者的结果是"核颗粒型1∶1280，胞浆型1∶640"。

ANA的滴度不一定与疾病活动度相平行，只有少数的风湿免疫病在病情缓解后ANA可转阴。同样，ANA滴度升高也不一定能诊断风湿免疫病。少部分健康人群中也可检测到低滴度抗核抗体阳性，多为均质型。随着年龄的增长，健康人群中ANA阳性的比例也会增高，60岁以上的人群ANA阳性率为20%～25%。此外，当患者患有感染性疾病（如结核、肝炎等）或肿瘤时，也可出现ANA阳性。

ANA就像一张入场券，当初步筛查ANA阳性后，再进一步检测ANA谱时得到阳性结果的可能性才越大。见表8-2。

表8-2　各种抗体

抗双链DNA抗体	系统性红斑狼疮高度特异性抗体 与狼疮肾炎的发生有关 抗体滴度随病情活动而变化，活动期增高，缓解期降低甚至转阴
抗nRNP抗体	常见于混合性结缔组织病、系统性硬化病、系统性红斑狼疮 阳性患者更易出现雷诺现象、肺动脉高压
抗Sm抗体	系统性红斑狼疮的标志性抗体，敏感性低，特异性高。因此，此抗体阴性不能作为排除系统性红斑狼疮的标准 抗体滴度与病情活动无关
抗SSA抗体	常见于干燥综合征、系统性红斑狼疮 可通过胎盘，引起新生儿狼疮、先天性新生儿心脏传导阻滞
抗Ro-52抗体	可见于多种风湿免疫病，如干燥综合征、特发性炎性肌病、混合性结缔组织病、系统性硬化症 与间质性肺疾病、心脏受累密切相关

（待续）

表8-2(续)

抗SSB抗体	常与SSA抗体相伴出现，阳性率比SSA低 常见于干燥综合征、系统性红斑狼疮 可通过胎盘，引起新生儿狼疮、先天性新生儿心脏传导阻滞
抗Scl-70抗体	系统性硬化症的标志性抗体
抗Jo-1抗体	特发性炎性肌病的特异性抗体 抗合成酶综合征（抗Jo-1抗体综合征）表现为发热、肌炎、关节炎、间质性肺疾病、技工手、雷诺现象
抗着丝点抗体	常见于系统性硬化症 系统性硬化症亚型CREST综合征（表现为钙质沉着、雷诺现象、食管功能障碍、指/趾硬化、毛细血管扩张）抗体阳性率为70%～80% 与雷诺现象、肺动脉高压密切相关
抗核小体抗体	常见于系统性红斑狼疮
抗组蛋白抗体	无诊断特异性，可见于多种风湿免疫病，如类风湿关节炎、系统性红斑狼疮、系统性硬化症等
抗核糖体抗体	常见于系统性红斑狼疮 与神经精神狼疮相关

（2）类风湿关节炎相关抗体：类风湿因子可分为IgM、IgG、IgA型，临床上常规检测的是IgM型类风湿因子，IgG和IgA型类风湿因子对于诊断类风湿关节炎的特异性更高。值得注意的是，类风湿因子在发病初期（症状出现时间小于5个月）的阳性率较低。这意味着，在疾病刚刚开始时，类风湿因子可能并不会立即出现。然而，随着病情的发展，类风湿因子的阳性率会逐渐升高。高滴度的类风湿因子往往提示患者的病情较重、进展较快，且更容易出现骨质破坏。然而，需要明确的是，类风湿因子水平的波动与疾病的活动度并没有必然的联系。因此，不能单纯依靠类风湿因子的水平来判断病情、评估治疗效果。类风湿因子还可见于原发性干燥综合征、系统性红斑狼疮等其他风湿免疫病，还可见于慢性感染。5%的普通人群和15%的老年人群也可出现类风湿因子阳性。所以类风湿因子阳性者，一定要有相应的临床症状，才能明确诊断。

抗环瓜氨酸肽（CCP）抗体是类风湿关节炎的特异性抗体，其特异性非常高，但敏感性相对较低。这种抗体可在病程早期，甚至在患者出现关节症状之前就检测出阳性，且与类风湿因子不相关。因此，在类风湿因子阴性的患者中，抗CCP抗体的检测具有更高的诊断价值。高滴度的抗CCP抗体提示患者更可能在早期出现骨侵蚀，从而有助于评估患者的预后情况。

抗突变型瓜氨酸波形蛋白（MCV）抗体、抗核周因子抗体（APF）和抗角蛋白抗体（AKA）这些抗体在极早期的类风湿关节炎中可能会出现，而且这些抗体的出现与患者的预后密切相关。这些抗体与抗CCP抗体可互相补充。通过检测这些抗体，可帮助医生更早地诊断出类风湿关节炎，从而尽早开始有效的治疗。

需要特别提到的是，抗链球菌溶血素O（抗链O），在很多医院的化验单中，这项检查都和类风湿因子一起出现在“风湿三项”“风湿五项”等检测项目中，也经常会有患者因为抗链O升高来门诊就诊，咨询自己是否诊断为类风湿关节炎。抗链O升高只能说明患者近期有过溶血性链球菌感染，对于诊断类风湿关节炎并没有明确意义。

（3）血管炎相关抗体：抗中性粒细胞胞浆抗体（ANCA）是诊断血管炎的特异性抗体，抗体滴度与疾病活动度相关，病情活动时抗体滴度升高，病情好转抗体滴度下降或转阴。

按照荧光染色模型，ANCA可分为胞质型（p-ANCA）和核周型（c-ANCA），p-ANCA的主要靶抗原是髓过氧化物酶（MPO），c-ANCA的主要靶抗原是丝氨酸蛋白酶3（PR3）。

p-ANCA主要见于显微镜下多血管炎、结节性多动脉炎等，c-ANCA主要见于韦格纳肉芽肿。类风湿关节炎、系统性红斑狼疮等风湿免疫病中也可见到ANCA阳性。

（4）抗磷脂抗体：目前临床上常规检测的抗磷脂抗体包括狼疮抗凝物、抗心磷脂抗体、抗β2-GP1抗体。它们均与抗磷脂综合征相关。抗磷脂综合征主要表现为血栓事件和病态妊娠。血栓事件可发生在静脉，也可发生在动脉，其中下肢深静脉为最常出现血栓的部位。病态妊娠则可导致胎儿发育不良、反复自发性流产，以及先兆子痫。对于临床上高度怀疑抗磷脂综合征，但以上三类检查又为阴性的患者，可进一步完善非标准抗磷脂抗体。

（5）自身免疫性肝病相关抗体：自身免疫性肝病是一组以肝脏为主要损害器官的自身免疫性疾病。主要包括自身免疫性肝炎（AIH）、原发性胆汁性胆管炎（PBC）、原发性硬化性胆管炎（PSC），以及同时可以诊断这3种疾病中任意两种的重叠综合征。

自身免疫性肝病自身抗体包括抗核抗体（ANA）、抗线粒体抗体（AMA）、抗平滑肌抗体（ASMA）、抗可溶性肝抗原/肝胰抗原抗体（SLA/LP）、抗肝肾微粒体抗体（LKM）、抗肝细胞溶质抗原-1型抗体（LC-1）、抗核点蛋白sp100抗体、抗核包膜蛋白gp210抗体（表8-3）。

表8-3 自身免疫性肝病自身抗体

疾病	常见抗体
AIH-1型	ANA、ASMA
AIH-2型	LKM、LC-1
AIH-3型	SLA/LP(该抗体提示患者病情重、进展快、易复发)
PBC	AMA(尤其是AMA-M2型)、sp100、gp210

（6）特发性炎性肌病自身抗体：抗Jo-1抗体主要见于抗合成酶综合征，实际上，除了抗Jo-1抗体，肌炎抗体谱里有一大类抗体都与抗合成酶综合征有密切关系，包括抗PL-7抗体、抗PL-12抗体、抗EJ抗体、抗OJ抗体、抗KS抗体、抗YRS抗体、抗Zo抗体。它们共同的临床表现有肌炎、间质性肺疾病、关节炎、发热、雷诺现象和技工手。

抗SRP抗体和抗HMGCR抗体常见于免疫介导坏死性肌病，表现为近端肌无力迅速进展，肌酸激酶水平明显升高，病程早期可出现吞咽困难及呼吸困难，部分患者可出现肺间质病变及心脏受累。而且发病年龄越早，症状越重。抗HMGCR抗体的产生与应用他汀类药物有关，但并非所有抗HMGCR抗体阳性的患者都有他汀类药物暴露史。这两种抗体的滴度与肌酸激酶水平及肌肉症状相关，可用于监测疾病活动情况。

抗SAE抗体阳性的患者常出现严重的皮肤病变，皮肤症状可早于肌肉症状数月出现。此外，这些患者还容易出现严重的吞咽困难，可能需要进行特殊的饮食调整或接受医疗干预。该抗体与肺间质病变及肿瘤关系仍需进一步观察。

抗Mi-2抗体阳性患者多以皮肤损害为首发症状，可出现向阳疹、Gottron疹、颈部“V字”征、“披肩”征、角质过度增生等表现。此类患者对激素及免疫抑制剂反应良好，预后相对较好。

抗TIF1γ抗体阳性的患者出现恶性肿瘤的概率明显高于抗体阴性患者，是肿瘤相关性肌炎的重要免疫学指标之一。而且此类患者往往有很明显的眶周皮疹、前胸及肩背部的皮疹。

抗MDA5抗体阳性患者更易出现皮肤溃疡、触痛性手掌丘疹等特异性皮肤表现，且常合并快速进展性间质性肺病（RP-ILD），起病急、进展快、预后差，病死率高达45%～60%。

抗NXP2抗体阳性的患者可出现皮下钙质沉着，四肢皮下肿胀，吞咽困难，有明显乏力症状，部分患者可出现远端肌群受累，肌肉病理活检可见明显的肌肉萎缩。老年患者抗NXP2抗体阳性肿瘤发生率较高，尤其是男性患者。

肌炎相关性抗体除见于特发性炎性肌病之外，还可见于其他风湿免疫病。抗PmScl100抗体、抗PmScl75抗体常见于特发性炎性肌病与系统性硬化症合并的重叠综合征中，该类抗体阳性的患者容易出现食管受累和间质性肺疾病，当患者出现进行性肌无力并伴有食管受累时，即使肌炎特异性抗体检测阴性，也应进一步检测抗PmScl抗体。抗Ku抗体在特发性炎性肌病之外还可见于系统性硬化症、干燥综合征、系统性红斑狼疮等，该抗体阳性的患者常见临床表现有肌肉疼痛、近端肌无力和吞咽困难。

（7）系统性硬化症相关自身抗体：与特发性炎性肌病自身抗体相似，系统性硬化症也存在多种自身抗体，在前面已经介绍了抗着丝点抗体和抗SCL-70抗体，接下来，再介绍一下其他抗体的特征。

抗RNP聚合酶Ⅲ抗体是系统性硬化症常见且具有特异性的抗体，常见于弥漫性系统性硬化症的患者。抗体阳性的患者易发生硬皮病、肾危象、消化道黏膜血管受累，与肿瘤发生存在一定的关系。

抗纤维蛋白Th/To抗体也是系统性硬化症的特异性抗体，阳性率为1%～13%。该抗体常见于局限性系统性硬化症。与间质性肺疾病、肺动脉高压、心包炎、肌炎相关。与抗着丝点抗体阳性的患者相比，这些患者皮肤变化、血管损伤和胃肠道受累的程度较低。但由于其肺部受累的发生率高，所以与其他抗体阳性的系统性硬化症患者相比，该组患者的生存率偏低，5年和10年生存率分别为78%和65%。

抗U3 RNP抗体可在5%～14%的系统性硬化症患者中检测到，常见于男性患者，患者发病年龄更早，出现肺动脉高压和胃肠道受累的风险更高。

2.影像学检查

类风湿关节炎、强直性脊柱炎、痛风性关节炎、骨关节炎等疾病常常累及四肢或脊柱关节，在X线检查中，这些疾病通常会表现出一些典型部位的特征性改变，如骨质破坏、关节间隙狭窄、痛风石、关节边缘骨赘形成等。这些特征性的X线表现可帮助医生对疾病进行诊断和鉴别诊断。但X线检查也存在一定的局限性，比如敏感性不足，对于早期病变的显示能力有限，干扰因素较多等。骨水肿对关节炎有一定提示作用，MRI可用于检测骨水肿信号，并且对于滑膜炎、骨侵蚀等病变也有很高的敏感性，有利于疾病的早期诊断。但MRI检查费用较高、检查时间较长，不利于随诊过程重复检查。近年来，关节超声在风湿科中的应用日益广泛，关节超声可显示关节软组织、骨质及关节腔积液的情况，可通过观察滑膜厚度、滑膜中血流情况，评估滑膜炎的情况，对于肌腱炎、腱鞘炎、尿酸盐结晶、骨赘都有良好的探查能力。事实上，每一种影像学检查都有其自身的优势和局限性，彼此之间相辅相成。临床实际应用中，医生会结合患者自身实际情况，选择最合适的检查方式。

很多风湿免疫病都会出现肺部受累，且在疾病早期患者可能没有明显临床症状，这时胸部CT的检查就显得尤为重要。间质性肺疾病常应用高分辨CT检查，这种检查能清晰地显示肺部的结构和病变，可看到小叶间隔增厚、磨玻璃密度影等特征性改变，早诊断、早治疗有助于改善患者预后。

双能CT可用于诊断痛风性关节炎，监测尿酸结晶的大小变化。

MRI还可用于检测特发性炎性肌病患者肌肉炎症的情况，区分急慢性炎症。选择MRI提示有炎症的部位进行肌肉活检，可增加病理诊断的阳性率。部分风湿免疫病会对心肌造成损伤，心脏MRI检查既可观察心脏的形态和运动功能，又可判断心肌的活性，敏感地检测到心肌损伤的存在及其程度。

3.其他检查

（1）肌电图及肌肉活检：肌电图是一种检查神经和肌肉疾病的辅助诊断方法，它通过记录神经肌肉的生物电活动来显示其在不同生理状态下的表现。

当患者出现肢体无力、肌肉疼痛、肢体麻木、肌肉萎缩等表现时，可完善肌电图检查，通过检查可判断患者的症状究竟是由肌肉病变（肌源性损害）导致的，还是神经病变（神经源性损害）导致的。

（2）肺功能：肺功能检查主要用来评估肺和气道功能。这项检查对于诊断肺部疾病、评估治疗效果等方面具有重要意义。

三、风湿免疫病的常用药物

1.非甾体抗炎药（NSAID）

非甾体抗炎药是一类不含有甾体成分，但仍然具有抗感染作用的药物。这些药物在化学结构上与激素不同，因此被称为非甾体抗炎药。

在讲NSAID之前，让我们首先来探讨一下前列腺素。前列腺素具有非常重要的生理作用，对生殖、消化、呼吸、心血管等系统均有相应的作用。但同时它也是一种炎性介质，与炎症发热、疼痛等症状相关。前列腺素是花生四烯酸通过环加氧酶

（COX）途径所产生，所以一旦抑制了此种酶的活性就可减少前列腺素的生成。

目前市面上根据对COX的抑制程度不同，可将NSAID分为四类。第一类为COX-1特异性抑制剂，只抑制COX-1，对COX-2没有作用，小剂量阿司匹林属于这一类；第二类为非选择性COX抑制剂，可同时抑制COX-1和COX-2，包括布洛芬、洛索洛芬、双氯芬酸、吲哚美辛、大剂量阿司匹林等；第三类为COX-2选择性抑制剂，在抑制COX-2的同时，对COX-1的抑制作用并不显著，如果加大剂量，也对COX-1有抑制作用，如美洛昔康、尼美舒利等；第四类为COX-2特异性抑制剂，只抑制COX-2，对COX-1没有明显作用，如塞来昔布、依托考昔。

2.糖皮质激素

糖皮质激素（以下简称“激素”）属于甾体类化合物，对应我们前面所讲的非甾体抗炎药。激素的副作用，如体重增加、骨质疏松、血糖升高、血压升高等，使得老百姓们谈激素变色。有时在门诊建议患者加用激素治疗，患者立刻斩钉截铁地拒绝。激素是不是真的这么可怕？在临床实际情况中应该怎样合理使用激素？让我们一起来了解一下。

（1）激素的主要作用：激素具有显著的抗感染作用，可有效控制局部或全身的炎症反应。风湿免疫病患者关节炎急性发作时，关节有明显的肿胀、疼痛，症状严重的患者有时应用非甾体抗炎药只能缓解部分症状，应用改变病情抗风湿药起效时间长，远水救不了近渴，此时应用激素可快速减轻关节症状。

激素可通过多种途径抑制免疫应答过程，减少炎症细胞因子和过敏介质的产生，从而减轻过敏症状。在感染的情况下，激素可减轻细菌内毒素对身体的损伤，改善中毒症状，并且具有良好的退热效果。此外，激素还可改善循环灌注、扩张收缩血管、增强心脏收缩，发挥抗休克作用，为患者的后续治疗赢取宝贵的时间。

（2）激素的副作用

◉ 皮肤和外貌：外貌的改变往往是最容易导致患者产生抵触情绪的因素之一。应用激素后容易使皮肤变得菲薄，易出现痤疮、紫纹、瘀斑等。容易出现体重增加、向心性肥胖（满月脸、水牛背）。

◉ 眼：可引起白内障、青光眼等。

◉ 骨骼和肌肉：可引起骨质疏松、自发性骨折、股骨头无菌性缺血性坏死、肌肉萎缩等。

◉ 消化系统：可诱发或加重消化道溃疡，严重时可出现消化道出血或穿孔。

◉ 心血管系统：应用激素会使液体在体内潴留，从而导致血压升高。这种血压升高的程度因人而异，有些人可能会经历严重的血压升高，而另一些人则可能只会出现轻微的血压升高。激素还会影响脂质代谢，导致血脂升高，引起动脉粥样硬化。对于已经患有高血压或心血管疾病的人来说，使用激素可能会增加他们的风险。

◉ 内分泌和代谢：可导致糖代谢、脂质代谢、电解质紊乱，出现糖耐量异常、糖尿病、高脂血症、低钾血症等。对于糖尿病患者，应用糖皮质激素可能会使他们的血糖更加难以控制。

◉ 神经系统：可诱发行为和精神异常，出现睡眠障碍、情绪不稳、谵妄等症状。

◉ 免疫系统：由于激素会对固有免疫和获得性免疫产生抑制作用，导致机体防御功能下降，从而可能诱发或加重感染。此外，激素治疗还可能使患者容易感染一些健康人群不易感染的病原体，如真菌和结核等。

(3) 合理应用激素：激素是一把“双刃剑”，如果运用得当，它可成为医生对抗疾病的有力助手，但如果使用不当或滥用则会对患者身体造成损伤。老年人因为本身脏器功能衰退且常合并基础疾病，所以使得激素的不良反应更加突出。

> **小贴士**
>
> 人体激素分泌节律性，早晨8～10点为分泌的高峰期，午夜12点降至最低水平。遵循人体自然的激素分泌规律，建议患者在每天早晨7～8点服用激素。

目前常用的激素，短效的包括可的松、氢化可的松；中效的包括泼尼松、泼尼松龙、甲泼尼龙、曲安西龙等；长效的包括地塞米松、倍他米松等。<0.5mg/（kg·d）泼尼松或等效剂量激素称为小剂量；0.5～1mg/（kg·d）泼尼松或等效剂量激素称为中等剂量；>1mg/（kg·d）泼尼松或等效剂量激素称为大剂量；7.5～30mg/（kg·d）甲泼尼龙或等效剂量激素连续1天或数天称为冲击量。

激素的剂量建议早期足量给药，之后随着病情的控制可逐渐减量，患者不可自行停用激素，减药的速度可根据疾病活动度、药物疗效等进行调整。

老年患者应用激素过程中应注意监测血压、血糖，定期复查血脂、电解质等指标。如果应用激素过程中出现血压、血糖的升高，也无须惊慌，可应用降压药和降糖药控制，随着激素逐渐减量，血压和血糖也会趋于平稳。

糖皮质激素相关骨质疏松也是老年患者在服药过程中非常关注的问题。骨质疏松除了会导致患者疼痛外，还会引起脊柱变形、脆性骨折。对于所有开始或持续接受长期激素治疗（剂量≥2.5mg/d，持续时间>3个月）的患者应评估其是否存在骨量减少或骨质疏松，目前双能X线吸收法是临床最常用的骨密度测量方法。对于已有骨量减少或骨质疏松或有脆性骨折病史的患者，应在病情允许情况下尽量减少激素的剂量和疗程，并按原发性骨质疏松治疗。对于尚无骨量减少或骨质疏松且无脆性骨折病史的患者，建议其调整生活方式（包括戒烟、限酒、避免过量饮用咖啡及碳酸饮料；均衡膳食，摄入富含钙、低盐和适量蛋白质，推荐每日摄入牛奶300～400 mL；多晒太阳，适度运动）并补充钙和维生素D。在激素应用6个月内评估患者骨折风险，若为低风险，继续补钙和维生素D；若为中高风险则需加用双膦酸盐、特立帕肽、地舒单抗等抗骨质疏松药物。患者骨折的风险，每年均应评估一次。

3.改变病情抗风湿药

改变病情抗风湿药（DMARD）是指一类可改善病情和延缓病情进展的药物，分为传统合成改变病情抗风湿药（csDMARD）、生物改变病情抗风湿药（bDMARD）和靶向合成改变病情抗风湿药（tsDMARD）。

（1）传统合成改变病情抗风湿药：传统合成改变病情抗风湿药以前称为慢作用抗风湿药，之所以称为“慢”，主要是因为这类药物在开始使用后，其效果并没有立即显现，而是需要等待一段时间才能逐渐发挥其作用。通常来说，这种药物起效的时间在用药后的2～4个月内。因此在使用这类药物时，患者需要有足够的耐心和信心。这类药物之所以能够对抗风湿病，是因为它们大多具有免疫抑制或免疫调节功能，这种功能使得它们能在一定程度上阻止或延缓疾病对组织器官的破坏，从而改善患者的预后。

◉ 甲氨蝶呤：目前我国应用小剂量甲氨蝶呤治疗类风湿关节炎，常用剂量为7.5～20mg/周。甲氨蝶呤是每周服用一次，千万不要过量服用。叶酸以减少胃肠道不良反应和肝功能损害等。建议在甲氨蝶呤应用24小时后服用叶酸5mg，即叶酸也是每周服用一次。

甲氨蝶呤常见的副作用有胃肠道不适、肝功能异常、口腔溃疡等，少数患者可出现骨髓抑制，偶见间质性肺疾病。总体来说，小剂量甲氨蝶呤长期应用的安全性是可以的。但如果服用了过量的甲氨蝶呤，则会出现严重的不良反应。骨髓抑制这种在服用正常剂量药物时小概率出现的不良反应，在服用了过量的药物后，就会变成致命的损伤。甲氨蝶呤这个药物虽然已在临床上应用许多年，但到现在还是会零星出现服药过量的事件，很多患者出错都是将每周剂量当作每日剂量。希望大家一定要规范用药，避免不幸事件的发生。

◉ 来氟米特：来氟米特可阻止淋巴细胞的增殖，减少炎性细胞因子的产生和作用，抑制炎症过程。来氟米特不仅可用于治疗类风湿关节炎，还可用于治疗狼疮肾炎、干燥综合征、血管炎、风湿性多肌痛等多种风湿免疫病。常用药物剂量为10～20mg/d，口服给药。常见不良反应有胃肠道症状（如恶心、腹泻等）、血压升高、白细胞减少、脱发、肝功能异常等。

◉ 羟氯喹：羟氯喹具有免疫调节和抗感染的作用，可抑制细胞介导的细胞毒作用、减少炎性细胞因子的产生、阻断淋巴细胞的增殖反应等。

指南建议将羟氯喹作为系统性红斑狼疮的一线治疗药物，除非存在禁忌证，推荐用于所有系统性红斑狼疮患者。羟氯喹可降低系统性红斑狼疮患者器官损害的风险，减轻糖皮质激素治疗的副作用，改善患者预后。

羟氯喹的常用剂量为200～400mg/d，一般不超过6.5mg/kg。

羟氯喹容易沉积在视网膜的色素上皮细胞中，引起视网膜病变，这是羟氯喹最常出现的不良反应。患者可能出现视力下降、视野缺损、畏光等情况。大剂量和长时间应用羟氯喹会增加视网膜病变的风险。建议患者治疗前及用药期间每年检查一次眼底。少数情况下羟氯喹还有心脏毒性、神经肌肉毒性，出现肌病、心肌损伤、心律失常（如QT间期延长）等。

◉ 环磷酰胺：环磷酰胺可减少T淋巴细胞和B淋巴细胞的数目，抑制细胞免疫和体液免疫反应。因此，20世纪50年代以来，环磷酰胺开始用于治疗风湿免疫病。目前环磷酰胺常用于狼疮肾炎的标准化治疗，血管炎、特发性炎性肌病相关间质性肺疾病等风湿免疫病也经常应用环磷酰胺治疗。

环磷酰胺对于风湿免疫病有很好的治疗效果，但它的副作用也不少。最为患者所关注的就是它对性腺的毒性，可导致女性患者卵巢功能早衰、闭经，甚至绝经，对于男性患者也可导致其精子数量减少。系统性红斑狼疮的患者大多是年轻女性，很多患者在发病时还没有结婚生子，对于有生育要求的患者一定要慎重考虑。当然，对于已经绝经的老年患者，这一类副作用的矛盾可能没有那么突出。反而环磷酰胺其他的副作用更需要关注，比如可能出现骨髓抑制，引起白细胞减少；增加感染风险；具有膀胱毒性，引起出血性膀胱炎；以及增加癌症的风险（环磷酰胺的致癌性与累积剂量有关，累积剂量小于10g时，发生肿瘤的风险较小）。

环磷酰胺可口服给药，也可静脉给药。口服剂量一般为1～2mg/（kg·d）。静脉常为间歇式给药，400mg，每周一次，或0.5～1g/m^2体表面积，每3～4周一次。

◉ 吗替麦考酚酯（霉酚酸酯）：国内外的研究充分表明，吗替麦考酚酯在诱导狼疮肾炎疾病缓解方面的作用并不逊色于环磷酰胺，而且其具有更好的药物耐受性，这意味着患者在使用过程中能更好地承受药物的治疗作用，而不会产生过多的不良反应。从长期安全性的角度来看对患者更有利。此外，吗替麦考酚酯还可用于治疗系统性红斑狼疮的其他严重系统损害（如难治性血小板减少、肺出血等）、结缔组织病相关间质性肺疾病、血管炎等。

胃肠道不适是应用吗替麦考酚酯时最常出现的不良反应，约有一半的患者可能会出现。

吗替麦考酚酯的常用剂量为1.5～3g/d，分次口服。在慢性肾衰竭患者中，最大剂量一般不超过2g/d。

◉ 环孢素和他克莫司：环孢素和他克莫司都属于钙调磷酸酶抑制剂，它们通过与不同的蛋白结合，形成一种复合物，这种复合物与钙调磷酸酶结合后，可抑制钙调磷酸酶的活性，从而阻止T淋巴细胞活化与增殖、减少细胞因子产生、降低炎症反应。

我国2023年最新发布的《钙调磷酸酶抑制剂治疗风湿免疫性疾病临床应用专家共识》中建议“环孢素和他克莫司可用于治疗系统性红斑狼疮（尤其是狼疮性肾炎和系统性红斑狼疮血液系统受累者）、常规药物疗效不佳或不适合应用的类风湿关节炎”。此外，还可用于治疗特发性炎性肌病（尤其是合并间质性肺疾病）、系统性硬化症、干燥综合征等多种疾病。

环孢素的常用剂量为3～5mg/（kg・d），维持剂量2～3mg/（kg・d），一般分2～3次口服。他克莫司通常建议空腹或餐前1小时或餐后2～3小时服用，常用剂量为2～4mg/d，分2次服用。

这两种钙调磷酸酶抑制剂常见的不良反应有肾毒性、电解质紊乱、血压升高、胃肠道反应等，而环孢素更容易出现多毛、牙龈增生，他克莫司更容易出现血糖升高。

◉ 艾拉莫德：艾拉莫德是我国自主研发的一类药物。它的分子结构与尼美舒利类似。因此，最初人们认为艾拉莫德可能是一种新型的NSAID。然

小贴士

临床上很多药物可影响环孢素或他克莫司的血药浓度。需要监测环孢素或他克莫司的血药浓度。葡萄柚和葡萄柚汁会影响代谢，提高环孢素或他克莫司血药浓度，服药期间应避免同时服用。

而，随着研究的深入，人们发现艾拉莫德对COX-1和COX-2的抑制作用非常微弱，但具有免疫调节作用。它可阻止淋巴细胞产生免疫球蛋白、减少炎症因子产生、抑制经典的炎症免疫通路，并有独特的骨保护作用，可抑制骨吸收、促进骨形成，减少软骨损伤，能有效抑制关节破坏的进展。

艾拉莫德上市后在临床应用的数据也显示，其与甲氨蝶呤联合治疗类风湿关节炎是安全有效的，治疗效果强于甲氨蝶呤单药治疗。在艾拉莫德治疗原发性干燥综合征的临床应用中，目前临床研究发现，艾拉莫德单用或联合甲泼尼龙、羟氯喹、白芍总苷中的一种或两种药物对干燥综合征患者有良好的疗效和安全性。在增加唾液流率、降低免疫球蛋白、提升血小板水平、改善肺功能等方面都有不错的效果。

艾拉莫德的常用剂量为一次25mg，每天早晚各一次，饭后服用。

艾拉莫德常见的不良反应有消化道不适、肝功能损害等，有严重肝病及消化道溃疡的患者禁用本药。此外，本药与华法林联用时会增加华法林的作用，增加出血风险。所以当患者必须使用华法林进行治疗时，应优先使用华法林进行治疗，禁用本药。

◉ 雷公藤多苷：雷公藤多苷是我国特有的风湿病治疗药物。它是从植物雷公藤根部提取出来的一种物质。20世纪70年代起，雷公藤开始用于治疗风湿免疫病。研究显示其具有抗感染和免疫抑制作用。

2023年发布的《雷公藤治疗活动性类风湿关节炎国际共识指南》中建议，“在草药或传统合成DMARD中，对于活动性类风湿关节炎患者来说，雷公藤单药治疗或甲氨蝶呤单药治疗均可作为一线治疗方案”“对于MTX加大剂量不能超过15mg/周的患者，雷公藤60mg/d可以作为替代方案”。

雷公藤的常用剂量为30～60mg/d，分3次饭后服用。

雷公藤的常见副作用为性腺抑制，可能导致女性闭经或男性不育。此外，还有肝肾功能损伤、骨髓抑制等不良反应。

（2）生物改变病情抗风湿药（bDMARD）：生物改变病情抗风湿药平时在临床常称为生物制剂，与传统上采用化学方法合成的药物不同，生物制剂是通过现代生物工程技术制造出的药物。这类药物都会针对一个特异的靶点，这些靶点都是与风湿免疫病发病密切相关的，通过对靶点的作用，达到治疗风湿免疫病的效果。生物制剂我们对抗疾病的武器由“霰弹枪”升级成为“狙击枪”，正式进入精准治疗的时代。

◉ 肿瘤坏死因子-α（TNF-α）拮抗剂：TNF-α是非常重要的促炎细胞因子，它需要与细胞膜上的TNF-α受体相结合，才能发挥进一步的作用。TNF-α拮抗剂就是通过阻断TNF-α与其受体的结合来起到抗感染的作用。

常用的TNF-α拮抗剂有依那西普、英夫利西单抗、阿达木单抗、戈利木单抗、赛妥珠单抗。其中英夫利西单抗是静脉输液治疗，其他几种均为皮下注射给药。

TNF-α拮抗剂目前主要用于治疗类风湿关节炎、强直性脊柱炎、银屑病关节炎。适用于常规治疗效果不佳，或无法耐受常规治疗，病情严重、疾病进展迅速的患者。

皮下注射的TNF-α拮抗剂可能会出现局部注射反应，表现为局部注射部位的红肿、皮疹等，常发生于治疗的第1个月，所以前几次去医院注射时，医护人员通常都会要求患者注射结束后观察20～30分钟再离开。英夫利西单抗输注时可能会出现输液反应，表现为头痛、恶心、皮疹等，严重的患者可能出现过敏性休克，所以此类药物一定要在专业人员的观察下进行使用。此外，有部分患者在刚开始应用TNF-α拮抗剂时有良好的治疗效果，但在治疗一段时间后，治疗效果反而减弱，这主要是因为身体内产生了抗药物抗体，这类抗体可与药物相结合，阻止药物对其分子靶点起作用，导致实际治疗效果低于预期效果。抗药物抗体的产生受药物本身的结构、用药方式等情况影响，同时也与患者自身的性别、年龄、遗传及免疫状态等因素有关。TNF-α拮抗剂可增加感染的风险，包括细菌感染、带状疱疹、结核感染、乙肝病毒再激活等。有研究显示，TNF-α拮抗剂有增加恶性肿瘤的风险，但目前不同研究间尚未形成统一的结论。

◉ IL-6是白介素家族中的重要成员，是一种促炎介质，广泛参与炎症反应过程。与TNF-α一样，IL-6也需要与IL-6受体结合后才能发挥作用。IL-6拮抗剂就是阻碍它们的结合。

目前常用的IL-6拮抗剂是托珠单抗，2008年起托珠单抗先后在日本、欧洲、美国和中国被批准用于治疗类风湿关节炎。该药物目前有静脉滴注和皮下注射两种方式。静脉用药成人常用剂量为8mg/kg，每4周一次。皮下注射推荐剂量，体重<100kg者，每次162mg，每2周一次；体重≥100kg者，每次162mg，每周一次。

托珠单抗静脉输注期间可能出现输液反应，最常见的是在输液期间出现高血压，以及输液后24小时内出现头痛和皮疹。小部分患者可能出现过敏，多发生在第二次至第5次输液期间。应用托珠单抗治疗期间可能出现肝脏丙氨酸氨基转移酶（ALT）和（或）天门冬氨酸氨基转氨酶（AST）水平轻至中度升高，与甲氨蝶呤同时应用时，这种现象可能会更明显。因此使用托珠单抗治疗期间需注意监测肝功能。此外，用药过程中还可能出现血脂异常、中性粒细胞减少、血小板减少等情况，用药期间应定期复查相关化验。

◉ B淋巴细胞刺激因子（Blys）抑制剂：系统性红斑狼疮的发病机制是一个复杂且多元的过程，与多种因素有着密切的关系。B淋巴细胞的激活在其中有重要作用。异常的B淋巴细胞增多，导致自身免疫反应的失控。Blys与B淋巴细胞的增殖分化密切相关，B淋巴细胞刺激因子抑制剂通过阻断B淋巴细胞因子受体（BAFFR）与Blys结合来治疗系统性红斑狼疮。

目前常用的B淋巴细胞刺激因子抑制剂是贝利尤单抗。2011年美国食品药品管理局批准其用于治疗活动性、自身抗体阳性的系统性红斑狼疮。这是50多年来第一个被批准用于治疗系统性红斑狼疮的生物制剂。

推荐用药方案为10mg/kg，静脉输注，前3次每2周一次，之后每4周一次。

生物制剂在改善患者病情、提高患者生活质量的同时，安全性一直是备受关注的问题。大部分生物制剂都存在增加患者感染风险的问题，除常见的各个系统的感染外，还存在结核感染、乙肝病毒再激活等问题。①使用生物制剂治疗进行结核病筛查：活动性结核病患者不推荐使用生物制剂，须转专科医院就诊，对于结核潜伏感染的非活动性结核病患者，在预防性结核病治疗后可使用生物制剂。②乙肝与丙肝感染筛查：有乙肝或丙肝感染史的患者，确需使用生物制剂治疗，建议使用依那西普、阿巴西普等风险较小的生物制剂。乙肝或丙肝血清学检测阳性的患者，在抗病毒治疗后，若使用生物制剂治疗，应定期监测病毒激活风险。③虽然目前的临床数据并未明确显示出应用生物制剂的患者的肿瘤发生率会显著增加，但目前的专家共识对于合并恶性肿瘤的患者，不建议应用生物制剂；若恶性肿瘤已治愈或临床缓解5年以上，可视情况使用生物制剂。④对于老年类风湿关节炎患者（年龄≥65岁），无须调整生物制剂剂量，但应密切关注感染的风险。在应用生物制剂治疗期间，一定要定期复查血常规、肝肾功能等实验室指标，警惕药物不良反应。

（3）靶向合成改变病情抗风湿药（tsDMARD）：靶向合成改变病情抗风湿药又称靶向小分子药物，顾名思义，与生物制剂相比这类药物的分子量小，是通过化学合成的方法制备的，但又与生物制剂一样可针对发病过程中的特定靶点起效。生物制剂通常为大分子蛋白质，所以无法口服，只能通过静脉输液或皮下注射给药，这在一定程度上限制了它们在临床上的应用。靶向小分子药物既可实现精准治疗，又因为其口服的用药方式而更加便捷。因此，近年来在临床上被广泛应用，为风湿免疫病患者提供了更多的治疗选择。目前临床应用最多的靶向小分子药物是酪氨酸激酶（JAK）抑制剂，包括托法替布、巴瑞替尼等药物，适用于对传统药物（如甲氨蝶呤）或生物制剂治疗效果不好的类风湿关节炎患者。应用此类药物可能会增加患者发生严重感染、带状疱疹的风险。此外，有研究显示，JAK抑制剂可能会增加患者血栓形成，以及重大心血管不良事件发生的风险。应用托法替布的患者恶性肿瘤（不包括非黑色素瘤皮肤癌）发生率高于应用TNF-α拮抗剂的患者。

与其他治疗风湿免疫病的药物相比，JAK抑制剂在临床应用的时间相对较短，它的疗效及不良反应还需要进一步观察。

随着时代的进步，治疗风湿免疫病的药物种类日益增多，然而，这并不意味着新药或价格高的药物就一定是更好的选择。事实上，很多患者往往一开始就要求医生使用所谓“好药”或“贵药”，但其实每种药物都有其擅长的治疗方向，也都可能产生不良反应。在治疗风湿免疫病的过程中，医生会根据患者的具体病情、既往治疗经验、药物副作用风险等因素来综合考虑，选择最适合患者的药物。而患者也应对自己的病情有全面的了解，不要盲目追求新药或高价药物，以免增加不必要的经济负担和身体负担。在药物治疗过程中，患者还需要密切关注药物的不良反应，如有不适要及时向医生反馈，以便及时调整治疗方案。

第二节　关节痛

类风湿关节炎是一种主要累及关节及周围软组织的自身免疫性疾病。在发病初期，关节滑膜会出现慢性炎症，继而关节内的新生血管和增生肥大的滑膜细胞等成分共同形成一种叫作“血管翳”的异常组织。随着病情的发展，血管翳会逐步破坏关节软骨、软骨下骨等关节结构，导致关节畸形，丧失正常的关节功能，严重影响患者的日常生活。

一、为什么会得类风湿关节炎？

类风湿关节炎的发病机制目前尚不完全明确，与遗传、环境、免疫异常等因素密切相关。研究显示，有类风湿关节炎家族史的人，其自身患类风湿关节炎的风险要明显高于一般人群。然而，这并不意味着，只要家中有亲属患有类风湿关节炎，自己就一定会得类风湿关节炎。家族史只是类风湿关节炎发病的一个危险因素，而不是决定性因素。每个人的身体状况和基因组成都是独特的，因此即使有相同的家族史，每个人的患病风险也可能不同。此外，个人的生活习惯和环境因素也是影响类风湿关节炎发病的重要因素，例如吸烟、二氧化硅等粉尘的接触史都是类风湿关节炎发病的环境危险因素。

二、类风湿关节炎的常见症状

这种疾病通常在女性中更为常见，可在任何年龄段发病，以30~50岁为发病的高峰期。类风湿关节炎的症状包括关节疼痛、肿胀、僵硬等，好发于手、腕、足等小关节，并且呈现出对称性的特点。随着疾病的进展，大关节也可能会受累。少数患者以大关节肿痛为首发症状。除典型部位的大小关节外，颞颌关节、颈椎关节等部位也可被类风湿关节炎所累及。关节的僵硬感在早晨起床时通常最为明显，这种僵硬感可持续30分钟到数小时不等。大部分患者晨僵可超过1小时，在活动后晨僵的症状可有所缓解。如果关节症状没有得到有效控制，会导致关节畸形，常见的关节畸形有手指尺侧偏斜、天鹅颈样畸形、纽扣花样畸形、关节半脱位等（图8-2）。腕关节受累严重时，因关节局部结构异常，可能会卡压神经，出现手指麻木等腕管综合征表现。随着病情的进展，还会出现乏力、发热、食欲减退等全身症状。关节畸形是不可逆的，一旦出现，就会对患者造成永久性的影响，这些畸形不仅影响患者的外观，还会影响他们的日常生活和心理健康。

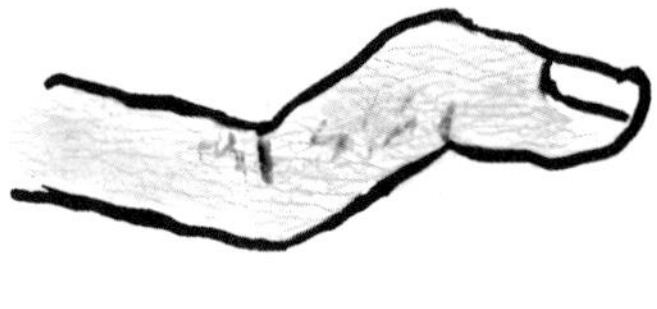
天鹅颈样畸形

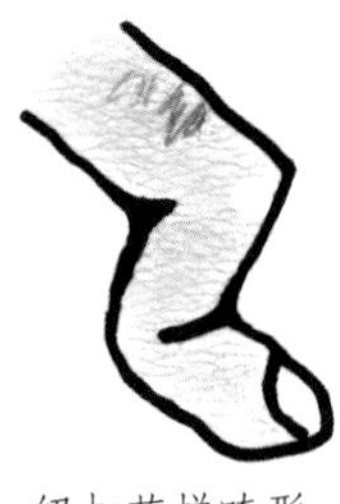
纽扣花样畸形

图8-2 关节畸形。

有不少的患者认为关节痛也不是什么大病，忍一忍或者自己用点偏方止痛就扛过去了。殊不知类风湿关节炎是一种系统性疾病，其影响不仅局限于关节，还可能影响皮肤、肺、血管等全身器官组织。当它累及皮肤时，会在皮下形成一种质地较硬的结节，称为类风湿结节。这些结节通常出现在容易摩擦的部位，例如关节的伸侧面、肘关节周围、枕后、跟腱等处，但偶尔也可能出现在肺部或心肌。结节可单个出现，也可多个出现，这种结节的生成与疾病的活动度有着密切的关系。

类风湿关节炎肺部受累十分常见，可能出现胸腔积液、肺结节、间质性肺疾病等情况，其中间质性肺疾病最为常见。因此，在临床就诊时，医生通常会建议完善胸部CT检查，为的是可及时发现并处理潜在的肺部问题。贫血和血小板升高在类风湿关节炎患者中也经常见到，多与病情活动、全身慢性炎症反应相关，病情控制稳定时，血红蛋白和血小板数值可恢复至正常范围。活动性类风湿关节炎患者可出现淋巴结肿大，完善淋巴结超声检查有助于与淋巴瘤等疾病相鉴别。类风湿关节炎中存在一种相对少见的亚型，被称为Felty综合征，表现为类风湿关节炎伴有脾大、白细胞或中性粒细胞减少，有的患者甚至可能出现血小板减少和贫血。类风湿关节炎累及血管时，可出现局部皮肤溃疡或坏死，严重者可出现指端坏疽。还可导致周围神经病变，出现肢体麻木或运动功能减退。部分类风湿关节炎患者可同时患有干燥综合征，因此也可出现眼干的症状。除此之外，类风湿关节炎影响眼部还可出现巩膜炎或角膜炎，严重情况下可导致失明。长期无法得到有效控制的类风湿关节炎可能出现肾脏淀粉样变性，造成肾功能损伤。由此可见，早期有效地控制病情对于减少脏器的损伤、减轻痛苦、改善预后都至关重要。因此，当患者出现关节肿痛、晨僵等症状时，应及时就医，完善相关的化验检查以明确诊断。一旦确诊为类风湿关节炎，应遵从医生的建议积极进行治疗。

三、如何诊断类风湿关节炎？

类风湿关节炎目前常用的分类标准有1987年和2010年两种。

参与评估的关节中不包括远端指间关节、第一腕掌关节、第一跖趾关节，如果想诊断类风湿关节炎，患者既要有相应的关节症状，也需要有关键的化验指标阳性，这也进一步证明了我们之前所说的，关节痛不等于类风湿。

四、类风湿关节炎的治疗

类风湿关节炎是慢性病，需要长期服药，目前尚无根治的方法。因此，患者在治疗过程中应该保持理性，不要盲目相信一些所谓的“偏方”或“祖传秘方”，这些方法可能没有科学依据，甚至可能延误治疗，对患者造成伤害。对于一些号称可以治愈类风湿关节炎的宣传要提高警惕，避免上当受骗。当然，不能根治并不代表无药可治，经常能从一些患者口中听到类风湿关节炎就是“不死的癌症”，反正也治不好，不如就干脆不治，因此错过了最佳的治疗时间。这种想法是错误的，经过规范的治疗，类风湿关节炎是可以实现长期疾病缓解，让患者与疾病“和谐相处”的。

小贴士

对于初治或中高疾病活动度的类风湿关节炎患者应每月监测疾病活动度；治疗后达到临床缓解或低疾病活动度的患者，可以每3～6个月监测一次。

目前类风湿关节炎的主要治疗策略是达标治疗，是指通过严密监控和及时调整治疗方案，尽快使患者达到临床缓解或降低疾病活动度的状态。最常应用的方法有基于28个关节的疾病活动度评分（DAS28）、临床疾病活动指数（CDAI）、简化疾病活动指数（SDAI）。

类风湿关节炎的治疗需要患者与医生紧密配合，以实现最佳治疗效果。首先，患者需要树立正确的心态，认识到疾病治疗是一个长期的过程，不能期望今天用药、明天症状就完全消失。同时，患者之间存在个体差异，每个人的病情和身体状况都不尽相同，因此用药方式也会因人而异。在治疗过程中，患者不应看到其他患者治疗效果更好就产生焦虑和怀疑。此外，慢性病病情易反复，即使经过了长时间的治疗，症状也可能加重。在这种情况下，患者不能因为症状加重就丧失治疗的信心。相反，应该与医生密切合作，寻求更好的治疗方法，并继续积极治疗。即使病情已经控制稳定，也不能掉以轻心，依然需要定期随诊复查，切忌自己随便减停药物。

目前治疗类风湿关节炎的药物一类是改善症状的药物，包括非甾体抗炎药和糖皮质激素。后者除可改善关节症状外，还能用于关节外器官受累的治疗，但如果使用不当也会导致多种不良反应。目前国内外指南对于糖皮质激素使用的建议都是小剂量（泼尼松7.5～10mg或等效的其他激素）、短疗程（一般不超过3～6个月）。当病情缓解逐渐减停药物时，也会优先减停这两类药物。

另一类是改变病情抗风湿药。确诊类风湿关节炎后尽早加用此类药物对改善病情至关重要。其中甲氨蝶呤是治疗类风湿关节炎的基础药物和首选药物。此外，来氟米特、柳氮磺吡啶、羟氯喹、雷公藤、艾拉莫德、环孢素等药物也常用于类风湿关节炎的治疗。当传统治疗效果不佳时，可加用生物制剂或靶向小分子药物。

类风湿关节炎除了药物治疗外，患者生活方式的改变也十分重要。饮食方面没有特别需要忌口的，相反，因为类风湿关节炎是慢性病，长期慢性炎症本就容易出现贫血、低蛋白血症等情况，日常饮食更应做到营养全面均衡，避免高糖、含有反式脂肪酸的食物。治疗类风湿关节炎的部分药物容易有胃肠道不良反应，饮食应减少辛辣刺激性食物的摄入，以免引起胃肠道不适。同时需要戒烟限酒。

运动方面，虽然关节疼痛可能会让患者感到不便，但拒绝出门进行运动并不是一个明智的选择。在积极治疗的同时，也应进行适度的运动锻炼，有助于关节症状的改善。为了确保患者的健康和安全，建议患者选择轻到中度的锻炼方式，如散步、游泳、骑车等。这些活动可有效地增强患者的体质，提高关节的灵活性。应尽量避免高强度负重运动及反复高冲击活动，如跑步和打球。需要注意的是，适度的运动是指运动后不会加重关节疼痛等疾病症状，如果运动后出现不适症状，应减少活动强度。

第三节　干燥综合征

口干、眼干、皮肤干燥是老年人经常会出现的不适症状，随着腺体功能的下降，老年人比年轻人更容易出现以上症状。但有一种风湿免疫病也容易出现这些症状，这就是干燥综合征，它是一种以侵犯外分泌腺为主的慢性自身免疫性疾病，以唾液腺、泪腺病变为代表。该病可分为原发性和继发性两种。继发于结缔组织病（如类风湿关节炎、系统性红斑狼疮、硬皮病等）和特殊病毒感染等称为继发性干燥综合征，不并发其他疾病者称为原发性干燥综合征。其发病机制与遗传、病毒感染、性激素异常等因素相关，体液免疫和细胞免疫均参与了发病过程。女性患病率高于男性，男女患病率约为1比9。然而，这种疾病在总体人群中的患病率不高，但它在老年人中的发病率却相对较高，统计数据显示，我国老年人患病率为2%～4.8%。因此，这种疾病应引起我们大家足够的重视。

一、干燥综合征的临床表现

干燥综合征，顾名思义，“干”很多时候是患者最常见的表现。因为唾液分泌减少，患者会感到口腔干燥，讲话时需频频喝水，甚至夜间也时常需要起来喝水，有的患者形容自己“干到张不开嘴”。进食馒头、面包等干燥食物时，会感到吞咽困难，需要用水或汤等流质送服。舌可表现为舌痛，舌面干、裂，舌乳头萎缩。因为唾液对于口腔有清洁及抗菌作用，当唾液减少后，口腔菌落组成发生变化，容易出现猖獗性龋齿，这种龋齿和一般的龋齿不一样，一般的龋齿是从内向外烂牙，这种龋齿最开始先是牙齿逐渐变黑，继而像瓷片一样一片片脱落，最后只留下残根。由于唾液量减少，胃酸的缓冲机制受到影响，胃酸反流至气管、食管，出现咽部灼烧感、胸骨后疼痛等症状。此外，患者还可反复出现腮腺及颌下腺肿痛。因为泪腺分泌减少，患者容易出现眼干涩、灼烧感、异物感，眼部分泌物增多，甚至哭时无眼泪流出。口干、眼干是本病最常见的症状，除此之外，因为汗腺分泌减少，可出现皮肤干燥、瘙痒及脱屑。可出现鼻腔黏膜干燥出血、咽喉处干燥不适。

但大家千万不要以为，干燥综合征就是口干、眼干这么简单，在以往国际会议上，曾经提出过“干燥轮”的概念，意在强调干燥综合征变化的全身性，即以外分泌腺为中心，可影响到全身各个系统。

当累及皮肤时，可出现紫癜样皮疹、环形红斑等；当累及骨骼肌肉时，可出现关节痛、肌肉痛，一部分患者首次就诊是以关节痛为主诉症状，在医生的追问下才意识到自己已经存在一段时间口干、眼干的症状了；当累及肾脏时，会出现间质性肾炎，还会出现肾小管酸化功能的异常，此时容易出现低钾血症，严重者可出现低血钾性肌肉麻痹，患者会出现肢体无力等症状；累及呼吸系统时，可出现间质性肺病；累及消化系统时，可出现萎缩性胃炎、肝损害；累及神经系统时，可出现周围神经及中枢神经受累；累及血液系统时，可出现白细胞减少、贫血、血小板减少，而且本病易合并淋巴瘤。

二、怀疑干燥综合征，应完善哪些检查？

（1）血、尿常规及其他常规检查：血常规变化无明显特异性，但却是评估病情的重要指标。本病可累及红系、髓系或血小板中的任一系细胞，出现贫血、白细胞减少、血小板减少。干燥综合征引起肾损害，主要表现为肾小管酸中毒，尿pH值升高。部分患者存在肾小球损害，可出现蛋白尿。

（2）完善免疫球蛋白检查：大多数干燥综合征患者有高球蛋白血症，以IgG增高为主，与疾病活动性相关。

（3）完善自身抗体检查：抗核抗体、抗SSA抗体及抗SSB抗体与本病关系密切。

（4）完善泪腺功能检测：包括Schirmer试验、泪膜破碎时间、角膜染色试验等。

（5）完善唾液腺功能及形态检测：包括自然唾液流率、腮腺造影、腮腺超声、放射性核素造影。

（6）必要时完善唇腺活检，局部大量淋巴细胞浸润则符合本病病理表现。

（7）本病可出现肺间质病变，应完善胸部CT检查。

三、干燥综合征怎么治疗？

对干燥综合征的治疗，不仅是要改善患者口眼干燥的症状，更重要的是终止或者抑制患者体内发生的异常免疫反应，保护患者脏器功能。

干燥综合征的治疗包括3个层次：①唾液和泪液的替代治疗以改善症状；②增强外分泌腺的残余功能，刺激涎液和泪液分泌；③系统用药改变干燥综合征的免疫病理过程，最终保护患者的外分泌腺体和脏器功能。

首先，对于唾液和泪液的替代，可选择人工泪液和人工唾液，不过人工唾液因为效用时间短，口感较差，所以应用并不广泛。另外，可应用刺激外分泌腺分泌的药物，增加唾液流率。人工泪液可减轻眼干症状，防止发生角膜损伤，建议选择不含防腐剂的人工泪液。症状较重的患者可加用环孢素滴眼液。老年患者常合并青光眼等眼科基础疾病，含糖皮质激素的滴眼液有可能导致眼压升高，如应用需在专业眼科医生指导下应用。

目前尚无证据表明，糖皮质激素及免疫抑制剂能有效改善干燥症状或增加唾液流率，是否应用这些药物取决于患者是否存在重要脏器受累，如球蛋白明显升高，严重的白细胞减少、血小板减少，干燥综合征相关性肌炎、间质性肾炎、间质性肺疾病、神经系统损伤等。常用的免疫抑制剂有羟氯喹、甲氨蝶呤、环孢素、环磷酰胺、吗替麦考酚酯等。

四、干燥综合征患者日常生活的注意事项

建议患者保持周围环境的湿润，戒烟戒酒，清淡饮食，尽量避免服用会加重口干、眼干症状的药物。可尝试少量多次饮水，但应减少饮用刺激性的饮料（如浓茶、咖啡等）。可通过咀嚼无糖口香糖刺激唾液腺分泌。保持鼻腔通畅，减少用口呼吸。保持良好卫生习惯，注意口、眼卫生，勤漱口，保持口腔清洁，减少龋齿的发生。保持良好的用眼习惯，避免长时间观看手机、电视。必要时患者可通过佩戴护目镜减轻眼干症状。

最后，需要强调的是，可导致口干、眼干的原因除干燥综合征外还有许多，如

糖尿病、甲状腺功能亢进等内分泌代谢疾病，老年人营养不均衡导致维生素缺乏，药物反应等。因此，当出现口干、眼干的症状时，应及时就医，进行相关检查和治疗，以避免病情的恶化。

第四节　系统性红斑狼疮

系统性红斑狼疮是一种累及多个器官和系统的自身免疫性疾病。遗传、性激素、环境，以及许多其他因素相互作用，引发适应性和固有免疫的异常。虽然系统性红斑狼疮主要发生在育龄女性中，但其实所有年龄段均可发病。不同年龄发病患者的发病率、临床症状、并发症和疾病活动度都有所不同，这使得对系统性红斑狼疮的治疗和管理变得更加复杂。

迟发性系统性红斑狼疮是其中的一个特定亚组，虽然没有严格的年龄界限，但通常将50岁作为最低发病年龄。文献报道，该亚组占所有诊断为系统性红斑狼疮患者的2%～20%。虽然占比不高，但老年人的系统性红斑狼疮发病症状往往比较隐匿，与典型的系统性红斑狼疮症状存在一定的差异。这使得老年患者的诊断和治疗更加具有挑战性，容易出现误诊或漏诊的情况。而且随着人口老龄化趋势的加剧和人们对健康的关注度不断提高，该亚组患者比例可能会逐渐增加，所以应对其保持足够的重视。

一、系统性红斑狼疮的临床表现

系统性红斑狼疮是一种非常复杂的疾病，其临床表现多种多样，几乎涉及所有的器官系统，一些常见的系统受累表现见表8-4。

表8-4　系统性红斑狼疮的表现

受累系统	临床表现
全身症状	发热、疲乏、消瘦
皮肤和黏膜系统	蝶形红斑、盘状红斑、脂膜炎、甲周红斑、雷诺现象、光过敏、脱发、口腔溃疡、血管炎等
骨骼肌肉系统	关节肿痛、乏力、肌肉酸痛、缺血性骨坏死等
肾脏	狼疮肾炎：血尿、蛋白尿、水肿、血肌酐升高、肾衰竭等
血液系统	贫血、白细胞减少、血小板减少、凝血功能异常（血栓、出血）
心血管系统	心包炎、心肌炎、心内膜及瓣膜病变、心包积液、高血压等

（待续）

表8-4(续)

受累系统	临床表现
呼吸系统	胸膜炎、胸腔积液、急性狼疮性肺炎、弥漫性出血性肺泡炎、肺动脉高压、肺栓塞、间质性肺疾病等
神经系统	神经精神狼疮：无菌性脑膜炎、脑出血、脑梗死、脱髓鞘综合征、头痛、急性精神错乱状态、癫痫发作、焦虑、认知障碍、周围神经病变等
消化系统	恶心、呕吐、厌食、腹痛、腹泻、便秘、肠系膜血管炎、胰腺炎、腹水等
眼部	视网膜血管阻塞性疾病、结膜炎、葡萄膜炎、视神经炎等

系统性红斑狼疮女性患病率明显高于男性，但发病年龄不同，男女患病率的比例也有所不同。不同文献报道，育龄期男女患病率的比例为1∶（8～15），老年患者男女比例为1∶（5～6）。

相较于早期发病的系统性红斑狼疮患者，老年患者的皮肤黏膜损害发生率较低，如蝶形红斑、光过敏、口腔溃疡、血管炎、关节周围毛细血管扩张等。当出现皮肤黏膜损伤时，很少表现为急性皮肤狼疮，而多表现为慢性皮肤损害（如盘状红斑）或非特异性皮肤黏膜表现（如雷诺现象）。

肾脏是系统性红斑狼疮常累及的脏器。与年轻患者相比，老年患者肾脏受累的发生率较低，但一旦累及肾脏时，更容易进展为肾衰竭。老年患者神经精神狼疮、癫痫发作的频率比年轻患者少，但周围神经病变、抑郁的发生率更高。

老年患者更容易出现干燥综合征症状（口干、眼干）、浆膜炎、间质性肺疾病、关节炎、血栓事件（包括肺栓塞、深静脉血栓）、心绞痛、急性心肌梗死、心肌病。此外，老年患者还容易出现血液系统损伤，我国一项迟发性系统性红斑狼疮队列研究显示，血液系统是最常见的受累因素，在53.8%的患者中发生。而另一项研究中，超过一半（52.1%）的迟发性系统性红斑狼疮患者有白细胞减少，这会增加这些患者的感染风险。血小板减少也较为常见，这会导致出血风险的增加。

二、辅助检查

系统性红斑狼疮常累及多个系统，首先需要完善常规检查评估病情，如血常规、尿常规、便常规，肝肾功能、电解质、心肌酶等生化指标，血沉、C反应蛋白等炎症指标。之后还需完善免疫及自身抗体相关检查。根据受累器官不同，需要完善与之相关的影像学检查，如胸部CT、腹部CT、心脏超声、血管超声等。若出现胸腹腔积液、血液系统受累、神经系统受累，可能还需要完善胸腔穿刺、腹腔穿刺、骨髓穿刺、腰椎穿刺等有创检查。当肾脏受累，必要时需完善肾活检。

补体C3、C4减低，抗双链DNA抗体、抗Sm抗体阳性是系统性红斑狼疮特异性表现，亦在分类标准中。老年患者补体下降及特异性抗体阳性率比年轻患者低，类风湿因子、抗SSA抗体、抗SSB抗体阳性率较高，这也增加了诊断的难度。

三、疾病活动度、并发症及预后

系统性红斑狼疮是慢性病，需要长期随访和监测。评估疾病活动度对判断患者的临床治疗尤为重要。系统性红斑狼疮疾病活动度最常用的评分标准为系统性红斑狼疮疾病活动度指数（SLEDAI），其中较为常用的版本是SLEDAI-2000。该标准通过对神经、血管、关节、肌肉、肾脏、皮肤、血液等多方面进行评分，并根据总分评估患者疾病活动情况。研究显示，老年患者SLEDAI-2000的得分多低于年轻患者。提示患者疾病活动度较低，病情进展缓慢。

但老年患者往往有更多的并发症（如高血压、甲状腺功能减退、骨质疏松症、动脉血栓形成等），心肺、神经和肾脏受累程度更高。因此，我们应把重点放在预防和更积极地治疗迟发性疾病患者的并发症上，因为频繁的并发症会导致累积损害，特别是在心血管系统中。系统性红斑狼疮国际合作组织损伤指数（SDI）用于评估系统性红斑狼疮损伤程度，能够更好地预测疾病预后。老年患者SDI≥1的发生率随着年龄的增长而增加，这表明老年患者虽然病程似乎较轻，但却容易出现不可逆的全身损伤和功能丧失。这一方面可能是因为老年患者在首次诊断系统性红斑狼疮时就已经存在较多的基础病，常见的有高血压、糖尿病、血脂异常、慢性肾病和脑血管疾病。另一方面，老年患者更容易出现药物不良反应。因此，与年轻患者相比，老年患者预后更差，死亡率更高，常见死亡原因为心血管疾病和感染。

四、系统性红斑狼疮的治疗

目前，国内外尚未针对老年系统性红斑狼疮制定专门的诊疗指南，因此，我们仍然沿用传统的诊疗方案进行诊断和治疗。本病常用的治疗药物有糖皮质激素、抗疟药、免疫抑制剂和生物制剂。药物的选择取决于脏器受累的情况和疾病严重程度。老年患者的疾病活动度相对较低，病程进展缓慢，而且他们的身体功能逐渐减退，代谢能力下降，对药物的吸收和利用也会受到影响。为了确保药物的有效性和安全性，可会根据患者的具体情况适当减少药物剂量。

此外，老年患者出现并发症和发生药物不良反应的风险更高，如应用糖皮质激素后出现高血压、高血糖、高血脂、骨质疏松；应用免疫抑制剂后出现肝肾功能异常、感染等。在制订治疗方案时，需充分考虑到老年患者的身体特点和健康状况，以确保治疗方案的有效性和安全性。还应注重并发症的预防与治疗，以降低并发症的发生率。

羟氯喹是治疗系统性红斑狼疮的基础药物，被广泛用于临床。但本药易出现视网膜损伤，而老年人又常存在各种视网膜病变，如糖尿病或高血压相关视网膜病变、老年性黄斑变性等，在使用此药时更需警惕其视网膜毒性。应定期完善眼部检查，一旦出现药物相关不良反应，及时停药。

另外，老年患者常常同时患有多种基础疾病，需要服用多种药物。因此，需要特别关注药物之间的相互作用，避免因为药物间的相互作用而影响治疗效果。

第九章

老年消化系统疾病的自我管理

第一节　胃食管反流病

一、胃食管反流病的定义

胃食管反流病（GERD）是指胃十二指肠内容物反流入食管、口腔或肺部而导致的胃灼热、反流等症状和并发症的一种疾病，是临床常见病。老年人由于食管结构和功能的改变，GERD的发病率随之增加，并呈现随着年龄增长而上升的趋势。

你知道吗？

胃食管反流病分类

- 非糜烂性反流病（NERD）。
- 糜烂性食管炎（EE）。
- Barrett食管（BE），也称胃食管反流病相关疾病。

二、胃食管反流病的危险因素

1.年龄

糜烂性食管炎的患病率随着年龄的增长而增加。年龄在50岁以上的人群中，Barrett食管的患病率亦随着年龄的增长而升高。

2.性别

女性为胃食管反流病的独立危险因素，女性较男性更易患非糜烂性反流病；而男性为糜烂性食管炎和Barrett食管的独立危险因素。

3.肥胖

体重指数、腰围及体重增加与胃食管反流病的症状及其并发症相关。研究发现，体重指数升高与胃食管反流病严重程度成正比，体重指数还与食管癌和贲门癌的发病有关。

4.疾病

糖尿病并发周围神经病变致胃肠自主神经受累，帕金森病、进行性系统硬化症致食管平滑肌受累，均可使食管蠕动减弱，故常伴有胃食管反流病。干燥综合征患者唾液分泌减少，影响食管化学清除，可致胃食管反流病。

5.其他

吸烟，过度饮酒，阿司匹林、非甾体抗炎药、抗胆碱能药物，社会因素，家族史等。

三、胃食管反流病的病因

1.抗反流屏障及功能减弱

（1）老年人食管下段括约肌（LES）生理性退化，食管张力下降，食管下段括约肌静息压力降低。

（2）老年人常口服多种药物，使食管下段括约肌压力降低，会造成胃内容物自由反流至食管。

（3）老年胃食管反流病常伴有食管裂孔疝，食管裂孔疝可减弱膈肌脚的抗反流作用。

2.食管的清除能力降低

（1）老年人的食管蠕动功能下降，无推动性的自发收缩增加。

（2）老年人唾液中的碳酸盐分泌减少，使食管清除能力下降。

（3）老年人常有食管肌群萎缩，导致食管运动功能下降。

（4）老年人常伴随其他疾病，如糖尿病等影响胃肠神经系统，使胃排空延迟，胃内压增高，超过食管下段括约肌压力则导致反流发生。

3.食管黏膜屏障作用下降

（1）老年人长期卧床缺乏重力作用，增加食管黏膜在反流物中的暴露时间。

（2）老年人食管上皮再生修复能力降低，食管黏膜抵抗反流物损伤的能力减弱。

（3）老年人上皮的增生和修复能力下降，食管黏膜组织防御功能受到影响。

（4）老年人内脏黏膜血管壁增厚、变细，导致血流量减少，黏膜的功能作用下降。

4.攻击因素增强

反流物中胃酸和胃蛋白酶是最强的损害因子，但老年人常有胃酸分泌减少，食管反流物酸化程度相对较轻。

5.胃排空障碍

胃食管反流多发生在餐后，在胃食管反流病患者中有1/2的胃排空延缓，餐后胃扩张可引起食管下段括约肌松弛，促进反流。

6.胃食管感觉异常

老年人因胃肠神经末梢感觉迟钝，疼痛敏感性降低，食管对反流刺激的敏感性下降，增加了老年人胃食管反流病的严重程度。

四、胃食管反流病的临床表现（表9-1）

表9-1 胃食管反流病的临床表现

症状	具体表现
胃灼热与反胃	胃灼热与反酸是胃食管反流病的典型症状，可伴有反胃，反流物呈酸味或苦味
胸痛	胸骨后或胸骨下烧灼痛、刺痛、钝痛。严重时可为剧烈刺痛，可放射到后背、胸部、肩颈部及耳后
吞咽问题	吞咽疼痛与吞咽困难在老年人中明显增多
食管外症状	反流性喉炎和反流性哮喘患者通常有胃灼热、反流等食管症状，但少部分患者以慢性咳嗽、慢性喉炎及哮喘为首发或主要表现
其他症状	睡眠障碍、吸入性肺炎、中耳炎、咽喉炎

五、胃食管反流病的辅助检查

1.内镜检查

内镜检查能判断反流性食管炎的严重程度和有无并发症，结合活检可与其他原因引起的食管炎和其他食管病变（如食管癌等）相鉴别，胃食管反流病相关性哮喘、慢性咳嗽及喉炎的诊断不推荐内镜检查。

2.动态食管pH监测

这是指应用便携式pH记录仪在生理状况下对患者进行24小时食管pH连续监

测，可了解反流情况及其与症状发生的关系，用于非糜烂性反流病患者内镜或手术治疗前评估，患者症状不典型、无反流性食管炎，虽症状典型但治疗无效，难治性或难以确诊的胃食管反流病。

3. 食管吞钡X线检查

本检查用于吞咽困难的评估，其主要目的是评估有无狭窄等并发症和排除食管癌等疾病，适用于不愿接受或不能耐受内镜检查者。

4. 食管测压

胃食管反流病内科治疗效果不好时食管测压可作为辅助性诊断方法，用于抗反流手术前排除失弛缓症和严重低动力（如硬皮病样食管），以及辅助经鼻pH值-阻抗探头的定位。

5. 质子泵抑制剂（PPI）试验

本检验用于疑诊为本病而内镜检查阴性、有典型反流症状但无预警症状、有食管外症状而同时胃食管反流症状明显的患者。

注：试验阴性不能排除胃食管反流病，标准剂量PPI（如奥美拉唑每次20mg，每日2次，连用7～14天，如有明显效果，本病诊断可成立）。

六、胃食管反流病的并发症

1. 食管狭窄

有8%～20%的严重食管炎患者发生食管狭窄。

2. 消化道出血

食管溃疡时可发生较大量出血，表现为呕血和（或）黑便。

3. 癌变

Barrett食管是食管腺癌的主要癌前病变，合并食管腺癌比一般人群高30～50倍。

七、胃食管反流病的药物治疗（表9-2）

表9-2 胃食管反流病的药物治疗

药物类型	药物名称
抑酸剂	质子泵抑制剂，如奥美拉唑、泮托拉唑等，可抑酸，能缓解非糜烂性反流病症状，为老年人非糜烂性反流病的首选用药，对更常见的食管外症状有效 钾离子竞争性酸阻滞剂，如伏诺拉生，是老年人非糜烂性反流病的首选治疗用药
促动力药	如莫沙必利、伊托必利、西尼必利等，可促进胃肠排空，尤其适用于伴有胃排空延迟的患者 一般不单独使用，在抑酸药疗效不佳时才考虑联合应用
黏膜保护剂	如硫糖铝、铝碳酸镁，能吸附胆酸等碱性物质，对食管黏膜有保护作用

八、胃食管反流病的手术治疗

对需要长期治疗的胃食管反流病患者，可选择腹腔镜下胃底折叠术和胃旁路术，对已证实有癌变的Barrett食管患者，原则上也应进行手术治疗。

九、胃食管反流病的生活方式干预

（1）改变生活方式包括戒烟戒酒、控制体重。

（2）白天进食后不宜立即卧床。

（3）夜间反流症状明显的患者推荐高枕卧位及睡前2～3小时禁食。

（4）避免使用硝酸甘油、钙通道阻滞剂、抗胆碱能药物等。

（5）宜采用低脂肪饮食，以高蛋白、高纤维为主，宜吃新鲜蔬菜、水果，增加维生素A、维生素C的摄入。

（6）避免进食高脂肪、巧克力、咖啡、酒、浓茶等。

（7）勿穿紧身内衣，顽固性便秘患者要积极治疗便秘。

（8）餐后散步，避免剧烈活动。

（9）调节情绪、缓解压力，避免焦虑、抑郁等不良情绪。

十、胃食管反流病的预后

大多数胃食管反流病病例呈慢性复发性，终止治疗后复发。由于随着年龄的增加，老年人发生胃食管反流病的危险因素增多，因此老年人胃食管反流病更需要维持治疗，甚至终身治疗。

第二节　慢性胃炎

一、慢性胃炎的定义

胃炎是指由不同病因所致的胃黏膜的慢性炎症，最常见的是慢性浅表性胃炎和慢性萎缩性胃炎。老年慢性胃炎是指发生在60岁及以上人群的胃炎。大多数慢性胃炎老年人无任何症状，因此漏诊率较高。

二、慢性胃炎的分类

（1）浅表性胃炎。

（2）萎缩性胃炎。

（3）肥厚性胃炎。

三、慢性胃炎的病因

1.幽门螺杆菌感染

幽门螺杆菌（HP）感染是慢性胃炎的主要病因，幽门螺杆菌感染几乎无例外地引起胃黏膜炎症，感染后机体一般难以自行将其清除，而造成慢性感染。中国人习惯的合餐方式为幽门螺杆菌感染提供了广阔的传播途径，这也是全家共同患慢性胃炎在我国非常多见的原因。

2.刺激性食物

（1）长期食用过硬、过咸、过酸、过冷、过热的食物或水而引起胃黏膜损伤。

（2）长期食用辣椒、芥末等刺激性强的调味品与佐料。

（3）长期饮烈性酒、浓茶、浓咖啡等刺激性物质，可破坏胃黏膜保护屏障而发生胃炎。

3.吸烟

烟草酸可直接作用于胃黏膜，也可通过刺激胆汁反流而致胃黏膜损伤。

4.药物

服用药物如阿司匹林、保泰松、消炎痛栓（吲哚美辛）、布洛芬、水杨酸盐等可引起慢性胃黏膜损害。

5.疾病

（1）老年营养不良，常见如蛋白质、B族维生素缺乏，缺铁性贫血等可引起消化道黏膜萎缩而导致慢性胃炎。

（2）肝胆胰的病变可致十二指肠反流而发生慢性胃炎。

（3）心力衰竭、肾功能不全、肺源性心脏病、门静脉高压等可使胃黏膜淤血导致黏膜屏障功能受损，易发生慢性炎症。

6.其他因素

遗传、长期的精神紧张也与老年慢性胃炎有一定关系。

四、慢性胃炎的临床表现

（1）慢性胃炎病程迁延，大多无明显典型的临床症状。

（2）老年慢性胃炎最多见的症状是上腹部疼痛，常为隐痛，以进餐后症状较重。

（3）有的表现为无明显规律的隐痛、嗳气、反酸、烧灼感、食欲减退、恶心、呕吐，进食冷、硬、辛辣或其他刺激性食物时可使症状加重。

（4）有的表现为头晕、乏力、消瘦、贫血。

（5）有的可出现舌炎、舌萎缩和周围神经病变，如四肢感觉异常。

五、慢性胃炎的实验室检查（表9-3）

表9-3 慢性胃炎的实验室检查

实验室检查类型	实验室检查作用
胃液分析	有助于萎缩性胃炎的诊断
血清胃泌素	有助于明确慢性胃炎分型
幽门螺杆菌检测	有助于检查是否存在幽门螺杆菌感染
自身抗体	有助于诊断恶性贫血
血清维生素B_{12}	有助于诊断恶性贫血
胃镜和活组织检查	胃镜和活组织检查是诊断慢性胃炎的主要方法

六、慢性胃炎的药物治疗

老年人慢性胃炎治疗的目的是缓解症状和改善黏膜组织学异常，应尽可能针对病因，遵循个体化原则（表9-4）。

表9-4　老年慢性胃炎的药物治疗

疾病种类	治疗方案	具体措施
老年人慢性活动性胃炎伴幽门螺杆菌感染者 长期服用非甾体抗炎药(如阿司匹林、吲哚美辛、吡罗昔康等)的幽门螺杆菌感染者	全面评估后,酌情考虑进行幽门螺杆菌根除治疗	根除方案推荐采用含铋剂四联方案:质子泵抑制剂+铋剂+两种抗生素,疗程为10天或14天
长期服用非甾体抗炎药(如阿司匹林、吲哚美辛、吡罗昔康等)伴有胆汁反流老年患者	可应用胃黏膜保护剂治疗	胃黏膜保护剂常用药物有前列腺素(如米索前列醇)、铋剂(如枸橼酸铋钾、胶体果胶铋、枸橼酸铋雷尼替丁等)、铝碳酸镁制剂、瑞巴派特等
上腹痛和上腹烧灼感为主要症状,尤其是伴有胃黏膜糜烂的患者	可选用抑酸剂或抗酸剂	抗酸剂常用药物有铝碳酸镁、碳酸氢钠片、氢氧化铝制剂、氢氧化镁制剂等
上腹饱胀、恶心或呕吐等为主要症状的患者	可选用促动力药治疗	促进胃动力常用药物有5-羟色胺4(5-HT4)受体激动药(如西沙必利、莫沙必利)
存在与进食相关的上腹饱胀、食量减少等消化功能减退症状的老年患者	可采用消化酶制剂治疗	消化酶制剂常用药物有胰酶肠溶胶囊、米曲菌胰酶片、复方阿嗪米特肠溶片、复方消化酶胶囊等
有消化不良症状且伴明显精神心理因素的老年慢性胃炎患者	可用抗抑郁药或抗焦虑药治疗	抗抑郁或抗焦虑药常用药物有选择性5-HT再摄取抑制剂(如氟西汀、舍曲林、西酞普兰等)、三环类(如阿米替林、丙米嗪、氯丙米嗪、马替普林等)、复方制剂(如氟哌噻吨美利曲辛)
上腹痛、上腹饱胀、恶心、呕吐或其他消化不良症状同时存在的老年患者	可联合用药治疗	可联用抑酸剂/制酸剂、胃黏膜保护剂、促胃动力药、消化酶制剂或抗焦虑/抑郁药等若干种药物,但一般针对患者主要症状,选择2～3种药物联用为宜
贫血的老年患者	可选用对症治疗	缺铁性贫血者可补充铁剂,有恶性贫血者需用维生素B_{12}治疗

七、老年慢性胃炎的饮食指导原则

老人应生活有序、饮食规律，提倡一日吃三餐。原则如下。

1.宜少宜精

宜少是指不待过饥时才吃食，要定时定量，每餐饭都吃七八分饱，不暴饮暴食。宜精是指少吃粗糙和粗纤维多的食物，要求饭菜精工细作，少吃、慎吃油炸和油煎食品，提倡老年人常吃包子、馄饨等带馅食品。蔬菜及水果宜首选含纤维素含量少的，也是比较少渣和细软的。

2.宜温宜洁

宜温是指入口时的饭菜要温，不吃生冷瓜果，慎吃凉拌菜，也不吃过热的烫食，如时下流行的麻辣烫火锅。宜洁是指老年人的抵抗力差，故要格外注意防止不洁食物入口。

3. 宜鲜宜淡

宜鲜是指蔬菜和水果要选择新鲜的，也指饭菜要现做现吃，不吃剩饭剩菜。宜淡是指饮食少盐，少油腻。清淡的食品既易于消化吸收，又不刺激胃黏膜，有利于养胃。

4. 宜软宜缓

宜软是指烹调饭菜应软烂，故应多用煮、蒸、炖的方式，要尽量避免油煎、油炸。不吃半熟之品及坚硬之食，豆类、花生米等坚果类要煮透、烧熟，使之软烂。宜缓是指吃饭不应草率、急躁，要细嚼慢咽，每口饭都要充分地咀嚼。

5. 宜先稀后干

稀是指稀粥和清淡少油的汤水。饭时先吃点稀食，能把胃“激活”，让胃处于活跃状态，有益于消化接着吃下的米饭、馒头等干食。同时，稀食也能润滑口腔、食管和胃黏膜，有利于食物下咽，能减少干食对胃的刺激。

八、慢性胃炎的生活方式干预

1. 保持卫生

保持口腔清洁，避免咽、喉、口腔病灶细菌或病毒侵入胃内，引起细菌或病毒的感染。

2. 合理饮食

细嚼慢咽，禁忌暴饮暴食，少用浓茶、咖啡，少吃泡菜及过烫、过硬、粗糙、过咸、辛辣的食物，无体力活动时应每餐八分饱，有助于消化。

3. 注意保暖

天凉时注意腹部的保暖，晚上睡觉将被子盖好，以免腹部受凉，加重慢性胃炎的病情。

4. 适当运动

餐后适量的轻活动能增加机体的新陈代谢，促进胃肠蠕动和排空，促进消化，如散步、慢跑、打太极拳及各种球类运动等。

5. 良好情绪

树立良好心态，避免激烈的情绪波动和过重的心理负荷，以免肝气郁结横逆犯脾，而加重胃病。

6.其他

合理的休息，充足的睡眠，戒烟限酒，服用对胃有刺激性的药物要餐后服用，减少药物对胃的刺激。

九、慢性胃炎的预后

慢性胃炎在长期病程中时好时坏，但多数无明显发展，仅少数患者症状持续难愈。极少数中重度萎缩性胃炎经历长期的演变可发展成胃癌，但这一过程可长达10年之久。15%~20%的幽门螺杆菌相关性胃炎可发生消化性溃疡，以胃窦炎症为主者易发生十二指肠溃疡，而多灶萎缩者易发生胃溃疡。

第三节 消化性溃疡

一、消化性溃疡的定义

消化性溃疡（PUD）泛指胃肠道黏膜在某种情况下被胃酸/胃蛋白酶消化而造成的溃疡，通常说的消化性溃疡特指胃溃疡（GU）或十二指肠溃疡（DU）。

老年消化性溃疡指发生在60岁及以上人群中的消化性溃疡。十二指肠溃疡好发于年轻人，胃溃疡则多见于中老年人，与消化性溃疡发病密切相关的幽门螺杆菌感染率随年龄增长而增加，因此老年人消化性溃疡的发病率呈逐年增加趋势。老年消化性溃疡患者症状多不典型，易复发，且并发症多，死亡率高。

二、消化性溃疡的病因

具有损害作用的侵袭因素与黏膜自身防御/修复因素在胃十二指肠黏膜中失去平衡导致消化性溃疡发生，这是目前较为公认的发病机制。胃溃疡与十二指肠溃疡在发病机制上有所不同，胃溃疡主要是防御/修复因素作用减弱，而十二指肠溃疡则主要是侵袭因素增强。

1.感染

幽门螺杆菌感染是消化性溃疡的主要病因。

2.非甾体抗炎药

一些药物如阿司匹林、氯吡格雷、止痛剂等长期应用会加重胃及十二指肠黏膜损伤。

3.胃酸及胃蛋白酶

胃黏膜壁细胞数量增加导致对刺激物质的敏感性增强，以致胃酸过多；胃泌素瘤患者大量分泌胃酸而产生难治性消化性溃疡。

4.遗传因素

有胃溃疡家族史者要警惕溃疡病的发生，儿童溃疡患者有家族史者可占25%～60%。另外，O型血的人比其他血型的人易患十二指肠溃疡。在老年人群中，遗传因素相对作用较小。

5.胃排空异常

老年人群胃肠排空速度减慢，导致胃排空延缓和十二指肠-胃反流。胃排空延缓使胃窦部张力增高，刺激胃窦黏膜中部分细胞胃泌素分泌增加，导致胃酸增加。十二指肠-胃反流致反流液中的胆汁、胰液等对胃黏膜有损伤。

6.消化性溃疡的其他危险因素

如饮酒和吸烟、不良的饮食习惯、抑郁等负性情绪、环境因素、多器官衰竭等。

三、消化性溃疡的临床表现

1.症状不典型

（1）有的消化性溃疡者多无症状或者疼痛部位模糊，难以定位，节律性腹痛的发生率低。

（2）有的老年人发生高位溃疡时，疼痛可向背部、剑突下或心前区放射，易与心绞痛相混淆。

（3）有的老年消化性溃疡者表现为食欲减退、恶心、呕吐、吞咽困难、体重下降、贫血等，易与消化不良相混淆。

2.以胃溃疡为主

（1）老年人消化性溃疡者多为高位溃疡和巨大溃疡。

（2）随年龄增长，胃体幽门腺区黏膜因假幽门腺化生和（或）肠化生而扩大，使其与胃体泌酸腺区的交界线上移，导致老年患者高位溃疡发生率增加。

（3）老年患者胃肠蠕动能力减退，容易造成食物淤积，刺激幽门管，导致胃泌素分泌增加，导致巨大溃疡。

3.可能的首发症状

（1）一部分老年消化性溃疡患者以上消化道出血、穿孔、贫血等并发症为首发表现就诊。

（2）一部分老年消化性溃疡患者，常因呕吐、食欲减退和营养贮备减少而导致的体重减轻为唯一或首发表现，易误诊为恶性肿瘤。

4.老年消化性溃疡愈合缓慢

老年人多伴有心脑血管疾病或慢性疼痛，导致无法完全停用非甾体抗炎药或抗凝药物，从而导致消化性溃疡难以达到黏膜愈合。

5.老年消化性溃疡复发率高

（1）老年人溃疡大而深、愈合差。

（2）老年患者合并疾病多，可导致胃黏膜屏障减弱。

（3）老年人的常用药物（如阿司匹林、解热镇痛剂等）可引起溃疡复发。

（4）老年人胃排空延长，易导致胃潴留，引起胃溃疡。

（5）随年龄增长，幽门螺杆菌感染的概率升高。

6.并发症多

由于无症状性消化性溃疡在老年人中多见，而老年人又无主动胃镜体检的意识，所以消化道溃疡多在发生出血、穿孔等并发症时才被发现。

（1）上消化道出血：上消化道出血是老年消化性溃疡最常见的并发症。由于老年消化性溃疡具有溃疡深、面积大、动脉血管硬化收缩差等特点，所以病程持续时间长，易反复出血，病死率高。

（2）穿孔：穿孔是消化性溃疡的第二常见并发症，老年患者穿孔发生率是青年人的10倍，老年胃溃疡患者中胃体、胃底溃疡穿孔的死亡率最高。老年患者穿孔时症状相对较轻，体征不明显，容易延误诊治。

（3）幽门梗阻：老年消化性溃疡并发幽门梗阻的发生率高于中青年人，易诱发脱水和酸中毒。与其他并发症相比，幽门梗阻死亡率相对较低。

（4）癌变：老年患者溃疡癌变率也显著增加，尤其是伴有幽门螺杆菌感染和（或）异型增生者，因此对老年胃溃疡患者应定期随访。

四、老年消化性溃疡的诊断要点

老年消化性溃疡的临床表现多不典型，在诊断中不能过于依赖症状和主诉，而应该以胃镜检查等客观指标为主。

1.胃镜检查

胃镜检查是诊断消化性溃疡的主要方法，胃镜检查可以观察到溃疡的部位、形态、大小、深度，以及溃疡周围黏膜的情况。

2.X线钡餐检查

X线钡餐检查在溃疡的诊断及胃良恶性溃疡鉴别诊断上的准确性不如胃镜，常用于年龄较大、有心脑血管疾病或因其他原因而无法耐受胃镜检查的患者。

3.幽门螺杆菌（HP）检测

HP感染的诊断已成为消化性溃疡的常规检测项目。

4.CT检查

对于穿孔性消化道溃疡，CT检查可发现穿孔周围组织炎症、包块、积液，且对游离气体的显示优于立位腹部平片；对幽门梗阻CT检查也有鉴别诊断意义；口服造影剂后，CT可显示出胃壁中断、穿孔周围组织渗出、增厚等改变。

5.粪便隐血及血常规检查

以消化道出血表现为主诉的患者，需要进行粪便隐血及血常规检查，以评估是否有活动性消化道出血。粪潜血试验虽无诊断学意义，如果连续检测对判断溃疡病好转与否有一定帮助。

6.血清胃泌素测定

消化性溃疡患者血清胃泌素较正常人高。若对反复发作的消化性溃疡或者怀疑胃泌素瘤应做此检查。胃泌素瘤患者血清胃泌素和胃酸同时升高。

五、消化性溃疡的药物治疗

1.抑制胃酸分泌（表9-5）

表9-5 抑制胃酸分泌的药物

药物种类	药物作用	药物名称
质子泵抑制剂(PPI)	抑制胃酸分泌作用比H2-RA更强，且作用持久，是治疗消化性溃疡的首选药物	奥美拉唑、兰索拉唑、泮托拉唑、艾司奥美拉唑、雷贝拉唑和艾普拉唑
H2受体拮抗剂(H2-RA)	若临床不能获得PPI，或使用PPI有禁忌的情况下，可考虑选用H2-RA	法莫替丁
钾离子竞争性酸阻滞剂(P-CAB)	是新型抑酸剂，具有起效更快、抑酸更持久、服用不受进餐影响	伏诺拉生、替戈拉生、凯普拉生

2.黏膜保护治疗（表9-6）

胃黏膜保护剂主要包括弱碱性抗酸剂和铋剂。抗酸分泌治疗的基础上加用胃黏膜保护剂能快速缓解症状、改善溃疡修复质量。另外，中药对于促进消化性溃疡的愈合、提高溃疡愈合质量、预防复发也有一定作用。

表9-6 黏膜保护治疗药物

药物种类	药物作用	药物名称
弱碱性抗酸剂	与其黏附、覆盖在溃疡面上阻止胃酸及胃蛋白酶侵袭溃疡面和促进内源性PG合成	铝碳酸镁、磷酸铝、硫糖铝、氢氧化铝凝胶
铋剂	除以上作用外，还有较强的抗幽门螺杆菌作用，目前主要用于根除幽门螺杆菌联合治疗	胶体果胶铋、枸橼酸铋钾、复方铝酸铋颗粒

3.根除幽门螺杆菌治疗

推荐铋剂四联方案，即一种PPI/P-CAB和一种铋剂联合阿莫西林、克拉霉素、呋喃唑酮、甲硝唑、左氧氟沙星、四环素等抗菌药物中的两种，组成四联疗法。目前采取选择已知耐药率低的抗菌药物（如阿莫西林、四环素、呋喃唑酮、克拉霉素）可获得高根除率。疗程推荐为14天。

六、消化性溃疡的手术治疗

老年消化性溃疡一般治疗仅需服用药物，不需要手术治疗，但如果发生以下状况则需进行手术治疗：大出血药物不能控制、穿孔，瘢痕性幽门梗阻，药物治疗无效的难治性溃疡，高度怀疑癌变。

七、消化性溃疡的饮食干预

1. 养成良好的饮食习惯

饮食须细嚼慢咽；有规律地定时进食，切勿暴食暴饮；避免餐间零食，睡前不宜进食。

2. 保证蛋白质的供给

给予充足的蛋白质是溃疡愈合的重要因素之一，选用易消化的蛋白质食品，如牛奶、鸡蛋、豆浆、豆腐、鸡肉、鱼肉、瘦肉等。

3. 供给适量的脂肪

脂肪有抑制胃酸分泌的作用，选用易消化的脂肪食品，但不宜长期过多食用，以防高脂血症。

4. 补充适量的维生素

要注意给予维生素A和维生素C，以促进溃疡愈合。增加膳食中的胡萝卜素，可能有预防十二指肠溃疡的作用。溃疡病的形成除幽门螺杆菌感染外，与肠道内环境因素有关，建议常吃水果和蔬菜可预防溃疡。

5. 供给适量的纤维素

溃疡患者在膳食中减少膳食纤维时，易产生便秘，故可常吃香蕉、蜂蜜、果汁、菜汁等能润肠的食物。

6. 避免刺激性食物

避免饮烈酒、浓茶、咖啡，不吃辛辣食品，以及过甜、过咸、过浓、过冷的汤类与菜肴。

7. 注意溃疡活动期

在溃疡病急性活动期，饮食温度要适宜，勿过烫、过冷，以进食流质或半流质、易消化、富有营养的食物为好，以防刺激溃疡面。调料中不宜用干辣椒、芥末、咖喱粉等，也不宜于食用大量的糖。禁忌易产酸、产气食物。

8. 调整烹调方法

溃疡病的烹调方法可选用蒸、煮、焖、炖等方法，煎、炸、烟熏等烹制的菜不易消化，在胃内停留时间较长，影响溃疡面的愈合。

八、消化性溃疡的其他生活方式干预

1. 戒烟限酒

吸烟可影响溃疡愈合和促进溃疡复发，吸烟可促使胃酸和胃蛋白酶原分泌增多，使胃排空延缓和影响胃十二指肠运动功能，还影响胃十二指肠黏膜的防御功能降低，故有吸烟习惯者，应彻底戒烟。酒精对胃黏膜的损伤作用有不同的报道，一般认为在溃疡活动期应忌酒。

2. 情绪稳定

长期焦虑、忧伤、精神紧张或情绪波动的人易患溃疡，可能因为人在应激状态时，促进胃的运动功能增强，从而导致胃酸分泌增多，同时由于交感神经兴奋使胃十二指肠血管收缩，黏膜血流量下降，从而导致黏膜的自身防御功能下降。

3. 起居调养

病情缓解期，可进行户外的轻体力活动，如散步、慢跑等运动；急性发作期则需要卧床静养，减少运动。平时注意要充分休息，保证充足的睡眠。

4. 中医疗法

（1）灸法：经常灸足三里、中脘、阴陵泉、梁门，对本病有一定的预防作用。

（2）按摩

穴位：足三里、中脘、胃俞、脾俞、承满。

操作：用拇指指尖用力点按足三里，有胀感后持续点按20～30秒；再用双手反复按揉中脘、胃俞、脾俞、承满，由上而下3～5遍。

九、消化性溃疡的预后

近年来，有效抗溃疡药物的不断问世和根除幽门螺杆菌治疗的广泛开展提高了溃疡的愈合率，降低了复发率，因而溃疡并发症发生率也显著下降，预后较好。死亡原因主要见于高龄患者，主要死因是大出血和急性穿孔。

参考文献

[1] 李小鹰,王建业. 临床老年医学经典问答1000问[M]. 北京:人民卫生出版社,2016.

[2] 刘晓红,陈彪. 老年医学[M]. 3版. 北京:人民卫生出版社,2020.

[3] 欧柏青. 心病莫心忧[M]. 北京:人民卫生出版社,2016.

[4] 李海燕,陆清声．随身看,随时学:心脏和血管疾病[M]. 北京:人民卫生出版社,2019.

[5] 章荣华,苏丹婷．老年人营养膳食指导[M]. 北京:人民卫生出版社,2022.

[6] 吴向东．冠心病自我防治[M].北京:化学工业出版社,2016.

[7] 董碧蓉．循证老年医学[M].成都:四川大学出版社,2016.

[8] 刘政,李学娟．老年人该怎么吃[M]. 北京:人民卫生电子音像出版社,2016.

[9] 李小鹰．中华老年医学[M]. 北京:人民卫生出版社,2016.

[10] 中华医学会消化病学分会幽门螺杆菌和消化性溃疡学组,全国幽门螺杆菌研究协作组．第五次全国幽门螺杆菌感染处理共识报告[J]. 中华消化杂志,2017,37(6):364-378.

[11] 中华老年医学杂志编辑委员会,中华医学会老年医学分会．老年人慢性胃炎中国专家共识[J]. 中华老年医学杂志,2018,37(5):485-491.

[12] LANAS A,CHAN FKL. Peptic ulcer disease[J]. *Lancet*,2017,390(10094):613-624.

[13] LAINE L. Upper Gastrointestinal Bleeding Due to a Peptic Ulcer[J]. *N Engl J Med*,2016, 374(24):2367-2376.

[14] 老年人胃食管反流病中国专家共识(2023)[J]. 中华老年医学杂志,2023,42(8):883-890.

[15] 2020年中国胃食管反流病专家共识[J]. 中华消化杂志,2020,40(10):649-657.

[16] 胃食管反流病基层诊疗指南(2019年)[J]. 中华全科医师杂志,2019,18(7):635-641.

[17] 中国消化外科抑酸药物规范化使用的临床实践指南(2022版)[J]. 中华胃肠外科杂志,2022,25(11):933-942.

[18] 中国胃食管反流病多学科诊疗共识2022[J]. 中华胃食管反流病电子杂志,2022, 9(2): 51-86.

[19] 多巴胺D2受体拮抗剂消化专科合理应用中国专家意见[J]. 胃肠病学,2020,25(11):673-676.

第十章

老年泌尿系统疾病的自我管理

泌尿系统是由肾脏、输尿管、膀胱、尿道等器官组成。肾脏的主要功能是滤过和排泄人体的新陈代谢产物，调节并维持身体中水电解质和酸碱代谢产物的平衡。此外，肾脏还具有内分泌功能，分泌的激素可对骨质代谢、血压和造血功能进行调节。其余器官均为排尿或储尿管路。人体的代谢产物及药物等通过肾脏的过滤及重吸收等功能，将不需要的新陈代谢产物再通过排尿器官排出体外，从而完成人体的排泄。

随着年龄的增长，泌尿系统的器官、组织和细胞逐渐发生形态、功能和代谢等一系列退行性变，给老年人的身心健康带来严重影响。

一、肾脏

从40岁以后，肾脏的重量开始逐渐减轻、体积缩小，与年轻人相比，70~80岁人群的肾脏重量下降20%~30%，总体积下降20%左右，与此同时，肾脏的血浆流量从40岁以后每10年下降10%，到90岁时，可降至年轻人的一半。这将导致老年人肾脏清除代谢产物的功能下降，引起人体的水钠潴留（水肿）、代谢产物蓄积、药物蓄积等，甚至发生肾衰竭。

二、输尿管

老年人输尿管的平滑肌层变薄，支配肌肉活动的神经细胞减少，导致输尿管的收缩力下降，不仅将尿送入膀胱的速度减慢，还容易导致尿液反流入肾脏，引起肾盂肾炎。

三、膀胱

老年人膀胱的肌肉变薄、萎缩，导致膀胱括约肌收缩无力，膀胱缩小，50岁以后，膀胱容量比20岁时可减少约40%，膀胱的储尿能力下降。由于膀胱肌肉的收缩无力，导致膀胱既不能充满，也不能排空，使得老年人容易出现尿频、尿不净、漏尿、夜尿增多等不适症状。

四、尿道

老年尿道的肌肉萎缩、纤维化变硬、尿道黏膜出现皱褶等导致尿液排出体外的速度减慢或排尿无力。女性尿道腺体分泌黏液的能力减弱，导致尿道的抗菌能力减弱，这使得老年女性泌尿系统感染的发生概率增加。老年男性则由于前列腺增生压迫了尿道而出现尿路梗阻，更容易发生排尿不畅。

第一节　尿路感染

一、什么是尿路感染?

尿路感染是各种病原体在泌尿系统的异常繁殖，导致尿路的急性或慢性炎症。根据感染部位不同，分为尿道炎、膀胱炎和肾盂肾炎；也可分为上尿路感染（肾脏或输尿管的感染）和下尿路感染（膀胱或尿道的感染）。尿路感染是老年人最常见的细菌感染之一，65~75岁老年女性的患病率为20%，80岁以上增加至20%~50%。

二、尿路感染的病因

1.尿路梗阻

老年人常见的男性前列腺增生、女性的膀胱颈肥厚等良性增生性疾病，以及女性生育导致的子宫下垂等，均可导致下尿路梗阻，梗阻使膀胱排空能力减弱，从而出现尿潴留、排尿困难，进而诱发尿路感染。

2.尿道损伤

长期留置导尿管、反复的膀胱镜检查等会损伤尿道，增加尿路感染的风险。

3.膀胱防御功能减弱

老年膀胱表面的可抵御细菌的物质（如黏多糖、有机酸等）减少，使得细菌在膀胱的黏附性增强，造成泌尿系统感染。

4.膀胱功能障碍

随着年龄增长，老年膀胱收缩力减弱，无法完全排空尿液，导致残余尿增多，有益于细菌的繁殖。同时年龄增大后，各种慢性疾病，如糖尿病、脑血管疾病等，会导致不同程度的尿潴留，使得细菌在潴留的尿液中增殖并上行感染至上尿路。

5.内分泌因素

老年女性绝经期后雌激素水平明显下降，激素的改变使得阴道上皮萎缩，黏膜上皮发生退行性变，阴道的抗菌能力下降，致病菌容易在阴道滋生。老年性阴道炎合并尿道感染在临床非常多见，而且反复发作不易治愈。

6.机体免疫功能降低

由于老年人抗体生成减少，同时伴有多种慢性全身性疾病，如糖尿病、贫血、慢性肝病、慢性肾脏病、营养不良、肿瘤，以及长期应用免疫抑制剂治疗等，致使机体抵抗力下降而更易发生细菌感染。

三、尿路感染的危险因素

（1）长期卧床。

（2）骶尾部的压疮感染。

（3）长期留置导尿管。

（4）泌尿系统侵入性操作。

（5）基础病，如脑梗死、糖尿病、阿尔茨海默病、前列腺炎等。

（6）泌尿系统畸形或功能异常。

四、尿路感染的临床表现

根据具体疾病位置的不同，临床表现也不同。

1.膀胱炎

尿频、尿急、尿痛，伴有排尿不适，一般无全身症状。

2.急性肾盂肾炎

多起病急促，寒战、高热，尿频、尿急、尿痛，多伴有腰痛、肾区不适、肋脊角压痛和叩击痛，可有脓尿或血尿。

五、尿路感染的诊断标准

（1）有尿路刺激征。

（2）尿常规检查中白细胞计数≥5个/低倍视野。

（3）尿培养（标本来源于中段尿或4小时以上的膀胱潴留尿）为细菌尿：细菌定量培养菌落计数≥10^5cfu/mL。

你知道吗？

尿路刺激征

尿路刺激征又称膀胱刺激征，是指膀胱颈和膀胱三角区受炎症或机械刺激而引起的尿频、尿急、尿痛，可伴有排尿不尽感及下腹坠痛。

正常情况下，成人白天排尿4~6次，夜间0~2次，膀胱刺激征患者排尿次数明显增多，一有排尿感就迫不及待要排尿，并且排尿时会阴、尿道内可能会有疼痛感或烧灼感。

六、怎么留置尿常规标本？

尿常规标本可用任何时间段的新鲜尿液，尿标本留取后应立即送检，从标本采集到检验完成，夏季不应超过1小时，冬季不应超过2小时。若不能立即送检，应加防腐剂并于4℃冰箱冷藏保存。收集标本的容器应清洁干燥，留尿前避免剧烈运动，老年女性应防止阴道分泌物混入。

七、怎么留置尿培养标本？

尿培养一般包括尿细菌学培养和尿真菌学培养，需用无菌容器留取清晨第一次的清洁尿液，自排尿、导尿或膀胱穿刺尿均可。

留取过程中需要注意以下几点：

（1）自排尿需要留取中段尿，即留取标本时，先排出一部分尿液，用小便将尿道冲洗干净后，再截取中间的一段尿液，量20~30mL，过程排尿不中断。

（2）在应用抗菌药之前或停用抗菌药7天之后留取尿标本。

（3）应确保尿液在膀胱内已停留至少4小时。

（4）留取尿液时要严格无菌操作，先充分清洁外阴，消毒尿道口，避免大便或女性阴道分泌物污染，留取过程中注意标本容器不被污染。

（5）尿标本必须在1小时内做细菌培养，否则需冷藏保存。

八、尿培养阳性必须治疗吗？

答案为不是。无症状细菌尿在老年人群中多发，表现为没有尿急或尿痛等尿路症状，但合并有细菌尿（女性连续2次的尿培养检测为相同的细菌株，定量≥10^5cfu/mL；男性1次尿培养细菌检测为阳性，定量≥10^5cfu/mL）。

美国感染学会对以下4种无症状细菌尿不建议筛查和治疗：①糖尿病女性；②在社区或者养老院居住的老年人；③脊髓损伤患者；④长期留置尿管者。

九、如何预防尿路感染？

（1）保持规律生活，避免劳累，坚持体育锻炼，增强机体免疫力。

（2）多饮水、勤排尿是预防尿路感染最简便且有效的措施；同时养成良好的排尿习惯，不憋尿，有尿感就要解小便或定时排尿。

（3）注意个人卫生，尤其是女性，要保持会阴部及肛周皮肤的清洁及干燥，衣裤材质以全棉为好，不宜过小或过紧。

（4）膀胱输尿管反流者，需要“二次排尿”，即每次排尿后数分钟再排尿一次。

（5）绝经后女性阴道内使用雌三醇，可降低肠杆菌科细菌定植，减少感染的发生。

（6）导尿管置入是造成老年尿路感染的常见原因，尽量避免使用尿路器械和导尿管；应明确导尿管使用指征，如无必要，应及时拔除导尿管，且卧床患者不应常规置入导尿管。

十、尿路感染的预后

经积极治疗，90%以上的尿路感染能痊愈，预后良好。若存在尿路梗阻、畸形等易感因素，则必须纠正易感因素，否则很难治愈，并且可进一步演变成慢性肾盂肾炎，甚至发展成慢性肾衰竭。

第二节 尿失禁

一、什么是尿失禁？

尿失禁即膀胱内的尿不能控制而自行流出。尿失禁可发生于各年龄组的患者，但老年患者更为常见，女性的发病率高于男性。据统计，社区老年人尿失禁发生率约为30%，住院老年人为40%~70%，养老院老年人约为50%。尿失禁的老人总会担心尿液异味被发现而害怕社交，产生尴尬、焦虑、沮丧等负性情绪，又被称为“社交癌症”。

尿失禁的原因有很多种，如感染、药物作用、精神心理因素、智力认知障碍、活动受限、器质病变等。许多人误以为尿失禁是衰老过程中不可避免的自然结果，事实上，老年人尿失禁的原因很多，应寻找各种原因，采取合理的治疗方法，尿失禁多是可以治愈的。

二、尿失禁的分类

根据不同病因，尿失禁可分为如下几种。

1. 压力性尿失禁

用力、体力活动、咳嗽、大笑及打喷嚏时腹压增高，尿液不受控制地漏出。一般好发于生育后的女性。此外，男性前列腺增生、手术切除前列腺后也可出现。

2. 急迫性尿失禁

表现为尿频、尿急。当有强烈的尿意时不能由意志力控制尿液经尿道流出，通常继发于严重的尿路感染，脑卒中和帕金森患者的发病率较高，膀胱神经受伤时也会出现急迫性尿失禁的症状，部分严重的患者在无尿急感的情况下也会出现漏尿。

3. 充溢性尿失禁

由于膀胱排空能力下降或尿道梗阻（尿道狭窄、前列腺增生），导致膀胱无法将储存的尿液完全排空，膀胱内残余的尿液较多，当膀胱内压大于尿道阻力时，尿液不断地经尿道滴出，出现漏尿现象。

4. 混合性尿失禁

在老年人中，经常多种类型尿失禁同时存在，称为混合性尿失禁。

5. 真性尿失禁

真性尿失禁是排尿完全不受控制，而且在出现尿失禁排尿之前也没有意识、没有感觉，尿液就完全从尿道流出，膀胱里一点儿都不积存尿液。

三、压力性尿失禁的危险因素

流行病学调查发现，女性尿失禁中约50%为压力性尿失禁，该类尿失禁较明确的危险因素如下。

1. 年龄

随着年龄增长，尿失禁患病率逐渐升高，高发年龄为45~55岁。

2. 生育

与生育次数、初次生育年龄、生产方式、胎儿大小及妊娠期间是否发生尿失禁均有关。

3. 盆腔脏器脱垂

如子宫脱垂、阴道脱垂等，脱垂导致盆底肌发生改变，与压力性尿失禁显著相关。

4. 肥胖

肥胖女性发生尿失禁的概率显著增高，减肥可降低尿失禁的发生率。

5. 种族和遗传因素

研究发现，压力性尿失禁患者的直系亲属尿失禁发生率显著增高，白种人的患病率高于黑种人。

6. 其他

可能相关的危险因素有雌激素水平下降、子宫切除术、吸烟、高强度的体育锻炼、便秘、肠道功能紊乱、咖啡因摄入、长期慢性咳嗽等。

因此，老年人在日常生活中，尽量规避以上相关危险因素，以减轻或避免压力性尿失禁的发生。

四、尿失禁需要做什么检查？

（1）尿常规：主要判断是否存在尿路感染及损伤。

（2）残余尿测定：残余尿量测定通常通过超声进行检测，检查前嘱患者先憋尿，充盈膀胱后排空尿液，再用超声测量膀胱的情况，通过超声可把膀胱充盈的径线，如上、下、前、后、左、右径测出，根据上述径线计算残余尿量的多少。通常残余尿<10mL属于正常现象，如果残余尿>10mL，提示存在一定的残余尿量。如果残余尿>100mL，可能需要患者积极进行干预。

（3）膀胱尿道造影：膀胱造影有两种方法，一是顺行，经过静脉注射进行肾盂造影以后，造影剂流入膀胱内，然后膀胱显影；二是逆行，利用导尿管从尿道里面打入造影剂，让膀胱显影。该检查可以查看：①膀胱内有无肿瘤性病变（在膀胱造影时表现为充盈缺损）；②查看膀胱的形态、功能等。膀胱造影现在泌尿外科应用较多，辅助其临床需要解决的问题，比如做完膀胱手术或者相关手术以后看有没有膀胱尿瘘，这个在临床上很复杂，需要做膀胱造影，如果可以看到造影剂流到膀胱外面，说明膀胱是漏的，临床要进一步处理。

（4）膀胱测压。

（5）站立膀胱造影。

（6）尿动力学检查。

（7）前列腺超声。

（8）排尿日记：以记日记的形式连续记录72小时的排尿情况，包括每次排尿的时间、尿量、饮水时间、饮水量、尿失禁发生的时间和失禁尿量、尿失禁发生时的情景（如是否在咳嗽、打喷嚏、大笑或听到水声等），以及夜尿等，可以以表格的形式清晰地记录出来，便于医生对患者的病情进行评估和后续治疗。

（9）尿失禁问卷简表（ICI-Q-SF）（表10-1）：国际尿失禁咨询委员会制定的尿失禁问卷简表包括漏尿次数、漏尿量、漏尿对日常生活的影响、发生漏尿的时间4项内容。适用于男性，但也广泛应用于所有尿失禁的老年人。可由医护人员或老年人本人评估。该评估表以自我评估方式，结合近4周的症状，评估尿失禁的发生率及影响程度。前3个项目得分之和即为总分。总分0分为正常，1~7分为轻度尿失禁，8~14分为中度尿失禁，15~21分为重度尿失禁。

表10-1 尿失禁问卷简表(ICI-Q-SF)

序号	评估内容	评分细则	得分
1	您溢尿的次数？	0分=从来不溢尿	
		1分=1周大约溢尿≤1次	
		2分=1周溢尿2~3次	

（待续）

表10-1(续)

序号	评估内容	评分细则	得分
1		3分=大约溢尿1次/天	
		4分=溢尿数次/天	
		5分=始终溢尿	
2	在通常情况下，您的溢尿量是多少(不管您是否使用防护用品)?	0分=不溢尿	
		2分=少量溢尿	
		4分=中等量溢尿	
		6分=大量溢尿	
3	总体上看，溢尿对您的日常生活影响程度如何?	请在0(表示没有影响)~10(表示有很大影响)之间选择某个数字	
		没有影响 0 1 2 3 4 5 6 7 8 9 10 极大影响	
4	什么时候发生溢尿?(请在与您情况相符的空格打√)		第　项
	1.从不溢尿□	5.未到厕所会有尿液溢出□	
	2.在睡着时溢尿□	6.在咳嗽或打喷嚏时溢尿□	
	3.在活动或体育活动时溢尿□	7.在小便完和穿衣服时溢尿□	
	4.在无明显理由的情况下溢尿□	8.在所有时间内溢尿□	

（10）压力性尿失禁尿垫试验：又称“1小时尿垫试验”。试验开始前排空膀胱，穿上已称重的纸尿裤或卫生巾，在15分钟内饮水500mL，然后散步和爬楼30分钟，最后在15分钟内进行以下活动：下蹲起立10次，原地跑步1分钟，剧烈咳嗽10次，弯腰在地板上拾小物品5次，洗手1分钟。然后对尿垫进行称重来判断尿失禁的程度，尿垫增重≤1g，为轻度；漏尿1~10g，为中度；漏尿10~50g，为重度；漏尿≥50g，为极重度。

五、如何从临床症状判断尿失禁的轻重程度？

1. 轻度尿失禁

一般活动及夜间无尿失禁，腹压增加时偶发尿失禁，不需使用尿垫。

2. 中度尿失禁

腹压增加及体力活动时有频繁的尿失禁，需要使用尿垫生活。

3. 重度尿失禁

体力活动即有尿失禁出现，或卧位体位变化时出现尿失禁，严重影响患者的生活及社交活动。

六、压力性尿失禁的运动疗法

据统计，大约有70%的压力性尿失禁患者可通过盆底肌功能锻炼使症状得到缓解或纠正，因此高度推荐通过盆底肌训练来进行尿失禁的治疗。

盆底肌训练，又称凯格尔运动，是由妇科医生Amold Kegel于1948年提出的，是目前女性压力性尿失禁的一线非手术治疗方法。患者通过反复的、自主的以肛提肌为主的盆底肌肉群收缩和舒张，以增加尿道阻力，恢复盆底肌功能，达到预防和治疗尿失禁的目的。目前尚无统一的训练方法，一般认为必须使盆底肌达到相当的训练量才可能有效。可以根据个人喜好选取以下方法。

1. 提肛运动和阴道运动

持续肛周或阴道位置收缩2~6秒，松弛休息2~6秒，反复训练10~15次，每天训练3~8次，持续8周或更长时间。

2. 仰卧起坐运动

平卧在床上，进行仰卧起坐运动。

3. 伸缩双腿运动

平卧在床上，进行快捷而有规律的伸缩双腿运动。

4. 蹲式排便

蹲式排便有益于盆底肌张力的维持和提高，推荐进行蹲式排便。

5. 阴道重锤训练

阴道内放入重物（20~40g），嘱患者在咳嗽或行走时尽量避免重物脱出，从而加强盆底肌肉收缩力，是一种被动盆底肌训练方法， 建议患者从轻至重逐步训练。多项研究表明，阴道重锤训练可有效改善膀胱过度活动，比如阴道哑铃的使用就是这种治疗方法。

七、压力性尿失禁的生物反馈治疗

生物反馈治疗是指借助放置在阴道或直肠内的电子生物反馈治疗仪，来辅助盆底肌训练，通过生物反馈治疗仪，监视盆底肌的肌电活动，将这些肌肉活动的信息转化为视觉和听觉信号反馈给患者，指导患者进行有效的、自主的盆底肌训练。

相较于单纯盆底肌训练，结合生物反馈治疗可更明显地提高盆底肌张力，缓解尿失禁症状，建议隔日或每周2次，疗程由6周至6个月，根据老年人的身体情况循序渐进地进行。

八、压力性尿失禁的电刺激治疗

电刺激治疗是运用放置在阴道、直肠内或可植入的袖状线性电极及皮肤表面的电极，对盆底肌肉群和神经进行有规律的直接刺激，以增强肛提肌、盆底和尿道周围横纹肌功能，提高尿道闭合压，达到改善控尿的目的。

电刺激主要是对不能主动收缩盆底肌的患者进行被动训练。电刺激治疗结合盆底肌训练或生物反馈治疗尿失禁，可取得较好的治疗效果。

九、压力性尿失禁的雌激素替代疗法

世界各国专家都积极主张利用雌激素的替代疗法补充更年期女性体内雌激素不足，来预防老年性阴道炎、压力性尿失禁、冠心病、骨质疏松等。由于个体差异及对雌激素的敏感性不同，尿失禁患者应该在经验丰富的专家指导下进行个体化用药。合并感染者，可联合抗菌药物治疗。

十、压力性尿失禁的中医针灸疗法

中医认为，尿失禁是由肾气不足、肾气不固、下元不固、膀胱失约所致。其病因主要位于膀胱和肾，临床以虚证居多，故治疗以益气补肾、固摄下元为主。

中医针灸疗法“骶四针”电针阴部神经刺激疗法、腰骶部推拿等治疗尿失禁的效果明显。

“骶四针”电针阴部神经刺激疗法通过针刺腰骶部的4个特定穴位，结合表面电极，电流通过长针抵达阴部神经，直接兴奋阴部神经诱发盆底肌节律性收缩，从而增强盆底肌肉力量，以改善控尿能力的一种治疗方法，较一般针刺方法有更好的治疗效果。根据近治作用，“骶四针”“腹四针”，气至病所，温补下元，气纳下焦，激发膀胱之气，使膀胱恢复开阖之职，肾气得以温胞，尿失禁得以消除。余穴中百会位于头顶督脉经穴，头为诸阳之会，百脉之宗，百会则为经气会聚之处，有升阳举陷的作用；足三里为足阳明胃经的合穴，有培固后天之本之功；三阴交为足太阴、少阴、厥阴经的三阴经交会穴，有补元气、扶正固本之功；气海、中极为任脉经穴，中极为膀胱募穴，有募集膀胱经水湿之功，两穴有补益肾气、固本止溺之功；肾俞为足太阳膀胱经腧穴，有补益肾气、温固肾阳之效。针刺诸穴可调经络之气，而有补中益气、温肾固摄之效，使得“中气升举”。

十一、压力性尿失禁的手术治疗

对于中重度的尿失禁患者需要进行手术治疗，现在多采用无张力的尿道中段悬吊术、膀胱颈悬吊术来治疗女性的压力性尿失禁，效果较好。

十二、尿失禁患者的居家护理——失禁护理用具的选择

根据患者的性别及意识状态等，选择合适的失禁护理用品。

1.护垫或纸尿裤

对于没有会阴部及臀部局部皮肤受损的老年患者，可以采用护垫或者纸尿裤作为尿失禁的护理用具。居家护理过程中应注意每次更换纸尿裤时，应用温水或清洁湿巾清洗会阴、阴茎、臀部等部位，保持会阴部皮肤的清洁干燥。对于意识不清楚的患者，应根据患者的排尿习惯定时更换纸尿裤（推荐每2~4小时），或及时观察纸尿裤是否有尿液渗出，及时予以更换，以预防会阴部皮肤泛红、破损。

2.留置导尿管

对于局部有难治性压力性损伤的患者，可采用留置导尿管的方式来进行尿失禁的护理。需要强调一点，不应将留置导尿管作为尿失禁患者的首选用具，使用过程中应严格使用指征，每日评估留置尿管的必要性，及时拔除。

3.避孕套式的男士尿袋

此为乳胶材质，适用于男性患者，根据患者阴茎的大小选择适宜的尿套，使用前先清洁会阴部及阴茎部位，使皮肤清洁干燥，必要时可涂抹皮肤保护剂保护粘贴固定处皮肤，然后将包皮推上去，露出龟头，再将尿套一推到底，最后进行妥善固定。使用过程中注意尿套的连接管路不要打折、扭曲或拖拽，保持引流的通畅，尿袋固定高度要低于膀胱水平，防止尿液的反流，剧烈活动或改变体位时可将引流管进行夹闭。尿套建议每天更换，乳胶过敏的患者慎用。

4.保鲜袋式一次性男士尿袋（俗称“豆浆袋”）

适用于下肢活动障碍、无躁动的男性患者。使用时将尿袋套在男性阴茎上，然后在根部进行固定，固定时松紧度要适宜，避免过紧导致阴茎水肿或缺血。患者排尿后要及时更换，防止侧漏。更换尿袋前应用温水清洁会阴部及阴茎、阴囊处的皮肤，待干后才可以复套尿袋。此款尿袋价格低廉，使用方便。

5. 硅胶男士/女士尿套

对于没有会阴部及臀部局部皮肤受损的患者，可使用硅胶尿套。该尿套为硅胶材质、柔软，不易造成皮肤损伤，可循环使用。日常使用时建议每2~5小时或排尿间歇期将尿套取下让皮肤充分透气休息一下，建议搭配纸尿裤或护垫一同使用。穿戴过程中应注意松紧度适宜，避免漏尿，也避免穿戴过紧导致皮肤压伤；患者体位改变、抓挠后要查看尿套是否移位。硅胶尿套每日应进行清洗，储存在通风、干燥处，严禁暴晒。使用期间应注意会阴部的皮肤清洁，排尿管不能从腿上通过，防止尿液的倒流。

十三、尿失禁患者的居家护理——失禁皮肤的护理

尿液刺激是发生失禁性皮炎和皮肤损伤的重要因素，因此，尿失禁发生后应尽快清洗，隔绝其对皮肤的刺激，避免尿失禁带来的皮肤损伤，一方面是接尿容器的正确合理使用，另一方面则是适宜的皮肤清洁方法。

1. 清洁

清洁时应手法轻柔，避免使皮肤发生二次损伤。推荐使用柔软的小毛巾或一次性无纺布，用冲洗或轻拍的方式进行清洁，切忌用力擦拭。清洗水温不可过高，宜使用接近正常皮肤pH值范围、含表面活性剂的皮肤清洁剂清洁，也可用清水清洗，避免使用免冲洗清洁剂或含有清洁剂的湿巾，禁用肥皂等碱性清洗剂，禁用酒精湿巾。注意皮肤皱褶处的充分清洁和干燥。

2. 皮肤保护

清洁皮肤后，应使用含保湿剂和（或）润肤剂的产品涂抹局部皮肤，涂抹时可轻轻拍打。使用润肤剂时应注意患者有无过敏反应。清洗后应使用含有凡士林、氧化锌、二甲硅油或其组合的皮肤保护剂保护皮肤。对于尿失禁的重症患者，宜使用含有过氧化脂肪酸的液体敷料预防尿失禁相关性皮炎。

3. 失禁性皮炎的护理

当会阴、腹股沟等部位出现皮肤红斑、皮温升高、皮肤破损、水肿甚至糜烂，伴有烧灼感、瘙痒、疼痛等，则说明患者发生了失禁性皮炎，应及时予以处理，避免进一步的感染。

失禁性皮炎的处理是预防大于治疗，治疗原则就是清洁、皮肤保护、皮肤修复。对于3~5天没有改善或怀疑有皮肤感染时，应及时就医。合并感染者，应结合微生

物样本培养结果，遵医嘱加用适宜抗菌药物；发生念珠菌感染，应外用抗真菌乳霜或粉末，宜与皮肤保护剂结合使用。无皱褶处臀部或骶椎部皮肤损伤，应根据损伤程度选择适宜的伤口敷料，如水胶体敷料或泡沫敷料、抗菌敷料等。局部治疗用药前应先进行皮肤清洁，可使用生理盐水冲洗，用无菌纱布蘸干后根据皮肤情况用药，范围超过皮炎范围2cm，注意避开尿道口、阴道口。

处理失禁性皮炎，推荐别用爽身粉，家属涂抹爽身粉的目的一是避免或尽量减少皮肤暴露于尿液中，二是为了保持皮肤清洁干燥。但爽身粉容易造成堵塞毛孔，皮肤无法正常“呼吸”而影响皮肤健康。在涂抹后，尿液或汗液接触爽身粉后会形成颗粒，如果及时清洁，那么可起到保持皮肤干燥的作用，但如果无法做到及时清洁，则会增加对皮肤的摩擦力，易造成二次伤害。

如需使用皮肤保护剂，推荐油膏类，如氧化锌、二甲硅油、液状石蜡，或液体状如3M液体敷料、赛肤润等。

十四、尿失禁患者的居家护理——心理护理

老年人多因长期尿失禁而出现自卑的心理，对治疗信心不足，照顾人员应给予充分的理解，在日常护理中注意保护其隐私，尊重老年人，帮助老年人树立对治疗的信心，积极治疗原发病，合理使用失禁用具，帮助老年人从心理上接受失禁用具的使用，给予心理上的支持与帮助，减少焦虑、抑郁等不良情绪的发生。

第三节　良性前列腺增生

一、什么是前列腺?

前列腺是男性特有的性腺器官。它形似一个倒置的板栗，底朝上，与膀胱相贴，尖朝下，抵泌尿生殖膈，前面贴耻骨联合，后面贴直肠，它分泌的前列腺液是男性精液的重要组成部分。从解剖上看，男性的尿道和输精管从前列腺穿过，因此当前列腺出现问题时，会使男性产生尿路症状。

二、什么是良性前列腺增生?

良性前列腺增生是引起老年男性排尿障碍最为常见的一种良性疾病，病程进展缓慢，组织学上主要表现为前列腺间质和腺体成分的增生，增生的前列腺挤压尿道导致排尿困难等下尿路症状及相关并发症，严重影响老年男性的生活质量。其自然发病率在60岁时>50%，80岁时>95.5%。

三、良性前列腺增生的病因

本病病因至今尚不清楚，但目前普遍认为“有功能的睾丸”和“高龄”是本病发生的主要因素。在青春期前进行睾丸切除术的人不发生前列腺增生。40岁前切除睾丸发生前列腺增生的也极少。

四、良性前列腺增生会出现什么症状?

1. 下尿路症状

为主要症状，部分患者可出现肉眼血尿。

2. 梗阻并发症

长期排尿困难的患者需要借助腹压排尿，使患者可合并腹股沟疝、内痔等症状；尿路梗阻导致的尿潴留；长期尿液排出不畅导致的肾功能不全等。

五、良性前列腺增生的诊断

以下尿路症状就诊的50岁以上男性首先考虑为良性前列腺增生，为了明确诊断，需要进一步评估病史及完善相关检查。

你知道吗？

什么是下尿路症状?

下尿路症状是有关尿路即膀胱、尿道和前列腺的综合征。由三部分构成：

- 储尿期症状：表现为尿频、尿急、尿失禁及夜尿次数增多。
- 排尿期症状：表现为排尿踌躇、排尿困难、尿流变细及间断排尿。
- 排尿后症状：表现为排尿不尽、尿后滴沥等。

下尿路症状的危害有哪些?

- 严重影响患者的生活质量，限制患者活动范围，影响日常社交活动。
- 频繁夜尿影响患者的睡眠质量，增加跌倒和髋部骨折的风险。

六、如何判断良性前列腺增生症状的严重程度？

国际前列腺症状评分量表（IPSS）（表10-2）是目前国际公认的判断良性前列腺增生患者症状严重程度的最佳手段，是患者下尿路症状严重程度的主观反应，有助于医生很好地了解疾病的状态。

表10-2 国际前列腺症状评分量表

在最近1个月内，您是否有以下症状？	在5次中						症状评分
	无	少于1次	少于半数	大约半数	多于半数	几乎每次	
1.是否经常有尿不尽感？	0	1	2	3	4	5	
2.两次排尿间隔是否经常小于2小时？	0	1	2	3	4	5	
3.是否曾经有间断性排尿？	0	1	2	3	4	5	
4.是否有排尿不能等待现象？	0	1	2	3	4	5	
5.是否有尿线变细现象？	0	1	2	3	4	5	
6.是否需要用力及使劲才能开始排尿？	0	1	2	3	4	5	
7.从入睡到早起一般需要起来排尿几次？	0	1	2	3	4	5	
症状总评分							

轻度症状：0~7分；中度症状：8~19分；重度症状：20~35分。

七、良性前列腺增生应做哪些检查？

1.直肠指诊

直肠指诊需在排空膀胱后进行。前列腺增生腺体增加，但表面光滑，质地均匀，硬度适中，周围界限明显，前列腺癌的腺体不均匀扩大，有坚硬的纹理和结节。

2.血清前列腺特异抗原

这是预测前列腺癌的独立因素，为该类患者就诊的必查项目，以除外合并前列腺癌的可能。如血清前列腺特异抗原值高于正常值，应仔细分析原因，必要时进行前列腺穿刺活检术，以防止漏诊。

3.尿常规

尿常规一方面辨别尿路症状是否为尿路感染引起，另一方面确定患者是否存在血尿、蛋白尿、尿糖异常等伴随疾病。

4.前列腺超声检查

了解前列腺大小、形态、突入膀胱的程度及是否合并膀胱内病变。

5.尿流率检查

最大尿流率<15mL/s时提示排尿不畅，<10mL/s时提示严重排尿不畅。

八、良性前列腺增生的观察等待治疗

轻度下尿路症状（IPSS≤7分）的患者，或者中度以上症状（IPSS≥8分）但生活质量尚未受到明显影响的患者，可采用观察等待的治疗方式。

等待观察期患者需要做到：

（1）知晓良性前列腺增生疾病的基础知识，了解该病通过积极治疗，预后良好；知晓前列腺癌的相关知识，前列腺癌早期临床表现常不明显，在中晚期时可表现为血尿、尿潴留、尿失禁等，前列腺癌最常见的远处转移部位是骨骼，骨转移会引起骨骼疼痛、病理性骨折、贫血、脊髓压迫，可致下肢瘫痪等症状，如果出现这种情况，及时就诊。

（2）改变生活方式：避免或减少咖啡因、酒精、辛辣等具有利尿效果和刺激性食物的摄入，以减少下尿路症状的发生；适当限制饮水，白天适量饮水，并在入睡前2小时限制饮水量，减少日间排尿次数和夜尿次数。

（3）优化排尿习惯：不可憋尿，憋尿会造成膀胱过度充盈，使得膀胱逼尿肌张力减弱，排尿发生困难，容易诱发急性尿潴留。如有尿不尽症状，可在排尿前心理提醒自己放松排尿，或者二次排尿（即在排完尿之后数分钟再次排尿），或尿后尿道挤压等方式帮助排空膀胱。

（4）定期随访：观察疾病的进展情况，3个月到半年复查一次，观察是否出现并发症，以此作为改变治疗方式的依据。

九、良性前列腺增生的药物治疗

适用于存在中重度下尿路症状的患者。常用的药物治疗主要有以下几类。

1.α-受体阻滞剂

该药物主要使前列腺和膀胱颈部的平滑肌松弛，减少尿流阻力，不影响前列腺的体积和血清前列腺特异抗原水平，不能减少急性肾衰竭的发生。常用药物包括盐酸特拉唑嗪片、甲磺酸多沙唑嗪片、坦索罗辛等。一般在治疗48小时内即可起效，常见的不良反应有头晕、头痛、乏力、直立性低血压等。服药后应先在床上躺10~20分钟，防止直立性低血压的发生，预防跌倒的发生。

2.5α-还原酶抑制剂

这类药物可缩小前列腺的体积，改善下尿路症状，降低血清前列腺特异抗原水平。其经典药物为非那雄胺。该类药物起效相对较慢，一般在使用6~12个月后获得最大疗效，长期服用可减少急性尿潴留、肾积水等远期并发症的发生，减少手术率，抑制前列腺增生疾病的进展。最常见的副作用包括勃起功能障碍、射精异常、性欲低下和男性乳房女性化、乳腺痛等。

3.M受体拮抗剂

该类药物主要作用于膀胱，可缓解逼尿肌过度收缩，降低膀胱的敏感性，用于缓解患者尿频、尿急、排尿不尽感等症状，但不能改善尿路梗阻，需与其他的治疗药物配合使用。常用药物有托特罗定和索利那新。不良反应包括口干、头晕、便秘、排尿困难、视物模糊等，多发生在用药2周内和年龄大于66岁的患者。具有尿潴留及窄角形青光眼的患者禁用。

药物治疗的选择和应用需要根据患者的具体情况进行，并在医生的指导下进行。

十、良性前列腺增生的手术治疗指征

（1）具有中重度下尿路症状，并已明显影响生活质量的良性前列腺增生患者可选择手术治疗，尤其是药物治疗效果不佳或者拒绝接受药物治疗的患者。

（2）当前列腺增生出现反复尿潴留、反复血尿、反复泌尿系感染、膀胱结石和继发性上尿路积水时，建议手术治疗。

（3）合并腹股沟疝，严重的痔疮或者脱肛，临床判断不解除下尿路梗阻难以达到治疗效果者应当考虑手术治疗。

十一、良性前列腺增生的最佳手术方案

前列腺增生并没有最佳手术治疗方法的说法，需要结合患者的身体状况确定手术治疗方案，常见的手术治疗方式有经尿道前列腺切除术（TURP），是良性前列腺增生治疗的金标准。此外，还有尿道激光手术，前列腺支架植入术等。

第四节　急性肾损伤

一、急性肾衰竭与急性肾损伤的区别

急性肾衰竭是我们对个体肾功能在短时间内急速下降的常见说法，目前在国际上，更多的人会用一个更宽泛的概念——急性肾损伤（AKI）来替代急性肾衰竭。急性肾损伤是由感染、药物或尿路梗阻等多种病因引起的肾功能在数天或数周内迅速恶化的临床综合征。表现为肾小球滤过率下降，以及由此引起的水电解质及酸碱平衡紊乱。典型症状是尿少或无尿、恶心、食欲减退、全身水肿、乏力。

这个概念实际上是将人们的关注点从出现严重临床症状的阶段，扩展至没有临床症状，但有关肾功能的标志物或指标轻微改变的早期阶段，体现了人们对早期干预的重视。临床上我们常说的急性肾衰竭更多的是指晚期的急性肾损伤。

二、急性肾损伤的病因

1. 肾前性因素

各种原因引起的肾脏血供不足均可导致缺血性急性肾损伤。如各种原因导致的大出血，胃肠液丢失，皮肤液体丢失，利尿剂和降血压药物的过量使用，各种原因引起的心源性休克、感染性休克、过敏性休克，脓毒血症等。

2. 肾实质性因素

急进性肾炎、缺血或肾毒性药物介导的急性肾小管坏死和急性肾间质性肾炎，

你知道吗？

老年人对各种肾损伤因素的敏感性更高，极易发生急性肾损伤，并且是急性肾损伤中危险程度最高的人群，与年龄相关的因素主要有：

- 老年人肾脏的结构和功能的老龄化，基础肾功能储备下降。
- 年龄引起机体成分的改变。
- 老年人服药数量多。
- 老年人基础疾病多。
- 老年人营养状况差。

血栓或胆固醇结晶等引起的肾小血管栓塞；骨髓瘤、轻链病、尿酸或是药物结晶等引起的肾内梗阻均可导致急性肾损伤。

3. 肾后性因素

各种原因引起的肾盂至尿道的任一水平的尿路梗阻均会引起不同程度的急性肾损伤，如泌尿系统结石、前列腺增生、神经源性膀胱、前列腺癌、膀胱癌、盆腔及腹膜后肿瘤的压迫等。

三、常见的肾毒性物质

肾脏是主要的毒物排泄器官，而且在肾脏毒物及其代谢产物得到浓缩，易对肾小管、肾小球等引起损害，产生肾毒性，出现蛋白尿、尿酶增高、少尿、无尿乃至肾衰竭，老年人在日常生活中应尽量避免使用，或遵医嘱减量服用及使用药物。

1. 肾毒性药物

（1）抗菌药物：氨基糖苷类（庆大霉素、卡那霉素、阿米卡星、妥布霉素、链霉素）、糖肽类抗生素（多黏菌素、万古霉素）、第一代头孢菌素、两性霉素B、磺胺类、利福平等。

（2）造影剂：泛碘酸、泛影葡胺等。

（3）肿瘤化疗药物：顺铂、卡铂、甲氨蝶呤、丝裂霉素。

（4）免疫抑制剂：环孢素、他克莫司、青霉胺。

（5）其他药物：利尿药（右旋糖酐、羟乙基淀粉、甘露醇）、非甾体抗炎药、麻醉药（甲氧氟烷、氟甲氧氟烷、安氟醚、安非他命、海洛因等）。

2. 工业毒物

（1）重金属：汞、砷、铀、锂、锑、铋、钡、铅、铂等。

（2）化合物：氰化物、四氯化碳、甲醇、己烯二醇、甲酚、甲醛、间苯二酚等。

（3）杀虫药和除草剂：有机磷、毒鼠强、百草枯等。

（4）生物毒素：蛇毒、蝎毒、青鱼胆毒、蜂毒、黑蜘蛛毒、毒蕈等。

3. 中药

已发现近50种中药对肾脏有毒性，总结归纳有三类。

（1）植物类中药：有雷公藤、草乌、木通、使君子、益母草、苍耳子、苦楝皮、天花粉、牵牛子、金樱根、土贝母、马兜铃、土荆芥、巴豆、芦荟、铁脚威灵仙、大枫子、山慈菇、曼陀罗花、钻地风、夹竹桃、大青叶、泽泻、防已、甘遂、千里光、丁香、钩藤、补骨脂、白头翁、矮地茶、苦参、土牛膝、望江南子、棉花籽、蜡梅根等。

（2）动物类中药：斑蝥、鱼胆、海马、蜈蚣、蛇毒等。

（3）矿物类中药：含砷类（砒石、砒霜、雄黄、红矾）、含汞类（朱砂、升汞、轻粉）、含铅类（铅丹）、其他矿物类（明矾）等。

四、急性肾损伤的诊断

血清肌酐值和尿量是诊断急性肾损伤的标志指标，临床指南标准为患者具有以下3条中至少一条：

（1）血清肌酐在48小时内升高≥0.3mg/dL（≥26.5μmol/L）。

（2）7天内血清肌酐升高1.5倍基础值。

（3）尿量<0.5mL/（kg·h），并持续时间≥6小时（单用尿量作为诊断依据时，应综合考虑影响尿量的其他因素，如利尿剂的使用、急性尿潴留、血容量状态等）。

尿量：正常人平均尿量约为1500mL，受气温、饮水量、活动等因素影响。

你知道吗？

尿量异常有哪些说法？

日尿量少于400mL称为少尿，日尿量小于100mL或12小时无尿液排出称为无尿，日尿量超过2500mL称为多尿，日尿量大于4000mL称为尿崩。正常日间与夜间的尿量比值为2∶1，如果夜间睡眠时尿量超过750mL或夜间尿量超过日间尿量，则称为夜尿增多。

五、急性肾损伤的治疗原则

（1）早期识别急性肾损伤，及时干预。

（2）尽早纠正可逆的病因，避免肾脏的进一步损伤。

（3）维持水电解质和酸碱平衡。

（4）适当营养支持。

（5）积极防治并发症。

（6）适时予以肾脏替代治疗。

六、急性肾损伤的常见并发症

治疗过程中，应及时妥善处理并发症，提高治愈率，降低死亡率。

1. 感染

感染是急性肾损伤的主要并发症，也是患者死亡的主要原因之一。治疗过程中应根据细菌培养及药敏试验结果尽早选用无肾毒性或肾毒性小的抗生素治疗。

2. 高钾血症

急性肾损伤患者要严密监测血钾的变化，当血钾超过6.0mmol/L，应紧急处理。高血钾可引发恶性心律失常，甚至导致心搏骤停，必须重视。限制含钾食物的摄入（如菠菜、紫菜、苋菜、马铃薯、芋头、香蕉、柑橘类、香菇、山药、咸菜等），禁止输入库存血，避免使用可能引发高血钾的药物。

3. 代谢性酸中毒

及时静脉输注碱性液体5%碳酸氢钠纠酸治疗，严重酸中毒者应立刻开始透析治疗。

4. 急性左心衰竭

急性肾损伤患者有严重水钠潴留，可诱发心力衰竭，尤其是本身心功能较差的老年人。严格监测尿量，限制水的摄入，严格卧床休息，医生及时予以对症处理。

5. 高血压

与水钠潴留相关。

七、急性肾损伤的日常居家护理

（1）病情观察：观察记录每日液体入量和尿量，尿量变少时及时就医，观察身体水肿情况，注意水肿处皮肤的保护，抬高下肢促进血液回流，缓解水肿不适。

（2）避免肾毒性食物、药物，以及接触肾毒性物质或气体。

（3）饮食：少量多餐，清淡饮食，给予足够的能量摄入，予优质蛋白饮食，蛋白质的摄入量控制在0.8~1.0g/（kg・d），低盐饮食，减少钾、磷的摄入，不食用菜汤、腌制酱菜，蔬菜尽量浸泡一段时间再加工，避免和减少食用动物内脏、坚果类、干菜等含磷高的食物。

（4）改善生活方式：戒烟、戒酒，保持充足的睡眠，不熬夜，适量运动，控制体重。

（5）定时复查。

八、急性肾损伤的预后

及时治疗能最大限度地减轻肾损伤的程度，促进肾功能的恢复，肾功能的恢复情况也与发病原因和病情程度有关。

急性肾损伤的预后主要同病因和并发症的严重程度有关。肾前性及肾后性病因导致的急性肾损伤，如果早期诊断、及时治疗，大多数患者肾功能可以恢复良好。肾实质疾病导致的急性肾损伤，恢复程度依病因不同而有不同。如合并多器官功能衰竭时死亡率较高。

九、如何预防急性肾损伤?

预防的关键在于积极发现患者本身可能存在的危险因素，早期、积极地处理，避免使用肾毒性药物。老年人在用药或临床造影剂检查时必须充分考虑年龄因素、基础肾病、肝脏疾病、过敏体质，以及合并糖尿病、高血压、血管病变、心功能不全等多种基础病等因素。

第五节　慢性肾衰竭

一、慢性肾衰竭的定义

慢性肾衰竭（简称“慢性肾衰”）又称慢性肾功能不全，是指各种原因造成的慢性进行性肾实质损害，致使肾脏明显萎缩，不能维持其基本功能，临床出现以代谢产物潴留，水电解质、酸碱平衡失调，全身各系统受累为主要表现的临床综合征，也称为尿毒症。

二、慢性肾衰竭的常见病因

（1）原发性或继发性肾小球肾炎。

（2）糖尿病肾病。

（3）高血压肾小动脉硬化。

（4）肾小管间质性疾病。

（5）肾血管疾病。

（6）遗传性肾病，如多囊肾等。

（7）梗阻性肾病。

西方发达国家以高血压和糖尿病引发的肾病为主要病因，国内有关慢性肾衰竭的病因还缺乏统计学数据，但不同的研究资料显示与西方国家区别不大。

三、慢性肾衰竭早期的临床表现

老年慢性肾衰起病隐匿，进展缓慢，临床表现不典型，早期的主要症状如下。

1. 食欲减退

最早的也是最常见的症状就是胃肠道反应，包括恶心、呕吐、食欲减退、厌食、腹胀、腹泻等。主要的原因是胃肠道水肿，再加上尿毒素刺激胃肠道，导致胃肠道蠕动减慢而出现上述症状。

2. 夜尿增多

夜尿增多是指晚上起夜次数4~5次，并且晚上的尿量比白天的尿量要多，跟尿频不一样。主要原因是慢性肾衰竭的时候，肾小管重吸收水的作用降低，加上夜间迷走神经兴奋，就会导致夜尿增多。

3. 水肿

可以是眼睑水肿，也可以是下肢水肿，但通常是以下肢水肿为主，严重的水肿可以到全身，出现全身水肿，甚至出现胸腔积液、腹水等。

4. 皮肤瘙痒

肾衰竭会导致肾脏过滤、代谢功能下降，使过多的毒素瘀滞在皮肤中，会刺激到皮下神经引起皮肤瘙痒的现象。

5. 口腔有氨臭味

肾衰竭会导致肾功能下降，导致尿素从呼吸道排出，使人出现口腔中有氨气味道，即口腔有异味。

6. 高血压

多数患者存在不同程度的高血压，主要由于水钠潴留造成，也与肾素–血管紧张素升高、交感神经反射增强、血管舒张因子分泌减少有关，部分患者甚至出现血压高不易控制，出现头晕、头痛等症状。

7. 贫血

多数患者有轻至中度贫血，发病率高达86.9%，表现为疲乏、无力、面色差，血常规显示血色素降低，是肾脏促红细胞生成素的生成减少导致，称为肾性贫血。

四、慢性肾衰竭的常见并发症

（1）肾性贫血。

（2）代谢性酸中毒。

（3）电解质紊乱：高钾血症。

（4）钙磷代谢紊乱。

（5）继发性甲状旁腺功能亢进。

（6）心功能不全。

（7）感染。

（8）营养不良。

五、慢性肾衰竭的保守治疗（非透析治疗）

保守治疗，又称非透析治疗或药物治疗，是通过饮食控制和药物来维持患者的水电解质和酸碱平衡，改善症状，延缓疾病的进展，减少并发症，提高生活质量的一种有效治疗方法。需在医生的指导下进行，老年慢性肾衰竭的保守治疗一般从以下几方面展开。

1. 原发疾病的治疗

积极治疗慢性肾衰竭的原发疾病，去除使肾功能发生恶化的因素，是治疗首先要解决的问题。

2. 营养治疗

合理的饮食调配不仅能减少体内氮代谢产物的积聚及体内蛋白质的分解，维持氮平衡，还能在维持营养、增强机体抵抗力、延缓病情进展等方面发挥重要作用。一般在保证足够能量摄入的前提下，进行低蛋白饮食，同时补充必需氨基酸或α-酮酸（α-酮酸作为氨基酸的前体，可利用体内的尿素通过转氨基作用，将其转化成相应的氨基酸），改善蛋白质的合成，避免负氮平衡，避免发生营养不良。

3. 降压治疗

严格、有效的血压控制是延缓慢性肾衰竭进展的重要措施之一。对于<80岁的

老年人，建议血压控制在<140/90mmHg，>80岁的老年人，建议血压控制在150/90mmHg以内。在强调降压的同时，要避免血压过度下降导致各脏器血液灌注不足，同时要保证血压平稳下降，避免血压波动引起心脑血管疾病。

4.纠正贫血治疗

包括红细胞生成素和造血原料（如铁剂、叶酸等）的补充，目标血红蛋白值为110~120g/L。

5.代谢性酸中毒的治疗

常用药物为碳酸氢钠。

6.继发性甲状旁腺功能亢进的治疗

纠正低血钙，降低血磷水平。可补充活性维生素D_3或其类似物（如骨化三醇），促进肠道恢复吸收钙的能力，避免继发肾性骨质疏松。

7.高钾血症的处理

同“急性肾损伤”的相关处理。

8.水钠失衡的治疗

水肿者限制水和盐的摄入，可使用呋塞米利尿治疗，严重者或急性左心衰竭时要尽早透析治疗。

9.中医和中药治疗

中医辨证施治，保护残存肾功能，延缓疾病进展。

六、慢性肾衰竭的替代治疗

慢性肾衰竭的替代治疗包括血液透析、腹膜透析和肾移植。

血液透析和腹膜透析可以替代肾脏的排泄功能，两者疗效相近，但不能替代肾脏的内分泌和代谢功能。肾移植是目前治疗终末期肾衰竭最有效的方法，成功的肾移植可使肾功能恢复正常，肾移植后需长期使用免疫抑制剂。由于器官的缺乏，能够进行肾移植的老年终末期肾病并不常见。

七、老年慢性肾衰竭的预后

老年慢性肾衰竭的生存期在临床上没有固定的数值，具体需要根据病情的严重程度、治疗情况进行判断。

如果症状比较轻、身体素质比较好，并且积极配合医生治疗，存活的时间会比较长，可能在10年以上，甚至20~30年都没有问题。但如果症状比较严重、身体比较虚弱，合并的心功能问题、高血压、糖尿病等问题较重，并且没有积极配合医生治疗，可能存活的时间会比较短。

建议患者发现疾病后及时到正规医院，通过血液透析、腹膜透析等方法进行改善，能够促进体内有毒物质的排出，还可以配合医生通过鼻导管吸氧、面罩吸氧等方式进行辅助治疗。另外，治疗期间需要定期到医院进行复查，随时查看病情的恢复情况。

八、老年慢性肾衰竭如何锻炼身体?

老年慢性肾衰竭患者，建议可适度锻炼身体，如散步、打太极拳等，但运动要循序渐进，量力而行，具体如下。

（1）如果老年慢性肾衰竭患者伴有心脑血管疾病，要注意运动方式、运动强度和时间，每次锻炼不超过45分钟，每周3～5次即可，不建议游泳、登山等较剧烈的运动。

（2）如果老年慢性肾衰竭患者伴有糖尿病，锻炼时要带糖块、巧克力等食物，避免发生低血糖，还要及时补充水分，活动时如出现气喘、乏力等症状时，要及时停止运动，休息缓解。

（3）老年慢性肾衰竭患者在锻炼身体时要注意天气变化，避免发生感冒，加重慢性肾衰竭病情。

九、保健品与肾衰竭的亲密关系

保健品吃多了通常会伤肝肾。保健品一般为食物补充剂，并不能完全替代药物使用，在日常生活中适当吃一些保健产品可以补充身体所需要的营养物质，对身体健康有一定的好处，但有几个概念老年朋友必须明确：第一，“保健品不是药”，它不能治病，只能辅助治病；第二，“保健品成分复杂”，长期服用会增加肝肾负担，另外其中可能含有多种添加剂或防腐剂等有害物质，如果长期大量食用，则有可能会对胃肠道产生刺激，而且这些物质还需要通过肝脏和肾脏进行代谢排出体外，所以就会增加肝脏和肾脏的负担，甚至还会引发一系列不适症状；第三，“切忌补充过量”，很多补充剂人体通过正常饮食都是可以足够摄取的，再额外补充必然会对身体的肝肾代谢带来负担。因此，一般不建议长期盲目服用保健品。如果是有慢性肾脏疾病，更是建议不要吃保健品，因为保健品毕竟是作为商品来出售，里面具体有什么成分，对肾脏是否有损害是不能确定的。

建议老年人在日常生活中养成科学合理的饮食习惯，尽量通过食物补充身体所需的营养，辅助适当的体育锻炼，能够增强身体抵抗力，更有利于身体健康。

十、肾虚是肾衰竭吗？

肾虚不是肾衰竭，两者没有关系，也并不互为因果。

肾虚和肾衰竭是两个不同的概念。肾虚是中医上的证候名，是肾中阴阳气血虚衰所引起的病理现象，可见于多种疾患之中。肾衰竭是西医学上的病名，是各种原因导致肾功能下降，是各种慢性肾脏疾病发展到后期引起的肾功能部分或者全部丧失的一种病理状态。

肾虚可由先天不足、精神因素、房事过度、工作劳累、年老久病等原因所致。肾衰竭的致病原因包括感染、药物、心脏疾病、高血压、糖尿病、自身免疫性疾病等。

肾虚的症状表现为腰膝酸软冷痛、手脚发凉、面色晄白、精神萎靡、疲乏无力、久泻便溏等，或腰膝酸软、眩晕耳鸣、咽干口燥、潮热盗汗、两颧潮红等，或记忆力减退、精神不集中、牙齿松动、毛发脱落、性欲减退等，或夜尿增多、小便余沥不尽或遗尿或小便失禁、男子滑精早泄等症状。肾衰竭可分为急性肾损伤和慢性肾衰竭，典型的症状是疲乏无力、恶心、食欲减退，部分患者可出现少尿、无尿或水肿等。如有不适，建议及时到医院就诊。

第六节　血液净化治疗

一、什么是血液净化治疗？

血液净化治疗是通过导管把人体血液引出体外，通过一种净化装置清除掉血液中有害物质和水分的治疗，包括血液透析、血液滤过、血液透析滤过、连续性肾脏替代治疗血液灌流、血浆置换、免疫吸附等。腹膜透析虽然没有体外循环，仅以腹水交换达到净化血液的目的，但从广义上来讲，也属于血液净化治疗。

血液净化治疗技术进展极快，它不仅用于急慢性肾衰竭治疗，且被广泛用于多学科疾病。如血液滤过治疗急性肺水肿、脑水肿等，连续性肾脏替代治疗急性坏死性胰腺炎、成人呼吸窘迫综合征、多脏器功能衰竭等，血浆置换或免疫吸附治疗重症红斑狼疮、重症肌无力等，血浆置换和连续性肾脏替代治疗肝衰竭，血液灌流及血浆置换治疗药物及毒物中毒等。

二、什么是血液透析？

血液透析（HD）是急慢性肾衰竭患者肾脏替代治疗方式之一。它通过将体内血液引流至体外，经一个由无数根空心纤维组成的透析器中，血液与含机体浓度相似的电解质溶液（透析液）在一根空心纤维内外，通过弥散、超滤、吸附和对流原理进行物质交换，清除体内的代谢废物、维持电解质和酸碱平衡；同时清除体内过多的水分，并将经过净化的血液回输至体内的整个过程。

三、血液透析的适应证

发生以下情况时，医生会建议患者做血液透析。

1. 急性肾衰竭患者出现下述任一症状

（1）少尿（24小时尿量<400mL）或无尿（24小时尿量<100mL），持续时间>48小时。

（2）出现严重并发症，如心力衰竭、肺水肿、胸腔积液或严重脑病等。

（3）血钾>5.5mmol/L或心电图怀疑高钾血症。

（4）血肌酐>442μmol/L。

（5）血尿素氮>22.2mmol/L。

（6）严重的代谢性酸中毒。

（7）利尿剂治疗无效。

（8）严重的钠代谢紊乱和高热。

2. 慢性肾衰竭患者出现下述任一症状

（1）肌酐清除率≤10mL/min，或血肌酐>707μmol/L。

（2）明显的水潴留，如严重水肿、肺水肿、心力衰竭等。

（3）严重的高钾血症或血钾>6.5mmol/L。

（4）严重的代谢性酸中毒。

（5）合并心包炎或严重的贫血。

3. 急性药物或毒物中毒

主要适用于分子量小、水溶性高、血浆蛋白结合率低、能透过透析膜的药物或毒物所导致的中毒，如氨基糖苷类抗菌药、利福平、万古霉素、有机磷和内源性毒素（如尿素氮、肌酐）等。

4. 其他疾病

顽固性心力衰竭、严重的水电解质紊乱或酸碱失衡、肝性脑病或常规治疗无效的患者，也可选择血液透析。

四、慢性肾衰竭的透析治疗需要做几次？需要住院吗？

慢性肾衰竭的患者需要做规律的透析治疗，定期清理身体里的代谢废物和排除多余的水电解质等，一般根据病情需要，一周进行2~3次治疗，一次3~4小时，具体时间根据患者的病情和透析方案而定。病情稳定的患者不需要进行住院治疗，在门诊的血液透析中心即可完成相应治疗。病情严重或出现了相关并发症的患者，需要住院治疗。

五、透析治疗贵不贵，医保能报销吗？

一次血液透析的费用在350 ~ 600元，不同地区收费标准不同。

门诊特殊病（简称“门特”）指诊断明确、病情相对稳定、费用负担相对较重、适合在门诊治疗的疾病。慢性肾衰竭的血液透析、腹膜透析和非透析治疗属于门特范畴，患者可以带着身份证、医保卡，以及相关证明材料到政务服务中心办理门特，工作人员会根据提交的材料判断是否符合办理标准，符合条件，当即就可办理。

门特报销比例各地规定不一样，大部分为70%~90%，异地患者还可以申请异地就医，申请成功后的门特异地就医的报销比例也可达80%左右，大大减轻了慢性肾衰竭患者的治疗压力。

此外，终末期肾病（也称尿毒症）属于重特大疾病，2017年，国家卫生和计划生育委员会牵头出台了重特大疾病免费救治政策，通过申请免费救助，血液透析费用医保报销80%，不足部分由大病保险补足至80%，然后医疗救助报销15%，医院减免5%。

六、血液透析导管——中心静脉导管

血液透析患者需要一个血管通路，将血液引出体外进行治疗及将治疗过的血液回流进人体，常用的血管通路包括：临时性血管通路（常用于临时透析或长期维持性透析患者动静脉瘘未成形时，主要为中心静脉导管）和永久性血管通路（用于长期维持性透析患者，主要为自体动静脉内瘘和移植物血管内瘘，还包括带隧道带涤纶套的中心静脉导管，临床常称为半永久中心静脉导管）。

中心静脉置管简单，可床旁置管，常见留置部位为颈内静脉、股静脉和锁骨下静脉。导管包含两个腔，分别为引血腔和回血腔，又称动脉腔和静脉腔。

留置期间要做好留置管路的护理：①保持局部皮肤清洁干燥，沐浴时也要保持导管及周围皮肤干燥；②观察穿刺点有无红、肿、热、痛等感染征象；③观察管路有无回血，防止堵管；④带管期间避免剧烈活动，防止管路牵拉、脱出；⑤此血管通路为透析专用，不可以输液、输血、采血等。

七、血液透析导管——自体动静脉内瘘

透析治疗时如果没有外置管路，那就需要通过自身血管的穿刺来实现引血和回血，但由于人体的静脉壁相对比较薄，静脉系统达不到透析时的血液流速，而动脉穿刺又存在着易发生血肿、穿刺困难，以及感染等限制，无法获得稳定、安全的血管通路，因此诞生了“自体动静脉内瘘”。

自体动静脉内瘘，就是人们常说的“动静脉瘘”，是通过外科手术将患者表浅相近的动脉和静脉直接连通，使动脉血直接通过静脉回流到心脏，这个操作可使静脉血流量增加，同时管壁增厚动脉化，发育后的静脉能够进行穿刺，为透析患者提供稳定的自体血管通路，保证透析的顺利进行。常选择手臂上的桡动脉或肱动脉与头静脉或贵要静脉进行吻合。内瘘的成熟至少需要1个月，一般在术后2~3个月开始使用。

自体动静脉内瘘的护理

（1）内瘘成形术前的护理：慢性肾衰竭患者在保守治疗阶段要有意识地保护一侧上肢（多选用非惯用侧上肢），避免在该侧静脉进行静脉穿刺、置管，以备后期做动静脉内瘘。注意保护该侧肢体的皮肤，保持清洁及完整。

（2）内瘘成形术后的护理：术后抬高上肢30°，促进静脉回流，减轻肢体肿胀；

观察手术部位有无渗血及血肿；观察肢端有无苍白、发凉、麻木、疼痛等症状；避免手术肢体受压或者外伤，不可负重，夜间睡觉时可在手臂下垫枕头，同时注意睡姿，避免手臂受压；术侧肢体不能抽血、测血压及一切静脉治疗。

（3）内瘘早期的功能锻炼：目的是促进内瘘的早日成熟。术后1周每日做握拳运动和腕关节的屈伸运动，促进血液循环，避免血栓的形成；术后1周后可做复合训练，用术侧手抓握网球等物品，进行力量训练和精细训练，还可同时做肘关节和肩关节的屈伸训练。

（4）内瘘成熟的判断：①吻合口血管震颤良好，血管明显增粗，血管壁明显增厚且弹性良好，血管走行平直、表浅，粗细均匀且易穿刺；②内瘘可触及连续震颤，听诊可闻及连续性低调血管杂音；③超声测定内瘘自然血流量≥500mL/min，穿刺段血管内径≥5mm，距皮下深度<6mm。

（5）成熟内瘘的居家护理：①每日自查动静脉内瘘是否通畅，将2～3个手指放在动静脉内瘘上面，通过触诊判定内瘘是否通畅，通畅的内瘘触摸时有血管震颤感，贴近耳朵能听到血管杂音，如果发现血管震颤音减弱或消失，应尽快与主管医生联系，建议每天自查2~3次；②保持内瘘侧肢体清洁，切勿抓伤、碰伤皮肤，每次透析治疗前清洁手臂；③透析穿刺当天24小时内，保持针眼处干燥，避免接触到水，以防感染；④避免内瘘侧肢体受压或者负重，不在内瘘侧肢体戴手表或佩戴首饰，尽量穿袖口宽松的衣服，睡觉时不要卧向内瘘侧肢体，以免受压；⑤避免肢体暴露在过冷或过热的环境中；⑥外出注意对内瘘的保护，避免碰撞等外伤；⑦不能在造瘘侧上肢测血压、抽血、静脉注射、输液、输血等；⑧一旦发现内瘘有红肿、发热、疼痛等感染迹象时，要立即去医院就诊。

八、血液透析导管——移植物血管内瘘

部分患者因自体血管条件较差，或者已多次进行动静脉内瘘术失败，可选择用合成材料（膨体聚四氟乙烯）做一个人工血管，把它的一头接在动脉上，另一头接在静脉上，这样可通过人工血管进行穿刺，这叫作移植血管内瘘。它的优点在于成熟时间较短、直接在内瘘上进行穿刺、血流量大、反复穿刺不塌陷等。但移植血管内瘘在我国用得不多，因为移植血管内瘘的费用较贵，使用寿命低于自体动静脉内瘘，穿刺过程对医生的要求比自体内瘘要高。此外，它有并发症，并发症可能会在短期内导致人工血管失去功效。

九、血液透析的禁忌证

不存在绝对不可以做血液透析的情况，但出现下述情况时，应谨慎使用：

（1）严重休克或严重低血压。

（2）严重脑血管病变，如颅内出血、颅内压增高等。

（3）严重的出血倾向或处于出血急性期，如急性脑出血等。

（4）存在心肌梗死、心律失常、心力衰竭等情况，无法耐受血液透析。

（5）恶性肿瘤晚期或患者全身衰竭。

（6）存在精神病不能配合治疗、情况危急的老年患者或婴幼儿。

十、血液透的常见并发症

1.低血压

低血压是透析治疗过程中最常见的并发症之一，是指血液透析过程中收缩压下降≥20mmHg，或平均动脉压下降≥10mmHg，同时伴有面色苍白、出冷汗、头晕、胸闷、心悸、恶心、呕吐等低血压症状。医生会根据患者的情况进行紧急处理，一般先停止血液透析，通过补液治疗和去除病因后，如果血压好转，再恢复血液透析。如果上述治疗无效，可给予升压药物治疗，必要时可更换血液净化的方式，如换为腹膜透析等。

预防措施：①严格控制透析期间体重增加；②透析前减量或停用一次降压药物；③透析期间禁食或者减量进食，因为透析过程中进食，会促进胃肠蠕动，增加胃肠道血液供应量，扩张胃肠道血管，使有效循环血容量减少，可诱发血液透析过程中低血压的发生。

2.肌肉痉挛

肌肉痉挛多出现在透析的中后期，常见原因包括低血压、低血容量及电解质紊乱（低钠、低钙、低钾）、超滤速度过快、应用低钠透析液等，治疗时应先查明原因再进行针对性的治疗，预防也应针对病因进行。

3.皮肤瘙痒

皮肤瘙痒可能是血液透析引起的一种过敏反应，医生多会选择抗组胺药物等进行对症处理。此外，医生会通过控制患者血钙、磷等的水平，建议患者避免使用对皮肤刺激性大的清洁剂。

4.失衡综合征

失衡综合征是在透析过程中或是透析结束之后出现的以神经精神症状为主的一组临床综合征，表现为头痛、恶心、呕吐、躁动，重者可出现抽搐，甚至昏迷。主要是由于血液透析使得血液中的毒素浓度迅速下降，而血脑屏障导致脑脊液中的毒素浓度下降缓慢，脑脊液的渗透压高于血液的渗透压，水分由血液进入脑脊液中形成脑水肿，颅内压增高导致出现以上症状。症状轻的患者仅需要减慢血流速度，症状重的患者建议立即停止血液透析并给予对应治疗。

对于第一次透析的患者，通过减慢血流速率、降低透析液流量、缩短透析时间等可预防其发生；对于长期透析的患者，通过规律透析、增加透析的频率、缩短每次透析的时间等可预防其发生。

5.透析器反应

透析器反应一般是指由于透析器或体外循环管路生物相容性差引起的机体过敏反应。对于反应严重的患者，医生会停止血液透析，同时给予抗过敏治疗和支持治疗，对于反应较轻的患者，医生多给予患者吸氧等对症处理，而不停止透析。通过选用适宜的透析器，并严格处理，预防性使用抗过敏药物等可以预防透析器反应的发生。

6.其他

血液透析过程中还可能发生心律失常、溶血、空气栓塞等并发症，治疗时应先明确病因，再进行针对性的治疗。

十一、血液透析患者的饮食指导

除了慢性肾衰竭患者需要注意的饮食要求外，还应注意体重的控制，两次透析之间体重增加不超过5%，或者每天体重增加不超过1%，因此应限制液体的摄入。此外，透析时水溶性维生素（如维生素C、维生素B_6、叶酸等）丢失较多，可适当补充。

十二、规律血液透析患者需要监测哪些指标？

一般每月监测一次血常规、肝肾功能和透析前后的电解质；每3个月监测一次体内铁的含量、甲状旁腺激素的水平、营养和C反应蛋白、β_2-微球蛋白、尿素清除指数和下降率、胸部正位片；每6～12个月监测一次心血管，以及动静脉内瘘的结构和功能；有条件的话，可以每1~3个月监测一次血糖和血脂变化。此外，在开始透析的半年内，还应每1~3个月查一次乙肝、梅毒、HIV等传染病学指标，半年后可改为每6个月检查一次。

十三、什么是腹膜透析？

腹膜透析是利用腹膜的半渗透膜特性，将配制好的透析液像输液一样，在重力作用下经导管灌入腹腔，并停留一段时间，在腹膜两侧溶质浓度差的作用下，腹透液和腹腔毛细血管内的血液进行水和溶质的交换，交换完成后再通过导管把富含代谢产物和毒物的腹透液引流至体外弃去，以达到清除体内代谢产物、毒性物质及纠正水电解质平衡紊乱的目的。

整个操作过程较简单，患者在医院置入腹透管后，一般可居家操作，具体方案要根据患者的不同情况，如水肿情况、肌酐水平等调整。

十四、腹膜透析的适应证

同“血液透析”，如有下列情况更适合腹膜透析：有较好残存肾功能者、老年人、儿童、原有心脑血管疾病和心血管系统功能不稳定者、血管条件差或反复血管造瘘失败者、凝血功能障碍及有明显出血倾向者。

十五、腹膜透析的禁忌证

1.绝对禁忌证

（1）各种腹壁、腹腔及腹膜的严重感染或病变者。

（2）存在难以纠正的疾病，如外科难以修补的疝、脐突出等。

2.相对禁忌证

（1）腹部大手术3天内，腹腔置有引流管。

（2）腹腔内有新鲜异物，如腹腔内血管假体术。

（3）腹腔有局限性炎性病灶，硬化性腹膜炎。

（4）肠梗阻、炎症性或缺血性肠病或反复发作的憩室炎。

（5）严重的全身性血管病变。

（6）严重的椎间盘疾病。

（7）严重的肺功能不全。

（8）晚期妊娠、腹内巨大肿瘤及巨大多囊肾者。

（9）精神障碍或不合作者。

（10）其他，如极度肥胖、严重营养不良、高分解代谢等。

十六、家庭腹膜透析的注意事项

1. 环境

腹透场所要干净整洁、光线充足、相对独立，每日进行紫外线消毒。

2. 无菌操作

严格手卫生，在分离和连接各种管道时要严格无菌操作。

3. 加热透析液

透析液进入腹腔前要使用恒温箱加热至37℃。

4. 每日体征监测

每日监测记录体重、血压、饮水量和尿量。

5. 腹透日记

准确记录透析液每次进入和流出腹腔的时间和液体量，若流出量<输入量，应暂停透析寻找原因，观察透出液的颜色、性质及有无混浊等异常。

6. 透析管的护理

保持透析管及其周围皮肤清洁、干燥；观察透析管口无渗血、漏液及红肿；保护透析管不脱出、不反复牵拉；导管要避免淋湿，置入2周后可淋浴，沐浴时可使用一次性造口袋保护腹外段导管及导管周围皮肤，以免淋湿。

十七、腹膜透析的常见并发症

1.腹透相关腹膜炎

本病最常见，表现为透出液变混浊、腹痛、发热、腹部压痛和反跳痛。处理方式是细菌、真菌培养后，遵医嘱积极抗生素治疗，必要时拔除透析管重新留置。

2.透析液引流不畅

常见原因为腹透管移位、受压、扭曲、纤维蛋白堵塞、大网膜包裹等。处理方式是改变体位，按摩腹部，加压冲管，增加活动，排空膀胱及排便，减轻腹胀，如以上方式无法解除，应及时就诊。进行腹部X线检查了解导管有无移位，医生予对症处理导管堵塞的纤维素或血块等。以上处理无效时，应考虑拔除腹透管。

3.腹透导管出口处感染和皮下隧道感染

常见原因为腹透出口处皮肤没有保持清洁干燥，换药未严格无菌操作，腹透管外段保护不当，如反复、过度牵拉引起局部组织损伤，或皮肤出口处进水等。处理方式是遵嘱局部涂抹或静脉使用抗生素，日常严格无菌操作，固定导管贴膜完整性被破坏时要及时消毒换药。

4.腹痛、腹胀

与腹透液流入或流出的速度，以及腹透液的温度、渗透压相关，也可能是因为腹透管置入深度过深或腹膜炎等导致。处理方式为控制腹透液流速和温度，使用正确配制方法的腹透液，如果为腹透管置入过深导致，不可自行调整深度，应由置管医生专业操作。

5.其他并发症

如低血压、脱水、腹腔出血、营养不良、肺水肿、心力衰竭等。

十八、腹膜透析患者的饮食指导

同“血液透析”患者的饮食指导。

十九、连续性肾脏替代治疗（CRRT）

连续性肾脏替代治疗是通过床旁的血液净化机器进行的溶质和水分子缓慢连续清除的一个治疗方法，这个治疗可根据病情需要，不间断地持续24小时，甚至更长时间，能替代受损的肾功能。这种疗法具有血流动力学稳定、溶质清除率高、补充液体和饮食不受限制，以及清除炎性介质和细胞因子等特点。它对毒素和中分子物质的清除较好，对肌酐、尿素氮的清除较差，更适用于重症急性肾损伤救治，也可用于急性肝衰竭、全身炎症反应综合征等的治疗。治疗费用相对较贵，一般在ICU或急诊应用较多。

二十、血液透析和连续性肾脏替代治疗哪个更好？

血液透析主要利用的是半透膜弥散原理，主要清除的是小分子物质，对肌酐和尿素氮的清除较好，治疗价格相对低，适用于肾衰竭的长期替代治疗。连续性肾脏替代治疗更适合急危重症的抢救。

参考文献

[1] 高艳红,赵诺,刘春梅,等.《成人失禁患者皮肤护理规范》团体标准解读[J].中华急危重症护理杂志,2023,4(7):620-624.

第十一章

老年皮肤病的自我管理

皮肤病一般不致命，但严重影响着老年人的生活质量，本章主要介绍两种让老年人困扰比较严重的皮肤疾病。

第一节 皮肤瘙痒症

一、什么是皮肤瘙痒症？

瘙痒是引起搔抓欲望的一种皮肤黏膜感觉。老年皮肤瘙痒症是一种发生于60岁及以上的老年人，表现为仅有皮肤瘙痒而无明显原发疹，可伴有皮肤干燥、粗糙和鳞屑，病程持续6周左右的皮肤疾病。患者几乎每日都会瘙痒，它可局部发病，也可累及全身皮肤，可为阵发性，也可为持续性，可白天发生，也可为夜间发生，多数伴有夜间瘙痒明显，病因复杂且病情容易反复，在老年人中发病率可达30%，年龄越大发病率越高。老年瘙痒症至今已有2000多年的历史了，在国内外的医学文献中均有记载。

瘙痒发病6周以内的称为急性瘙痒，持续6周或以上称为慢性瘙痒。急性瘙痒是机体的防御反应，可能对机体有益，慢性瘙痒则影响睡眠，对日常生活产生影响，加重老年人的心脑血管疾病病情，甚至可能导致自杀。老年皮肤瘙痒症属于慢性瘙痒。

二、老年皮肤的特点

进入老年后，皮肤逐渐自然老化，主要有以下变化：

（1）老年皮肤含水量下降，保湿能力降低，导致皮肤易干燥、粗糙，甚至脱屑。

（2）老年皮脂腺萎缩，皮脂和汗液分泌减少，导致皮肤无光泽、脱屑。

（3）老年表皮细胞寿命缩短，导致皮肤变薄、变脆。

（4）皮肤屏障功能受损，不能组织免疫抗原，引起皮肤瘙痒。

（5）皮肤细胞的层数减少，皮肤的代谢率降低，导致皮肤受损后的恢复延迟。

（6）皮肤中黑色素细胞增多，常群集出现，导致老年皮肤易出现色素斑块。

三、老年皮肤瘙痒症的病因

1. 生理因素

①老年皮肤的退行性变，皮脂腺及汗腺分泌减少，以及皮肤干燥等引起皮肤感觉神经末梢功能异常；②老年的激素水平降低等。

2. 物理化学因素

①温度的冷热变化，以及干、冷强风的直吹；②洗澡过于频繁；③洗衣服使用碱性肥皂、洗涤剂或消毒；④毛线类、化纤类及羽绒类贴身衣物均可引发皮肤瘙痒。

3. 环境因素

居住环境的湿度过低，以及秋冬季的干燥气候均可加重皮肤干燥。

4. 饮食因素

烟酒、浓茶、咖啡、辛辣刺激食物，以及鱼虾蟹、牛羊肉等易致敏食物均可引发皮肤瘙痒症状。

5. 心理因素

与恐惧、焦虑、抑郁、悲观等心理因素有关，患者的情绪变化也会导致皮肤瘙痒症状的变化。

6. 疾病因素

（1）胆汁淤积性瘙痒：慢性胆汁淤积可引起严重的瘙痒，全身瘙痒可能是原发性胆汁性肝硬化的早期表现，瘙痒也可以是药物所致的肝内胆汁淤积的早期症状。最新研究表明，内源性阿片肽在胆汁淤积性瘙痒中有重要作用，阿片肽拮抗剂可改善瘙痒。

（2）尿毒症瘙痒：全身瘙痒是老年尿毒症的一个最常见且难治的皮肤表现。研究表明，尿毒症患者的瘙痒程度与其3年生存率显著相关，瘙痒越严重，死亡率越高。全身瘙痒占尿毒症的25%~30%。局部瘙痒以面、颈、胸背部、前臂常见。瘙痒多呈阵发性发作，可自行缓解。尿毒症瘙痒与皮肤干燥的程度相关，应用润肤剂可明显减轻瘙痒。此外，它的治疗还需寻找病因，若属于毒素蓄积过多诱发的，则需借助药物或者血液净化治疗来清除毒素；若属于高磷血症诱发，那就需要服用具有降磷作用的药物治疗，如碳酸钙、碳酸司维拉姆等。

（3）恶性肿瘤的瘙痒：霍奇金淋巴瘤的瘙痒发生率达30%，全身瘙痒也常常发生于蕈样肉芽肿、慢性白血病和真性红细胞增多症的患者。

（4）内分泌疾病的瘙痒：甲状腺功能亢进、甲状腺功能减退及糖尿病均可引起瘙痒。

7.药物因素

部分药物可能会引起全身瘙痒，如抗生素、非甾体抗炎药、抗癫痫药、抗抑郁药等，常见的有利尿药、麻醉用的吗啡等。

四、老年皮肤瘙痒症的临床表现

临床上一般将老年皮肤瘙痒症分为全身性瘙痒症和局限性瘙痒症。全身性瘙痒症最初的瘙痒仅局限于一处，逐渐扩展至身体大部或全身，瘙痒常为阵发性，夜间尤重；局限性瘙痒症根据瘙痒部位的不同，分为肛门瘙痒症、阴囊瘙痒症、女阴瘙痒症、头部瘙痒症、小腿瘙痒症等。

初起无皮肤损害，经常搔抓后，可出现抓痕、血痂、色素沉着及苔藓样化或湿疹样变，有时可继发感染，以躯干及下肢最明显，夜间尤甚，多为阵发性，严重者为持续性瘙痒，阵发性加剧，有时难以忍耐。

五、老年皮肤瘙痒症的诊断

诊断首先需符合以下条件：①年龄≥60岁；②仅有皮肤瘙痒而无明显原发疹，有或无搔抓性皮损；③几乎每日瘙痒，持续6周以上。

然后详细询问患者病史，包括但不限于：①家庭其他成员是否存在瘙痒症状（若存在可断定为疥疮）；②瘙痒是否影响日常生活；③瘙痒严重程度，如干燥、潮湿、水疱等；④瘙痒加重的时间段为晚上还是白天；⑤正在服用的药物，如抗疟药、阿片类药；⑥特殊疾病史、有无体力劳累、可能接触的植物、家庭内是否寄养宠物等。

还应进行相应的体格检查和实验室检查，如血沉、血尿常规、肝肾功能、甲状腺素、超声、皮肤活检等。肛门瘙痒者必要时进行结肠镜检查排除肿瘤，阴道分泌物检查有助于鉴别真菌性和滴虫性阴道炎性瘙痒，检测大疱性类天疱疮的免疫荧光试验和酶联免疫吸附试验，虫卵和寄生虫的粪便检查，乙型和丙型肝炎血清学检测等。

六、老年皮肤瘙痒症的一般治疗

一般治疗的原则是去除诱因和生活习惯的改变。瘙痒患者应该拥有充足的睡眠；不吃辛辣刺激性食物；保持室温的凉爽、适度，不过度洗浴；穿宽松柔软的内衣，贴身衣物及床上用品建议使用纯棉制品，不用或少用碱性洗涤用品；及时修剪指甲，瘙痒时避免摩擦、挤压、搔抓患处；保持皮肤清洁，避免出汗诱发或加重瘙痒；外用保湿润肤霜，保护皮肤的屏障功能等。

七、老年皮肤瘙痒症的局部外用药物治疗

根据瘙痒的不同类型可选择以保湿、滋润、止痒为主，刺激性小的外用涂抹制剂，一般包括以下几类。

1.低pH的清洁剂、润滑剂、止痒剂、黏膜保护剂

炉甘石洗剂、辣椒碱素软膏、含薄荷或樟脑的乙醇制剂可减少皮肤刺激和瘙痒感。屏障保护剂需贯穿治疗始终，可用含尿素、维生素E、硅油制剂。

2.外用免疫抑制剂

如他克莫司，对T淋巴细胞有选择性抑制作用，有较强的抗感染作用，可抑制皮肤神经纤维生长，减轻痒感，同时具有皮肤屏障修复功能。

3.外用表面麻醉剂

如利多卡因乳膏，有抵抗瘙痒的作用。

4.外用糖皮质激素

局部短期外用，可缓解瘙痒症状，但长期使用可导致局部皮肤萎缩和干燥。

5.类肝素制剂

如多磺酸黏多糖（喜辽妥），有增加皮肤含水量、改善细胞间微环境、抑制炎症

因子的功效。

6. 局部封闭疗法

全身性瘙痒症可用普鲁卡因静脉封闭，局限性瘙痒可用曲安奈德、地塞米松或泼尼松等药物局部封闭。

八、老年皮肤瘙痒症的系统药物治疗

当一般局部外用治疗后，治疗效果不佳时，可考虑在皮肤科医生的指导下进行系统治疗，包括抗感染及免疫抑制剂、抗组胺药物、复方甘草酸苷、葡萄糖酸钙、硫代硫酸钠、维生素C、沙利度胺、抗抑郁药物、抗惊厥药物、阿片受体拮抗剂、中药等。

九、老年皮肤瘙痒症的中医治疗

中医认为本病属于血虚风燥，治疗宜养血润肤、疏风止痒。根据患者体质、皮损特点、自觉症状、舌脉，选择中药或中成药内服、外用。

1. 药浴

可用淀粉浴或中药药浴、熏蒸等。

2. 刺络拔罐

适用于局部瘙痒剧烈的患者。

3. 针灸

根据辨证选取不同穴位。

十、老年皮肤瘙痒症的日常护理

是疾病的日常护理，也是疾病的预防措施。

1. 皮肤保养

（1）保湿：老年人油脂分泌少，皮肤干燥，故给肌肤保持充足的水分，保证湿润度至关重要。需要经常涂抹保湿品，使皮肤保持一定的湿度和滋润度，有利于防止皮肤瘙痒。在冬季，使用加湿器增加室内湿度也可预防皮肤干燥，避免或减轻瘙痒。

（2）洗澡注意事项：次数不宜过多，1周一次即可；水温不宜过高，以35~40℃为宜；时间不宜过长，以15~20分钟最好；清洁宜用中性肥皂，碱性肥皂去脂效力大，会增加皮肤干燥度；淋浴为主，减少搓澡。

（3）预防皮肤损伤：老年人皮损愈合慢，应注意预防皮肤损伤。避免风吹、日晒、雨淋，季节冷暖交替时及时更换衣物，雨雪湿滑太黏，减少外出，谨防摔倒。

2. 衣物选择

尽量选取宽大、松软的棉质品或丝织品，避免羽绒、尼龙及毛织品衣服，避免产生静电使皮肤水分减少、皮屑增多；根据天气适当增减衣物；勤换内衣，内衣要柔软舒适，棉质好；选择中性洗涤剂，清洗要彻底，减少洗涤剂残留。

3. 饮食调理

了解可能诱发瘙痒的食物，如鱼、虾、蟹、牛肉、鸡蛋、牛奶等，食物摄入量过大或食用酒、浓茶、咖啡、辣椒等刺激性食物时常会发生过敏而诱发或加重瘙痒。

日常饮食营养要充分，搭配要合理；宜清淡，忌太咸、太腻，少吃辛辣等刺激性食物；适量补充维生素，多喝水，多吃新鲜的黄绿色蔬菜；不喝酒，少饮或不饮浓茶和浓咖啡。

4. 心理护理

长期瘙痒患者易出现烦躁、焦虑甚至抑郁等不良情绪，精神压力往往也会增加瘙痒的发生与程度。日常建议亲密家属可参与到瘙痒的治疗和护理中来，多与患者沟通，多理解、关心患者，帮助他们建立战胜疾病的信心，避免精神过度紧张，营造一个良好的心理环境。

5. 生活规律

皮肤瘙痒在生活不规律、睡眠不佳、休息不好、心情不舒畅时会加重，因此老年人必须注意生活规律，勤锻炼，睡好觉，不要过度劳累，保持大便通畅。

6. 自我调节

老年人自己也要调整心态，减轻瘙痒对生活和心理的影响，比如学会分散注意力，培养自己的兴趣爱好，专注听音乐、看书、下棋等。瘙痒发生时可深呼吸或者冥想、轻柔地抚摸瘙痒处皮肤等，可通过打太极拳、做瑜伽等来缓解心理压力。

十一、老年皮肤瘙痒症的预后

病因明确的瘙痒症，积极治疗2周内可缓解。严重者如未能及时、正确治疗，可影响生活质量，干扰睡眠，导致焦虑或抑郁。长期搔抓会导致越抓越痒的恶性循环，甚至引起皮肤损伤、感染。

十二、老年皮肤瘙痒症的并发症

抓挠可能会引起皮肤破损，形成血痂、色素沉着或减退，进而继发感染，如疖、毛囊炎、淋巴管炎等，后期可能会遗留瘢痕。

第二节　带状疱疹

一、什么是带状疱疹？

带状疱疹，民间俗称“缠腰火丹”“缠腰火龙”“缠腰龙”“蛇盘疮”“蛇缠腰”或“蜘蛛疮”等，被称为最疼的皮肤病。

它是一种影响神经和皮肤的传染性疾病，由水痘-带状疱疹病毒（VZV）引起，由于皮疹呈带状分布，所以叫作带状疱疹。带状疱疹可发生在人体的任何部位，但多数以腰部、面部、会阴部等更严重，皮肤损伤通常发生在身体的一侧，不跨过身体的中线，很罕见能长成一圈。本病好发于成人，具有一定的传染性，秋冬季多见，发病率随年龄增大而显著上升，女性易感性高于男性。

二、带状疱疹是怎么得的？

一般感染过这种病毒或是以前得过水痘，疾病治愈后，病毒并不会被免疫系统完全清除，而是潜伏在身体里，当抵抗力低下或劳累、感染、感冒时，病毒可再次生长繁殖，重新回到皮肤引起带状疱疹。

三、水痘和带状疱疹有什么关系？

水痘因感染水痘-带状疱疹病毒引起，VZV属于疱疹病毒属，它可引起两种不同的疾病，即水痘和带状疱疹。水痘是一种自限性疾病，一年四季都能发生，但以冬春季多发，病后可获得持久免疫。当水痘病愈后残余病毒以静止状态存留于神经节，在机体免疫功能下降时，潜伏于神经节的病毒再次活化，从而出现成簇带状分布的疱疹，这就是我们所熟悉的“带状疱疹”。水痘与带状疱疹是由VZV引起的两种不同的皮肤病变，水痘的皮疹常呈全身性分布，而带状疱疹的皮疹多是局限性的，多为单侧性及按神经节段分布，且常有明显的神经痛。水痘小儿多发，而带状疱疹成人多发。

四、带状疱疹怎么传播？传染性强吗？

带状疱疹的传播是通过接触水疱内液体，或接触了被疱液污染的物品，也可能通过飞沫传播，但飞沫传播的概率比较小。

由于带状疱疹是潜伏的水痘-带状疱疹病毒再激活的表现，所以健康的人接触带状疱疹患者，并不存在感染现象，但带状疱疹的疱疹液具有传染性。带状疱疹患者在出现疱疹期间，与其他没有水痘免疫力的人密切接触，可能会使其感染水痘-带状疱疹病毒，并发生水痘的症状。所以一般带状疱疹患者的家人等密切接触者应尽快接种水痘疫苗，并在接触后21天内开展自我医学观察。

五、感染带状疱疹有什么症状？

1.皮疹，主要是丘疱疹和水疱

皮疹主要在颈肩、腰、胸肋、头面部等，表现为簇状水疱，沿某一周围神经区域呈带状排列，多发生在身体的一侧。出疹前可能有轻度乏力、低热、食欲减退、头痛等流感样症状，相应神经周围的皮肤接触时有明显疼痛。

2.疼痛

老年带状疱疹患者的疼痛更常见且多为重度，严重影响生活质量。疼痛为放电一样的疼痛，一般是阵发性的，疼过一阵后会明显缓解。有女性患者描述其比生产，但疼痛的个体差异非常明显，也有人完全没有感觉。

六、带状疱疹的治疗

带状疱疹的治疗是越早越好，一旦发现带状疱疹要在3天的黄金时间内就诊，急性期疼痛控制得越好，带状疱疹恢复得就越快，一般不建议自己买药进行治疗，一定要去正规医院诊治，尤其是头面部的带状疱疹，如果出现面瘫或者眼睛的受累，错过治疗时间，可能会出现严重的后遗症。

临床上一般分为抗病毒治疗、止痛治疗和营养神经治疗。治疗的关键是疗程要足够，如果疗程不够，即便吃了药还是有可能会出现后遗神经痛，老年人要适当延长治疗时间，保证治疗效果。

炉甘石洗剂对皮肤有舒缓、冷却效果，可用于缓解可能的瘙痒。紫外线、红外线等局部照射，可促进水疱干涸和结痂，对缓解疼痛也可能有一定的帮助。

此外，要尽可能保持皮疹的清洁和干燥，有助于降低皮疹感染细菌的风险。穿着宽松的衣服，有助于减少摩擦和水疱破裂的风险。如果水疱有渗液，可使用冷敷（用自来水冷却过的布或毛巾），每日数次，能舒缓皮肤并保持皮肤的清洁。

七、带状疱疹的并发症

1. 神经痛

后遗神经痛是带状疱疹最常见、最主要的一个并发症或者后遗症。对于后遗神经痛，有效地促进神经修复是最主要的治疗方案，所以我们提倡尽早促进神经修复，彻底治疗后遗神经痛。

2. 同位反应

同位反应就是发生带状疱疹的皮肤受过病毒的侵害，局部皮肤免疫功能低下，容易出现湿疹、皮肤癣、皮肤癌等各种皮肤病理表现。

八、带状疱疹的日常照护

（1）带状疱疹患者尽可能保持皮疹干燥清洁，降低感染概率。

（2）穿宽松衣物，避免疱疹摩擦和破裂，切忌用针扎破疱疹，如水疱有渗液，可用生理盐水冷敷，能舒缓皮肤并保持清洁。

（3）患者皮损疱液及糜烂面均含有病毒，应避免接触尚未患过水痘的儿童及其他易感人群。

九、带状疱疹的预防

首先要明确易发人群，包括：中老年人，久病身体虚弱的人；长期精神紧张、熬夜、过度疲劳的年轻人；免疫力低下的人；长期服用糖皮质激素或其他免疫抑制剂的人等。

1. 提高免疫力

注意保持心情愉快、早睡早起、营养均衡、适度运动、增强体质、避免感染。

2. 接种带状疱疹疫苗

接种带状疱疹疫苗是预防带状疱疹的有效措施，不论是否得过水痘或带状疱疹，均可接种带状疱疹疫苗，接种后可显著降低带状疱疹的发生或带状疱疹后遗神经痛的风险。

十、带状疱疹的预后

带状疱疹的皮疹大多数情况下会在2~4周内好转，都能痊愈，没有并发症。在免疫力下降的人群中，疾病可能更严重、持续时间更长。带状疱疹恢复之后，人可获得比较持久的免疫，故一般不会再发。带状疱疹很少危及生命，70岁以上的带状疱疹患者死亡率约为1%。

第十二章

老年常见肿瘤的自我管理

第一节　肺癌

一、什么是肺癌?

肺癌又称原发性支气管肺癌，是起源于支气管黏膜上皮或肺泡上皮的胸腔内恶性肿瘤。在人体中，肺是呼吸器官，而支气管犹如树枝密布其中，负责将氧气从气管输入肺泡内，并将人体产生的二氧化碳从肺泡收集起来转运到气管，再通过呼吸排出体外。支气管上面覆盖的支气管上皮细胞，较容易发生癌变。

二、肺癌的流行病学特点

肺癌是老年人的常见疾病，是发病率、病死率最高的恶性肿瘤，每年肺癌新发约82.81万例，死亡约65.70万例，已连续10年位居恶性肿瘤之首，目前其发病率和死亡率仍呈逐年上升趋势。

三、肺癌的症状

肺癌早期往往没有任何症状，大多在胸部X线或CT检查时发现。肺部是我们身体呼吸系统的一个重要组成部分，所以一旦癌变，其引起的症状自然与“呼吸”密切相关，常表现出的早期症状包括刺激性干咳、咯血、胸痛、气短、发热；晚期可出现发热、体重下降、食欲减退、乏力等全身症状，还可导致声音嘶哑、声带麻痹、头晕、头痛等症状；癌肿可转移到脑、骨、肝等部位引起其他部位的癌症。

少数肺癌患者，癌肿会产生内分泌物质，出现一些少见的并非由肿瘤直接侵犯或转移引起的症状和体征，又称副瘤综合征，常表现为胸部以外的脏器相关症状，如男性乳房增大、重症肌无力、多发性肌肉神经痛等。

四、出现哪些症状应高度警惕肺癌的可能？

对于有下列临床特点，特别是吸烟老年人，应立即采取相应检查，尽早进行诊断和鉴别诊断。

（1）无明显诱因的刺激性咳嗽持续2~3周，服用药物治疗无效。

（2）老年人以前存在慢性咳嗽、咳痰，近段时间（数周或数月）咳嗽、咳痰程度加重，频率增加，痰量增多。

（3）一段时间出现痰中带血或咯血，能自行好转，但反复出现；经检查排除口腔或鼻腔出血。

（4）近期经常发生肺炎，每一次肺炎的位置都类似。

（5）经胸片或CT考虑肺脓肿，但没有误吸食物或异物病史，没有发热表现或大量咳脓痰症状，抗感染治疗效果差。

（6）出现不明原因的四肢关节疼痛及指（趾）末端关节肿大。

（7）影像学检查提示局限性肺气肿或段、叶性肺不张，相通支气管有可疑狭窄。

（8）影像学检查提示孤立性圆形、类圆形病灶和单侧肺门阴影增浓、增大。

（9）以前患有肺结核，病灶已稳定，其他部位出现新的病灶且形态或性质与以往不同，病灶内的成分发生变化，抗结核治疗后病灶反而增大或形成空洞，反复检查不能发现痰结核菌。

（10）有胸腔积液且进行性增多，但没有发热、盗汗等症状，尤其是经穿刺检查胸腔积液为血性。

五、肺癌的危险因素

肺癌的病因目前还不明确，但吸烟是导致肺癌比较明确的致病因素。80%~90%的肺癌与吸烟相关，吸烟时间越长、吸烟量越多、吸烟开始年龄越早，患肺癌的概率越大。与从不吸烟者相比，吸烟者肺癌发生的危险性平均高10倍，建议吸烟量≥20包年的人群进行肺癌筛查。除直接吸烟外，二手烟也会大大增加罹患肺癌的危险，暴露于二手烟者患肺癌的危险是未暴露者的1.31倍。随着戒烟时间的延长，肺癌的发病率逐渐降低，戒烟1~5年可减半，戒烟10~15年的发病率相当于终身不吸烟者。

其他被确定为导致肺癌的因素包括氡暴露、职业暴露、癌症病史（淋巴瘤、头颈癌或吸烟相关癌症）、肺部相关疾病史（慢性阻塞性肺疾病、肺部纤维化）、肺癌家族史等。某些职业，如工业部门和矿区职工，长期接触砷、石棉、铍、镉、铬、煤烟、煤烟颗粒、柴油烟雾、镍、二氧化硅、铀等，导致肺癌发病率增高。工业废气、汽车尾气等都有致癌物质，如3，4-苯并芘、二乙基亚硝酸胺、砷等，烹饪油烟也与肺癌相关，炒炸等烹饪方式产生的厨房油烟可导致DNA损伤或癌变，是中国非吸烟女性罹患肺癌的重要危险因素之一。肺癌也与遗传相关，若一级亲属患肺癌，其患肺癌的风险明显增加，有肺癌家族史的人群可能存在可遗传的肺癌易感位点。之前患过其他恶性肿瘤者可能携带异常基因突变，基因突变可增加肺癌的发病风险。

六、肺癌的三级预防

1. Ⅰ级预防

又称病因预防，老年人应养成健康的生活习惯，吸烟人群及时戒烟，避免被动吸烟，远离吸烟环境；防范室外大气污染、室内厨房油烟，雾霾天气减少外出，戴口罩，选择好的油烟机；远离放射性物质，减少不必要的高剂量X线照射，体检间隔时间应严格遵医嘱；及时治疗肺部慢性疾病，如肺结核、肺炎等；日常生活中注意选择高蛋白、高维生素、清淡易消化的饮食，多吃大蒜、海产品、蘑菇、芝麻等富含硒的食物，尽量少吃或不吃烟熏、烧烤、隔夜食物；保持心情愉快，坚持锻炼身体，如我国传统健身操八段锦可提高肺循环功能，强身健体。

2. Ⅱ级预防

又称“三早”预防，即高危人群定时进行健康体检筛查，以早发现、早诊断、早治疗，通过体检发现并规范治疗的早期肺癌患者其5年生存率可接近90%，晚期肺癌患者的5年生存率不足20%。年龄≥45岁，且有以下危险因素之一者应定期进行低剂量CT筛查：吸烟、二手烟或环境油烟吸入史、职业致癌物质暴露史、个人肿瘤史、一二级亲属肺癌家族史、慢性肺部疾病史。低剂量CT具有简便、易行、价格低廉、灵敏度高、损伤少等优点，可作为高危人群肺癌筛查的可靠基础检查手段，增加肺癌早期检出率，减少晚期患者数量。

3. Ⅲ级预防

指患病后的综合治疗和康复治疗。肺癌的治疗手段多样、治疗模式系统，专科医生根据患者的机体情况、肿瘤的病理类型、生长部位、侵犯范围、病理分期等情况制订个体化治疗方案，多采取以手术治疗为主的综合性治疗方案，以提高患者的生存率。

七、体检发现肺结节怎么办？

肺结节是进行影像学检查如低剂量CT检查时发现的直径≤3cm的局灶性、类圆形、密度增高的实性或亚实性肺部阴影。近年来，随着检测技术的普及和提高，肺结节人群增多，但绝大多数肺结节都不是肺癌，除了肺癌，肺炎、肺结核等也可导致肺结节的发生。一般来说，肺结节的直径或体积越大，发生恶性肿瘤的可能性越高。

> **小贴士**
>
> 体检发现肺结节后，不要恐慌。应到医院与专业医生沟通，医生会评估结节的大小和成分，确定结节的风险等级。

八、肺癌的分期

肺癌的分期是专科医生治疗方案选择比较重要的依据之一，通过对癌症进展和扩散的程度进行评估，制订进一步检查和治疗方案。从组织学分型来说，肺癌可分为小细胞肺癌和非小细胞肺癌。小细胞癌主要见于老年男性，发病率约占20%，是预后最差的一种肺癌，其治疗效果远远差于非小细胞肺癌。由于小细胞癌通常进展快、扩散转移早，临床一般将小细胞肺癌分为局限期和广泛期。非小细胞肺癌的严重程度主要根据国际抗癌联盟第8版肺癌TNM分期标准进行判断，根据具体的T（原发肿瘤）、N（淋巴结）、M（转移灶）将患者的肺癌分为Ⅰ期、Ⅱ期、Ⅲ期和Ⅳ期，其中Ⅰ~Ⅱ期为早期，Ⅲ期为局部晚期（中期），Ⅳ期为晚期。

九、肺癌的治疗

专科医生通过对患者肿瘤组织学分型、临床分期和患者的功能状况决定手术指征和手术方式。一般非小细胞癌以手术治疗为主，辅以化疗、放疗、靶向治疗、免疫治疗等综合手段；大多数小细胞癌患者就诊时已处于广泛期，通常以免疫治疗、放疗、靶向治疗、中医药治疗等非手术治疗为主，仅少数早期患者可进行手术治疗。高危患者身体功能状况可能无法耐受根治性手术切除时，应首先由包括外科医生在内的多学科团队进行讨论，决定其他局部治疗方式，如放疗、冷冻、射频消融等。作为患者，深入了解肺癌分型、分期，不仅能更好地配合医生做好后续的病情管理，也能快速且准确地选择最适合的治疗措施。

十、肺癌的手术治疗

早期肺癌外科手术治疗常能达到治愈效果，患者身体状况良好时，外科手术切除（解剖性肺切除和纵隔淋巴结清扫或采样）是早期非小细胞肺癌的推荐首选局部治疗方式，对于少数晚期肺癌患者，也存在手术的可能性，医生会权衡各方面因素，制订整体治疗方案，做出最适合患者的选择。

目前常用的手术方式是开胸直视手术和胸腔镜手术，其中胸腔镜手术创伤小、恢复快且效果好，仅用1~3个1~3cm切口替代传统开胸直视下的20~30cm切口，已成为肺癌外科手术治疗的主要方法。手术手段包括肺段切除术、楔形切除术、支气管袖状肺叶切除术、一侧全肺切除术等。

十一、肺癌患者的自我管理

1. 饮食管理

养成良好的饮食习惯，选择高蛋白、高维生素、易消化饮食，如豆类、瘦肉等，少食多餐，清淡饮食，多吃蔬菜、水果，保证维生素的摄入；对于接受放疗或化疗的老年人，会出现不同程度的胃肠不适症状，应合理安排就餐时间，营造良好的就餐环境，禁食辛辣、刺激性食物。

2. 日常活动管理

患者出院后的呼吸功能及身体功能是一个逐渐恢复的过程，一般出院时生活可以自理的老年人，休息1~2周，体力会逐渐恢复，以脑力为主的工作可以完成。休息1个月后，比较轻的体力工作可以完成，如家务劳动。休息3个月后，一般的体力工作都可以胜任。休息半年后，除非复查有异常或者身体本身有问题，工作可以不做特别限制。康复期坚持锻炼身体，选择一项适合自己并能坚持的运动，可选取打太极拳、做八段锦或散步等运动，与家属或同伴一起相互陪伴每天完成。运动要循序渐进、缓慢增加活动量，以不感到疲劳为宜，每天保持30分钟左右，每周3~5天，运动训练可配合呼吸训练，如缩唇呼吸、腹式呼吸、呼吸肌训练、呼吸操等。如果在运动中出现头晕、心悸、恶心、呕吐、疼痛等症状，应立即原地休息。术后半年内不从事重体力劳动或剧烈运动，如打篮球、踢足球等，保证运动的安全性。

3.术后康复训练

术后康复训练主要包括呼吸功能训练和手臂及肩关节的康复运动。一是呼吸功能训练，早期可以采取腹式呼吸、吹气球等方式锻炼呼吸功能，在院内可以使用深呼吸训练器；二是手臂及肩关节的康复运动，肺癌手术可能破坏切口周围的血管神经肌肉，术后老年人可能会出现肺不张、术侧胸壁肌肉粘连、肩关节强直及肌肉失用性萎缩。适时早期活动可以促进呼吸运动，防止这些并发症的发生，训练的动作包括肩关节的上举、后伸、外展、内收、内旋、外旋等，训练的范围逐步增加、循序渐进。

4.生活方式管理

保证充足的睡眠，提高机体抵抗力；吸烟是诱发肺癌的重要因素，应戒烟，避免二手烟，远离烟草环境，戒烟后患肺癌或肺癌复发的风险会有所降低；注意保暖，做好防护，术后1个月内避免去人员密集的场所或与上呼吸道感染者接触，避免与化学刺激物接触，雾霾天减少外出，避免感冒，如有上呼吸道感染，应及时治疗。

5.疼痛管理

癌症本身可引起疼痛，严重降低个体生活质量。应根据患者情况，遵医嘱使用止痛药物减轻疼痛，不可擅自改变药物剂量或停药，密切观察止痛药物的药效及有效时间，如出现药物不良反应或疼痛控制不佳时，及时就诊，寻求专科医生的帮助；通过放松、听音乐可在一定程度上分散老年人的注意力，改善不良情绪，减少镇痛剂的使用，达到缓解疼痛的效果。

6.治疗相关管理

出院后遵医嘱按时、按量服药，掌握所服用药物的作用及不良反应，定期随访检查，与主治医生沟通自己的治疗反应；需进行放疗、化疗或靶向治疗时，应按时到医院进行复诊治疗。患者术后2周来门诊复查，观察术后恢复情况，是否有术后并发症等；术后2年内每3~6个月复查一次，2~5年内每6个月复查一次，5年后每年复查一次，确定有无复发或转移。检查项目主要包括胸部CT、上腹部彩超、血肿瘤标志物等，根据需要进行颈部淋巴结彩超、头颅CT、全身骨扫描，如出现其他症状，在医生的指导下进行针对性检查。

7.社会心理管理

很多老年人目前对肺癌的预后缺乏了解，仍然认为癌症是不治之症，因此，会产生较重的心理负担。对于Ⅰ期小细胞肺癌的5年生存率约为50%，作为患者应“在战略上重视它，战术上轻视它，行动上打败它”。如果过于焦虑和恐惧，可削弱机体免疫力，影响机体康复。因此，老年人要积极乐观，努力克服悲观情绪，放下思想包袱，积极参加社交活动，家人也要积极予以社会支持，共同努力，争取最好的预后。

第二节　大肠癌

一、什么是大肠癌?

大肠癌，又称结直肠癌，是发生在结肠或直肠的恶性肿瘤。大肠可分为盲肠、升结肠、横结肠、降结肠、乙状结肠及直肠，主要功能是吸收食物残渣中的水分，并形成粪便排出体外。

二、大肠癌的流行病学特点

大肠癌好发于中老年人，是威胁我国居民生命健康的重要疾病，给个人、家庭及社会造成沉重负担。随着人口老龄化、经济的发展及生活方式的转变，我国大肠癌发病率和死亡率逐年上升，最新数据显示，过去10年我国大肠癌发病率翻了一倍。国家癌症中心最新统计数据显示，我国大肠癌新发人数占所有新发恶性肿瘤的9.9%。一个人一生患癌风险高达36%，其中约有1.2亿人是大肠癌的高危人群，近600万人患有肠癌或早期癌前病变，但近年来大肠癌5年相对生存率有所升高。大肠癌目前已成为继肺癌、前列腺癌（男性）、乳腺癌（女性）之后最常见的癌症死亡原因，大肠癌约占全球全部恶性肿瘤死亡人数的8.01%，其中，直肠癌和结肠癌发生率比例约为1.5：1，结肠癌好发于乙状结肠，直肠癌以低位直肠癌比较常见，占60%~75%。

三、大肠癌的症状

1. 结肠癌

结肠癌早期多无明显的症状，易被忽视。排便习惯和粪便形状改变是常见的早期症状，表现为大便次数增多、粪便不成形或腹泻，便中带脓、血或黏液，有时腹泻与便秘交替出现；腹痛也是常见的早期表现，特别是肿瘤在大肠内快速生长，会使得肠道变得狭窄，导致便秘、腹胀，甚至出现呕吐；如果癌肿导致肠梗阻或癌肿穿透腹壁造成感染时，可能出现腹部肿块；晚期可出现消瘦、乏力、贫血、腹水、黄疸等表现。

2. 直肠癌

直肠癌早期症状也不明显，易被忽视或误诊。80%~90% 的患者在早期出现大便带血，出血量由少到多，主要是由于肿瘤使得肠壁血管发生破裂或癌肿本身的出血，多在粪便表面；当肿瘤刺激到肠黏膜的时候，患者排便时会表现出里急后重及排便不尽的感觉，晚期出现下腹疼痛；当癌肿继续增大或导致肠腔变窄，可出现腹胀、腹痛或阵发性绞痛，出现排便困难等表现；晚期癌肿可发生转移出现其他部位的临床症状。直肠癌症状出现的频率依次为便血（80%~90%）、便频（60%~70%）、便细（40%）、黏液便（35%）、肛门痛（20%）、里急后重（20%）、便秘（10%）。

四、大肠癌的危险因素

大肠癌的病因尚不清楚，但其发生发展是由遗传、环境、生活方式等多因素共同作用的结果，大肠癌的发生可能与以下因素有关。

1. 饮食习惯

经常吃大量的红肉和加工肉类食物（如香肠）可使大肠癌发生的风险增高，加工肉类每日摄入量每增加 50g，红肉每日摄入量每增加 100g，大肠癌发病风险增加 16%；而加工肉类摄入量每周减少 3 份（每份 50g），可降低 7% 的大肠癌发病风险。多吃膳食纤维（新鲜蔬菜、水果）、全谷物、乳制品可补充机体维生素、微量元素，从而降低大肠癌的发病风险。每日膳食纤维摄入量每增加 10g，大肠癌发病风险降低 9%；全谷物每日摄入量每增加 90g，大肠癌发病风险降低 17%；乳制品每日摄入量每增加 400g，大肠癌发病风险降低 13%。

2. 肥胖

肥胖者大肠癌发病风险增高，体重指数每增加 $5kg/m^2$，大肠癌发病风险增加5%；腰围每增加10cm，大肠癌发病风险增加2%。肥胖可刺激机体产生炎症反应，胰岛素水平也会增加，促进细胞生长、抑制细胞凋亡，导致大肠癌发病风险增加。

3. 吸烟

吸烟对大肠癌发病风险的影响呈剂量反应关系，每天吸烟量每增加10支，大肠癌发病风险升高7.8%；吸烟者的大肠癌发病风险是不吸烟者的1.18倍。

4. 大量饮酒

与偶尔饮酒或不饮酒相比，少量饮酒（每天少于28g）不会增加大肠癌发病风险，大量饮酒（每天大于36g）者的大肠癌发病风险为1.25倍；酒精摄入量与大肠癌发病风险的剂量反应关系，日饮酒量每增加10g，大肠癌发病风险增加7%。

5. 遗传因素

大肠癌风险与家族史中大肠癌亲属的数量、是否为一级亲属及发病年龄等因素相关，10%~15%的大肠癌患者有家族史。一级亲属患大肠癌的人群，其发病风险是普通人群的1.76倍。

6. 癌前病变

腺瘤恶变是大肠癌最危险的因素之一，大肠癌的发生、发展大多遵循“腺瘤—癌”序列，从癌前病变进展到癌一般需要5~10年的时间；炎性肠病患者随着病程的延长和病变范围的扩大，其大肠癌发生率增高。炎症性肠病包括溃疡性结肠炎和克罗恩病，研究显示，炎症性肠病患者的大肠癌发病风险是普通人的1.7倍，溃疡性结肠炎患者的大肠癌发病风险是普通人的2.4倍。

7. 糖尿病

糖尿病患者的结肠癌和直肠癌发病风险分别是健康人的1.38倍和1.20倍，糖尿病前期也会增加大肠癌的发病风险。我国发现，经现场体检查出的糖尿病人群大肠癌发病风险较一般人群增加44%。

8. 其他因素

包括放射线、亚硝胺类化合物、缺乏运动等也与大肠癌的发病有关。

五、大肠癌的三级预防

1. Ⅰ级预防

又称初级预防，病因预防是预防和消灭肿瘤的根本措施。第一，应及时发现并治疗癌前病变，包括溃疡性结肠炎的规范治疗、腺瘤的尽早切除等。第二，生活方式调整，包括戒烟限酒，养成良好作息，肥胖者适当减肥，保持健康体重，并进行适度体育锻炼，增强肠蠕动，促进粪便排出，从而预防大肠癌。第三，保持健康的饮食习惯，合理和平衡膳食，加强膳食纤维、全谷物、乳制品的摄入，多吃蔬菜、水果，增加薯类的摄入，富含的纤维素能增加粪便量，稀释结肠内的致癌剂；饮食多样，每天谷类食物摄入250~400g；每天吃奶类、豆类或其制品，每天饮奶300g，进食30~50g大豆或相当量的豆制品；进食适量的鱼、禽、蛋、瘦肉，每日吃鱼虾类50~100g，畜禽肉类50~75g，蛋类25~50g；减少食物中脂肪的含量，减少烹调油用量，吃清淡少盐的膳食，烹调用油量不超过25g或30g；每天吃食盐的量不超过6g，可以用限盐勺；每天足量饮水，不要感到口渴时再喝水；不吃和少吃红肉，以及油炸、烟熏、腌制、膨化类食品等。第四，保持健康乐观的心态及良好的精神心理状态，心态平和。

2. Ⅱ级预防

是防止或减缓肿瘤发展而采取的措施。有效的早期筛查和干预治疗可使大肠癌的发病风险下降60%。对于50~75岁的老年人，每10年进行一次结肠镜筛查、每年一次粪便隐血试验检测和直肠指检，任一项阳性者需进一步进行结肠镜检查，有条件的每3~5年进行一次乙状结肠镜检查和结肠CT成像技术检查。对于高危人群（有结直肠腺瘤病史、大肠癌家族史和炎性肠病等的人群），如筛查对象有2个以上亲属确诊大肠癌或进展期腺瘤（直径≥1 cm，或伴绒毛状结构，或伴高级别上皮内瘤变），建议从40岁开始或比家族中最早确诊大肠癌的年龄提前10年开始，每年进行一次直肠指检、粪便隐血试验，每5年进行一次结肠镜检查。对腺瘤性息肉综合征或致病突变基因携带者，建议每年进行结肠镜检查。

3. Ⅲ级预防

主要是对症治疗和康复治疗措施。大肠癌强调以手术为主的综合治疗。手术治疗是大肠癌的主要治疗方法，同时联合化疗、放疗、靶向治疗、中医药治疗等降低手术后复发率，提高生存率。对于不能切除的大肠癌，可采取新辅助放化疗，降低肿瘤分期；对于不能手术切除且发生肠管缩窄的老年人，可局部安置金属支架扩张肠腔，也可采用激光、液氮冷冻等方式改善老年人症状。中医辨证治疗对于术后及放化疗后老年人、肺癌中晚期老年人具有较好效果，不仅可延长老年人的生存时间，也可提高临床疗效，改善老年人的生存质量。

六、大肠癌的筛查与诊断方法

当出现大便带血、腹泻、便秘、明显消瘦等不适时，应及时到医院寻求专科医生帮助，可选择到胃肠外科、结直肠外科、普外科等科室就诊。医生一般会根据患者的情况，做一个直肠指诊，根据需要进行腹部CT、磁共振或肠镜检查。

1. 粪便隐血试验

粪便隐血试验是普查及高危人群的筛查手段。

2. 直肠指诊

直肠指诊是诊断直肠癌简便而又重要的方法。

3. 内镜检查

内镜检查是诊断大肠癌最有效、最可靠的检查方法。

七、肠息肉是什么？

肠息肉是指肠黏膜表面异常生长的组织导致的隆起状病变，简单来说，是长在肠黏膜上的比较小的肉疙瘩。肠息肉无明显症状，偶尔会有溃疡和出血的发生。肠息肉与年龄、遗传有一定相关性，喜欢吃烧烤/火锅、肥肉等高热量食物的人群肠息肉发病率要高。另外，饮酒及患有糖尿病的人群肠息肉风险要高一些。

通常肠息肉包括腺瘤性息肉与非腺瘤性息肉，腺瘤性息肉是大肠癌的癌前病变，应加以重视及早切除，对其早发现、早治疗可降低大肠癌发生的风险。

八、大肠癌的治疗

如果不幸发生大肠癌，其治疗方式取决于肿瘤的类型及分期，治疗手段包括手术、放疗、化疗、靶向药物治疗、中医药治疗等方式。

九、大肠癌的手术治疗

大肠癌治疗最主要的方式是手术治疗，结肠癌主要是通过结肠切除术，切除包含肿瘤的肠段及周围淋巴结，然后将切除肠段后剩余的肠段上下两端重新吻合、连接起来；直肠癌的手术方式与结肠癌比较类似，但因直肠癌比较靠近肛门，有时肛门括约肌功能无法保留时，需要将患者上面的一段肠管连接到腹部皮肤，形成一个人造的肛门，称为造口，造口外端连接造口袋，收集粪便。

造口分为临时性或永久性造口，永久性造口主要适用于位置较低靠近肛门的直肠癌。临时性造口主要适用于有些老年人肠管水肿较重或营养状况较差，容易发生吻合口瘘时，先做一个造口，预防两端肠管吻合后肠子长不好，导致粪便漏入腹腔里面，引起腹腔感染，过段时间后等，肠子完全长好再进行二次手术，把造口去除，重新恢复肛门排便。

十、大肠癌患者的自我管理

1.疼痛管理

大肠癌患者往往会出现腹痛的症状，大肠癌患者中腹痛发生率占60%~81%，其发生率比腹胀相对高很多。老年人应到医院接受专业医生的评估，医生会按照疼痛三阶梯治疗原则进行药物治疗，并关注病因治疗。同时，中医药在疼痛治疗中具有重要作用，可通过服用中药、贴敷、涂擦、中药灌肠、针灸等方法减轻疼痛，提高生活质量。另外，家属要注意加强精神支持，做好沟通。

2.营养支持

50%的大肠癌患者会出现体重减轻，20%出现营养不良，应加强营养。术后1周内肛门排气后可喝一些米汤、稀藕粉、肉汤、蛋花汤等。逐渐过渡到半流质饮食，如米粥、米糊、牛奶、蒸蛋等，再到细软的食物；术后早期2~4周不应吃五谷杂粮等高纤维粗粮，如红薯、豆类等，避免进食油腻或油炸食物，减少肠胃负担；尽量少食多餐、细嚼慢咽、进食量逐渐增加；术后体质比较虚弱，可吃瘦肉、鸡蛋等富含蛋白质的食物，注意富含维生素食物的摄入，增强身体抵抗力。

3.精神心理干预

由于癌症的特殊性，导致老年人容易产生抑郁、焦虑的心理，再加上手术治疗、放疗、化疗等虽是一种治疗手段，其本身也会给老年人造成一定创伤，老年人身体比较虚弱，心理负担较重，对疾病的预后是非常不利的。因此，术后的心理调养非常重要。一方面，应加强老年人对疾病相关的知识认知，鼓励其参加相关的俱乐部，和病友相互鼓励，重拾生活的信心；另一方面，鼓励老年人积极培养自己的兴趣爱好，适当进行体育锻炼，养成良好的生活习惯，促进身心健康的恢复。

4.治疗相关管理

出院后按时、按量服药，并定期到医院进行检查。通常前2年每3个月一次进行病史和体检，进行癌胚抗原、CA19-9监测，然后每6个月一次，总共5年，5年后每年一次；在手术切除后的前5年每年进行胸部、腹部和盆腔CT扫描，前2年每半年一次，然后每年一次；术后1年内进行肠镜检查，如有异常，1年内复查，如未见息肉，3年内复查，然后5年一次；对于放化疗者，还需要定期检测血常规。

十一、肠造口是什么?

肠造口，俗称“人工肛门”。它是出于治疗目的将一段肠管拉出壁外，建立一个临时或永久的开口，粪便由此排出体外，以替代原来肛门的功能。肠造口的目的主要是肠腔内容物的输出，保护远端肠道，促进肠黏膜的愈合、肠道减压等。造口的表面为肠黏膜，呈红色或粉红色，并因黏液的分泌时常呈湿润状态。此外，造口上没有神经，无法感受到疼痛，因此使用时应小心操作，避免使其受到损伤。造口上也没有括约肌，因此无法感受到便意或控制排便。

十二、造口患者能吃什么?

肠造口手术仅改变了排便的部位和习惯，肠道的消化吸收功能并未完全丧失，因此，肠造口患者不必为饮食过度烦恼。若未患有糖尿病、肾病、胃病、心血管疾病等需要特别注意限制饮食的疾病，肠造口患者完全能够像手术前一样享受美味食品。

1.术后早期饮食过渡

肠造口术后要等到患者的肠造口出现了排气排便，造口开放后，可以吃一些流质饮食，如米汤、牛奶、豆浆等，如果患者吃完流质饮食以后没有出现腹痛、腹胀、发热等临床症状，这时患者能吃一些半流质饮食，而且随着患者的逐渐康复，鼓励其进食高热量、高蛋白、高维生素、营养丰富、少渣易消化的食物，术后早期宜采取少量多餐的进食方式。

2.饮食宜忌

肠造口患者饮食无禁忌，注意饮食卫生、易消化，摄入量与消耗保持平衡，营养均衡，细嚼慢咽，多食新鲜蔬菜、水果，保持大便通畅。在日常生活中，只需关注容易产气、产生异味和导致便秘、腹泻的食物即可。

十三、造口患者回归正常生活

在生活中，造口患者宜穿着宽松舒适的衣物，不要穿紧身衣裤，系腰带时，应避开造口位置，防止挤压造口；在度过恢复期之后，可进行游泳、骑车、慢跑等各种体育运动，不过应注意避免严重撞击的基础性运动，如踢足球、打篮球等，避免做增加腹内压的动作，如举重等，避免抬举或抬重物以降低造口旁疝及脱垂等并发症的发生；运动前记得排空造口袋，以防其中内容物震荡，牵拉造口袋黏胶而缩短底盘使用时间；可正常洗澡，但不要用力摩擦及碰撞造口，洗澡时可使用中性肥皂，建议采用淋浴的方式；出游前应备足造口护理用品并随身携带，造口患者可以和普通人一样进行社交和生活。

第三节　乳腺癌

一、什么是乳腺癌?

乳腺癌是指发生在乳腺上皮组织内的恶性肿瘤，在女性恶性肿瘤的发病率中高居榜首。那么，乳腺癌是否是女性专属呢？因为男性也有退化的乳腺，所以男性也可发生乳腺癌，但较为少见（小于1%）。

二、乳腺癌的流行病学特点

在我国，乳腺癌占全身各种恶性肿瘤的7%~10%，2020年全球新发癌症病例1929万例，其中乳腺癌新增人数高达226万，约68万人死于乳腺癌，其中，我国新发乳腺癌达41万例，约占全球的1/5。我国乳腺癌发病率逐年上升，老年乳腺癌的发病率随着人口老龄化的加剧而逐年增加，绝经后女性乳腺癌患病风险增加约50%。

三、乳腺癌的症状

早期乳腺癌往往不具备典型的症状和体征，不易引起重视，常通过体检或乳腺癌筛查发现。老年人对于乳腺健康不像年轻人一样重视，即使发现问题，可能羞于启齿或不进行进一步检查，容易延误治疗。以下为乳腺癌的典型体征，多在中期和晚期出现。

1.乳房肿块

乳房肿块为常见乳腺癌的早期表现，80%的患者会出现。通常表现为单发的、无痛性小肿块，仅少数有些隐痛或刺痛，多在洗澡、更衣时发现，摸起来比较硬，界限不太清楚、不易推动，出现这种“不痛的”肿块或结节时应及时请专科医生检查。

2.乳房外形改变

癌细胞阻塞乳腺皮下淋巴管，引起淋巴回流障碍、皮肤水肿，看起来像橘子皮样的改变，称为“橘皮”征；癌肿侵犯连接乳腺皮肤和深层胸肌筋膜的Cooper韧带，使其缩短并失去弹性，牵拉相应部位的皮肤，出现“酒窝”征。

3.乳头、乳晕异常

肿瘤位于或接近乳头深部，可引起乳头回缩。肿瘤距乳头较远，乳腺内的乳管受到侵犯而短缩时，也可引起乳头回缩或抬高。但有一部分女性属于先天性乳头凹陷，需进行鉴别，先天性乳头内陷多在发育的时候就已形成，可以双侧对比来看。如果发现不明原因的乳头凹陷或乳头偏斜，请及时就医。

4.腋窝淋巴结肿大

1/3以上的乳腺癌患者就诊时易发生腋窝淋巴结转移。初期可出现同侧腋窝淋巴结肿大，肿大的淋巴结质硬、散在、可推动。随着病情发展，淋巴结逐渐融合，并与皮肤和周围组织粘连、固定。晚期可在锁骨上和对侧腋窝摸到转移的淋巴结。

5.乳头皮肤瘙痒、脱屑

容易与湿疹混淆，如果使用外用药，湿疹未见好转，需及时就医，可能是乳头湿疹样乳腺癌，表现为乳头、乳晕区反复湿疹、脱屑、结痂和渗液。

6.乳房皮肤潮红、发热

炎性乳腺癌是一种罕见的特殊类型乳腺癌，乳腺常见弥漫性增大，皮肤发红、水肿、表面温度升高，特点酷似急性乳腺炎，易误诊。

四、乳房的自我检查

1.看

站在镜子前，双手叉腰，身体略前倾，仔细观察两侧乳房的外形、轮廓、大小有无异常情况，皮肤有无改变。其次，双手上举置于头后，看肌肉牵拉时，接着双手叉腰并收紧胸肌，从不同角度看两侧乳房有无异常的改变。若发现皮肤凹陷、包块、表面溃疡、“橘皮”征、“酒窝”征、血性分泌物或乳头周围湿疹需要及时就医。

> **小贴士**
>
> 正确的乳房自我检查可及时发现乳房肿块和乳房外形改变，及时到医院就诊，避免延误治疗。对于老年人，可每个月选择一个固定的时间进行乳房自我检查。

2. 触

以乳头为中心分别垂直、水平做一平分线，将乳房分为4个区域，分别为外上、外下、内下、内上4个象限，可以站着触摸或者平躺着触摸乳房。平躺检查时，同侧肩下需要垫一个软枕或将被查侧手臂置于枕后，使被检查的部位处于最高点。检查时，不可以用手直接将乳房捏起，这样会把正常的乳腺组织误认为是肿块，要以食指、中指和环指三指的指腹以“定点、按压、螺旋、前进”的手法由外向内，从外上象限、外下象限、内下象限、内上象限顺时针顺序自检。注意有无新增包块，关注包块的大小及肿物活动度的情况，同时还要依次触摸腋下、锁骨上和锁骨下有无肿大的淋巴结。若发现肿大淋巴结，应注意其大小、质地、有无压痛、有无融合及活动度。

3. 挤

从一侧乳房向乳晕及乳头的方向轻轻挤压，检查有无液体从乳头流出，若出现乳头溢液一定要及时就医。

五、乳腺癌的危险因素

乳腺癌的病因还不清楚，我国女性终身乳腺癌发病风险约为5.3%，主要与遗传、环境、生活因素等多方面因素有关。

1. 生活方式因素

吸烟可增加乳腺癌的风险，乳腺癌患者戒烟可降低死亡风险，当前或以前吸烟能使乳腺癌风险分别增加24%和13%，特别是吸烟起始年龄较小者；饮酒者乳腺癌风险是非饮酒者的3倍，每天每饮用10g酒，乳腺癌风险增加约10%，即使轻度酒精摄入也会使乳腺癌风险显著增加5%；经常参加体育锻炼可降低乳腺癌的风险；长期接触放射线、致癌化学物质也可导致乳腺癌的风险增高。

2. 月经婚育史

月经初潮年龄越小，乳腺癌患病风险越大，初潮年龄小于12岁者乳腺癌风险是初潮年龄大于12岁者的2倍左右；未育、初产迟也可导致乳腺癌风险增加，初产年龄>30岁者乳腺癌风险是初产年龄<30岁者的6倍以上；母乳喂养、绝经年龄早（<45岁）可降低乳腺癌的患病风险。

3. 饮食与营养

老年人绝经后超重或肥胖会增加乳腺癌风险。大量吃水果、蔬菜、鱼类、全谷类食品、低脂乳制品等食物的健康饮食习惯可使乳腺癌风险降低约18%。

4. 人口学因素

随着年龄增加，乳腺癌风险也逐步增加，由≤49岁时的1.9%增加到≥70岁时的6.7%，我国≥65岁老年人的乳腺癌患者占23.6%。

5. 遗传因素

一级亲属中有乳腺癌病史者，其患病风险是普通人的2~3倍；若一级亲属在40岁以下被诊断为乳腺癌，患病风险进一步增加，约为无家族史者的3倍或9倍。另外，老年人乳腺癌患病风险与患病亲属的数量和疾病的发病年龄成正比。

6. 乳腺良性疾病

乳管内乳头状瘤、乳腺囊性增生、乳房纤维腺瘤等与乳腺癌患病有一定关系。

7. 内分泌因素

当前或既往雌/孕激素使用也可能增加乳腺癌风险。绝经后女性接受激素替代治疗也可能增加乳腺癌风险。

六、乳腺癌的预防

1. 生活方式调整

乳腺癌高危人群应尽量减少雌/孕激素的使用，女性绝经后慎用激素替代治疗；尽量戒酒，每日饮酒量限制在≤1杯、每周≤3杯（1杯的定义约为28g白酒、170g葡萄酒或226g啤酒）；超重或肥胖者适当减轻体重，BMI控制在20~24kg/m²；适度锻炼，避免久坐，每周中等强度体育运动150分钟以上，中等强度的运动心率一般应达到最大心率（220−年龄）的60%~75%，在运动过程中出现心率增快，身体微出汗，呼吸略喘，主要项目包括快走、慢跑等；多吃蔬菜和水果，加强维生素D的摄入；可适当进行冥想、瑜伽等放松身心的活动调节情绪，遇事寻求家人朋友的帮助，合理释放不良情绪、应对不良生活事件，必要时寻求社会心理支持；尽可能减少加工食品（尤其是肉制品）的摄入，进食天然新鲜烹饪的食物；尽量避免使用塑料制品盛装高温食物和饮料；减少摄入脂肪含量高的动物食品及腌腊烧烤等。

2. 降低乳腺癌风险的药物

对于乳腺癌高危人群，可在专科医生的指导下应用降低乳腺癌风险的药物，包括他莫昔芬和雷洛昔芬、依西美坦和阿那曲唑等，在药物的使用过程中可能会产生不良反应，注重用药期间对不良反应的观察。

3. 乳腺癌风险降低手术

又称预防性乳腺切除术，是降低乳腺癌风险的主要手术方式，效果较为确切，能将 BRCA1/2 突变携带者或有乳腺癌家族史者的乳腺癌风险降低约 90%。可选的手术方式包括保留/不保留乳头的预防性乳腺切除术，但无论哪种方式，乳腺切除术的完整性对于最佳风险降低效果至关重要。通常只有以下 3 种人群建议考虑预防性乳腺切除术：乳腺癌高风险基因 P/LP 突变携带者；有明显的家族史者；有<30 岁时的胸部放疗史者。在决定是否采取这些措施之前，应咨询医生，了解乳腺癌风险，以及该措施能在多大程度上降低乳腺癌患病风险。

七、乳腺癌的筛查与诊断

在每年新发病例中，3%~10% 的患者在确诊时即有远处转移，晚期乳腺癌患者 5 年生存率仅为 20%，因此及早筛查至关重要。如果老年人有乳腺癌家族史或家庭成员携带乳腺癌致病基因突变，应向医生咨询是否需要进行检测，判断是否是高风险人群。对于大部分高危人群，每 6~12 个月进行一次临床乳房体格检查，每年进行一次双侧乳房 X 线检查，并提高乳腺监测意识；对于部分极高危人群，在此基础上每年增加一次乳腺磁共振成像。

1. 乳房 X 线检查

又称钼靶 X 线检查，主要用于乳腺癌的普查，可发现无症状或手触摸不出来的微小病变。该检查射线剂量低，一般不会危害老年人健康。

2. 乳腺磁共振成像

不仅更加清晰，而且能显示肿瘤与胸壁的关系、腋窝淋巴结转移情况，是 X 线的有效补充，但价格相对昂贵。

八、乳腺结节是什么？

乳腺结节目前没有明确的定义，一般我们认为，如果可用手扪及的乳腺肿物称为乳腺肿块，而用手不可扪及但通过影像学发现的乳腺肿物称为乳腺结节。乳腺结节可以是良性的，也可以是恶性的，绝大多数乳腺结节的病理活组织检查为良性病变，仅有1%~2%被证实是乳腺癌。一般而言，对于老年人发现乳腺结节应加以重视，相较于年轻人乳腺癌的风险更高。

九、乳腺癌的分期

乳腺癌的分期主要是根据国际抗癌联盟和美国癌症联合会制定的TNM分期标准进行，T是肿瘤大小，N是淋巴结是否转移及转移数目，M是有无远处转移。一般会根据TNM分期将乳腺癌分成0期、Ⅰ期、Ⅱ期、Ⅲ期和Ⅳ期，根据分期，可以对患者的病情、治疗方案、预后等进行分析。

十、乳腺癌的治疗

乳腺癌的治疗和其他癌症一样，采取的是以手术治疗为主的综合治疗，包括放疗、化疗、内分泌治疗、靶向治疗、中医药治疗等。专科医生会根据患者的年龄、身体状况、乳腺癌的分期和分型，结合患者及家属的意见，选择一个最佳的治疗方案。

十一、乳腺癌的手术治疗

对于早期乳腺癌的治疗，手术治疗是首选，但对于全身状况比较差不能耐受手术、合并重要脏器严重病变、年老体弱等情况者禁忌手术。

对于部分Ⅰ、Ⅱ期乳腺癌患者，可以做保留乳房的乳腺癌切除术，仅切除肿块及周围1~2cm组织，手术创伤小、愈合快、乳房形态美观，但有局部复发的危险，所以术后通常辅以放疗和化疗。

另一种常见手术方式是乳房全切除，也就是“乳房改良根治术”或“乳房全切术”，乳房改良根治术是将乳房和一些腋下的淋巴结切除，保留了胸壁肌肉，该手术方式术后恢复好，是目前最常使用的手术。

十二、乳腺癌患者的乳房再造

很多乳腺癌患者有保留乳房的强烈愿望，但病情不允许，可在实施乳房切除术后进行乳房再造手术，可以重塑乳房外形和轮廓，恢复患者的形体和功能，增强其自信心，提高生活质量。乳房再造在手术后立即进行称为即刻再造，也可在术后一段时间再进行，称为延期再造。在选择乳房再造时机时，需专科医生充分考虑患者病情、预后及放疗因素综合决定。

常用的乳房再造方法包括假体乳房再造和自体乳房再造。假体乳房再造是在皮下或胸大肌下放置一个假体来替代切除的乳房，如果皮肤或皮下组织量不够，可以在假体表面覆盖一块皮瓣，常用背阔肌皮瓣；自体组织乳房再造是用患者身上其余部位的组织再造乳房，常用的皮瓣包括背阔肌肌皮瓣、腹直肌肌皮瓣、腹壁下动脉穿支皮瓣等。具体选择哪种方法需要患者与医生共同讨论决定，需要考虑老年人的肿瘤治疗策略、体形、个体及家属要求、合并疾病等。

乳房再造不会对外科手术或肿瘤复发、转移的检出造成影响，一般不影响术后化疗的进行，但化疗可造成人体免疫功能下降、抗感染能力降低，化疗期间不适合做任何乳房再造手术。无论自体组织再造，还是假体再造，均不是放疗的禁忌证，也不会对放疗效果产生明显影响。

十三、乳腺癌患者的自我管理

1.饮食管理

饮食上营养要均衡，多吃一些高蛋白食物，尽量少吃油腻、辛辣刺激性食物，少吃红肉（如牛羊肉）和加工肉制品（如香肠），多吃蔬菜，戒烟酒。内分泌治疗的老年患者可以补充适量维生素D，以促进钙的吸收，也可服用钙剂，多食高钙食物，如牛奶、鸡蛋等，以防止骨质疏松的发生。如果老年人需要进行靶向治疗，在服用靶向药物期间不能吃西柚，少吃柑橘类水果，西柚中还有呋喃香豆素，影响药物代谢，容易出现药物不良反应。

2.日常活动管理

规律运动锻炼可降低乳腺癌的复发率和病死率，改善老年人身体功能和健康状况，减少并发症的发生。老年人应每周进行至少150分钟中等强度体力活动，如快走、慢速骑自行车，最好每天都进行锻炼。老年人如果合并有其他慢性疾病，可适当降低活动的时间及强度，从低强度和短时间开始，逐步增加，量力而行，但尽量避免长时间不活动的状态，推荐老年人选择散步、游泳、打太极拳、做八段锦、做健身操或瑜伽等运动。如果需要进行化疗或内分泌治疗，治疗周期后可逐步增加锻炼的时间和强度。对于乳腺癌根治术术后的患者，患肢要循序渐进进行功能锻炼，坚持锻炼的时间不能少于半年。

3.症状管理

（1）疼痛：由于晚期癌肿或放化疗，可使老年人出现疼痛。出现疼痛时，应寻求专业医生的帮助，遵循三阶梯治疗原则使用止痛药物；有些疼痛和心理因素有一定关系，要做好自我调节、自我安慰，通过转移注意力的方法缓解疼痛；如果术后伤口出现疼痛，可以锻炼腹式呼吸，减轻呼吸对伤口的影响。

（2）厌食：癌症晚期或放化疗的影响可导致老年人厌食，进而出现体重减轻、乏力等不适，可通过肿瘤患者厌食评价量表评估是否存在食欲减退的情况。一旦出现厌食表现，应高度重视，提高食欲，防止出现营养不良。饮食应注意食物的色香味，进食高蛋白、高维生素的食物，如瘦肉、青菜，少食多餐，若进食受限或出现消化吸收功能障碍等情况，可在专业医生的指导下进行营养支持或药物辅助治疗。

（3）恶心、呕吐：由于乳腺癌晚期或放疗、化疗等原因，老年人可出现恶心、呕吐等不适，应及时寻求专业医生的帮助，根据不同的原因给予针对性处理。如果是由于化疗引起的恶心、呕吐，可在治疗前给予预防性的止吐药物，饮食上要少食多餐，避免过甜、油腻、辛辣、刺激性食物，可通过饮用新鲜果汁等改善食欲；若是焦虑引起的恶心、呕吐，可在专科医生的指导下进行药物治疗。

（4）疲乏：由于癌症是一种消耗性疾病，几乎所有的癌症患者都会出现疲乏、倦怠等不适，严重影响老年人的生活质量。如果老年人出现疲乏的感觉，不应忽视，应及时请专业医生查找病因，针对病因给予针对性措施。

4.治疗相关管理

乳腺癌治疗之后的康复是一个长期的过程，特别是早期乳腺癌患者术后5年的复发率较高，约60%的患者5年内会复发，5年后复发率降低，所以术后的定期复诊至关重要。通常前3年每3~6个月复查一次，第4~5年每6~12个月复查一次，5年以后每年复查一次。

5.社会心理管理

随着现代医学的发展，乳腺癌已经不是绝症，可通过治疗治愈或者提高老年人的生活质量。老年人要积极了解疾病相关的知识，树立克服疾病的信心，配合治疗。出现焦虑、抑郁等情况时，可做几个深呼吸，也可做一些自己感兴趣的事情转移注意力。情绪不好时，也可向朋友、家属倾诉，发泄心中的烦恼和痛苦。作为家属，也要积极支持老年人，带领老年人参与社会交往，减少疾病带来的困扰。

第四节 前列腺癌

一、什么是前列腺癌？

前列腺癌是指发生在男性前列腺的上皮恶性肿瘤，是前列腺腺泡细胞恶性生长导致的。

二、前列腺癌的流行病学特点

前列腺癌是男性泌尿生殖系统中最常见的恶性肿瘤，主要见于老年男性。据世界卫生组织2020年统计显示，其发病率在男性恶性肿瘤中居第二位，仅次于肺癌。我国是前列腺癌发病率和死亡率最低的国家之一，但近年来发病人数也在逐渐增多。

前列腺癌的发病与年龄关系非常密切，60岁以上男性前列腺癌的患病率高于其他年龄段，尤其是在80岁以上的老年群体中，前列腺癌的患病率更是高达40%。我国前列腺癌患者的年龄主要集中在75~79岁。根据国家癌症中心肿瘤登记办公室收集全国72个登记处的最新数据显示，60~74岁年龄段发生前列腺癌的可能性为2.42%，>75岁年龄段高达3.24%。另外，在我国，上海、北京、广州、杭州等大城市是前列腺癌的高发地区，而广大农村地区前列腺癌相对来说发病率较低。

三、前列腺癌的症状

前列腺癌早期通常没有典型症状，不易被发现。当癌肿体积增大或进展期时，可出现尿急、尿频、尿不尽、尿流缓慢等下尿路症状，严重者可能出现血尿、尿不出来，甚至尿失禁等。部分患者因出现腰背痛、坐骨神经痛到医院就诊，这时往往已经发生骨转移。

四、前列腺癌的危险因素

前列腺癌发生的原因还不清楚，与先天的遗传、后天的环境、生活方式等多种因素具有相关性。

1.遗传因素

如果兄弟或父亲如果患有前列腺癌，那么本人患前列腺癌的风险是其他普通人的2倍。另外，我国有8.49%的前列腺患者携带致病基因突变。

2.环境等其他因素

男性患有慢性炎症或感染可能导致前列腺癌的发生；肥胖、糖尿病或胆固醇代谢异常也与前列腺癌发生具有一定相关性。还有研究认为，多吃番茄、大豆，多喝绿茶能降低得前列腺癌的发病风险，多吃红肉、加工肉类可增加患前列腺癌的风险。

五、前列腺癌的预防

1.饮食调整

尽量少吃红肉、加工肉类等含油量高的食物和油炸食物，多吃瘦肉、蔬菜、水果，特别是番茄，炒番茄含有大量番茄红素，可预防前列腺癌的发生。胃肠功能较好者，可多喝绿茶，绿茶中含有茶多酚可杀死癌细胞，具有一定的抗癌作用。

2.生活方式调整

保持良好的生活习惯，戒烟限酒，保持适当体重，保证充足的睡眠。老年人在适当休息的同时，避免久坐，可进行规律的运动锻炼，包括打太极拳、骑自行车、游泳、散步等方式，可增强体质，预防前列腺癌。我国传统医学认为，前列腺癌高风险的老年人应调整作息时间，顺昼夜四时，尽量减少夜班工作。

六、前列腺癌的筛查与诊断

前列腺癌生长很缓慢，属于一种惰性癌，通过前列腺癌筛查能早期发现前列腺癌，及时进行治疗，治愈率非常高，可减少病死率。筛查人群是无临床症状的男性，身体状况良好，预期寿命在10年以上。一般来说，每2年进行一次前列腺特异性抗原检查，根据老年人的年龄和身体状况决定检测终止的时间。

七、前列腺增生会变成前列腺癌吗?

良性前列腺增生是引起老年男性排尿障碍的常见疾病，发病率高，60岁以上发生率>50%，80岁以上高达83%。前列腺增生多发生于移行带和尿道周围腺体区，表现为尿频、尿急、尿失禁的症状，随年龄增长逐渐加重。有些老年人担心前列腺增生会转变为前列腺癌，但前列腺增生不是前列腺癌的前一阶段，前列腺癌与前列腺增生发生的位置不同，多发生在前列腺外周带，可根据血清前列腺特异性抗原及直肠指诊对两者进行鉴别，必要时进行前列腺穿刺活检。良性前列腺增生和前列腺癌可同时存在，老年人应定时体检，早发现、早治疗。

八、前列腺癌的治疗

确诊前列腺癌后，应寻求专科医生的帮助，专科医生会结合疾病本身的危险分层、老年人预期寿命、健康状态、主观意愿综合地制订治疗方案和随访方案。因为大部分前列腺癌比较懒，对于部分生长缓慢、危险性比较低、不影响预期寿命的前列腺癌，如果进行手术等治疗可能会导致并发症，降低老年人的生活质量，为了避免过度治疗，可在医生的指导下主动监测；对于部分危险度比较高、发展迅速的前列腺癌应进行积极的手术治疗或放疗等系统治疗。

1. 主动监测

如果已经确诊了危险度较低的前列腺癌，预期寿命大于10年，进行了各种检查后，患者主动选择不实施局部治疗而选择严密随访，也可使得2/3符合该情况的患者生活质量提高，但有30%患者在主动监测的过程中出现了前列腺癌的进展，<3%的患者因延误治疗时机而死亡。因此，主动监测的选择应慎重，由患者和专科医生共同决定。主动监测不是什么都不做，一般第一年每3个月一次进行前列腺特异性抗原检测，此后每6个月一次；每12个月一次直肠指诊和多参数磁共振成像。在监测的过程中，出现了有些情况变化需转为积极治疗。

2. 手术治疗

根治性前列腺切除术是治疗前列腺癌最有效的方法之一。局限性中/低危患者根治术后2~3年肿瘤特异性生存率达80.4%，局限性高危患者根治术后7年肿瘤特异性生存率达93.0%。医生会根据患者的情况建议老年人是否需要进行手术治疗，并告知手术可能会引起的并发症等，通常与老年人及其家属共同来决定最终的治疗方案。老年人前列腺根治性手术后，可通过内分泌治疗或放疗的辅助作用，降低术后复发和转移的风险，提高生存率。

4. 中医药治疗

通常患者多在中晚期寻求中医药治疗，此时常伴原发病灶的骨转移和淋巴结的广泛转移，或已发展成为去势抵抗性前列腺癌。中医药治疗的主要目的是预防去势抵抗性前列腺癌的发生与延缓疾病进展，在控制疾病、缓解骨痛、抵抗转移等前提下，最大限度地减轻老年人痛苦，提高生存质量，延长生存期。

5. 其他治疗

除了以上治疗方式外，近些年来前列腺癌的治疗手段还包括内分泌治疗、化疗、高能聚焦超声、前列腺冷冻消融、组织内肿瘤射频消融、光动力治疗等多种治疗方式。针对前列腺癌的武器越来越多，部分治疗方式具有创伤小、副作用少、恢复快的特点，但具体远期疗效和安全性还有待观察。

九、前列腺癌患者的自我管理

1. 饮食管理

前列腺癌的老年人应注意膳食平衡，注意保证营养的全面，食物多样化，少食多餐，吃清淡易消化的食物，限制油腻、油炸、辛辣、刺激性食物，多吃新鲜蔬菜、水果，多吃豆类及豆制品、多脂鱼、坚果、番茄、石榴、芹菜等。手术老年人术前要注意增强营养，多吃高蛋白、富含维生素食物，如瘦肉、鸡蛋及新鲜蔬菜等。化疗患者化疗前一天吃低脂、高蛋白食物，如鸡肉、瘦肉、鱼肉、豆腐、蔬菜、水果等；化疗期间注意高蛋白食物的补充，如瘦肉、奶类，如果出现食欲减退、恶心、呕吐等，可以喝些滋补粥类；化疗后身体虚弱，可以吃一些清淡易消化的饮食。

2. 运动锻炼

运动特别是抗阻运动能降低前列腺癌患者的死亡风险，相比于最活跃和最不活跃的前列腺癌幸存者，前列腺癌的相关死亡风险降低了 30%，全因死亡率风险降低了 40% 之多。抗阻运动能改善老年人的身体功能，提高肌肉力量和耐力，提升老年人的生活质量，也能增强老年人免疫力，减少化疗副作用，降低癌症复发和死亡风险。前列腺癌老年人可以有氧运动和抗阻运动相结合，进行每周 2~3 次低中强度的抗阻运动，包括器械、弹力带等，但要注意运动强度要循序渐进。对于前列腺癌术后患者可以进行凯格尔运动，降低术后尿失禁的风险。凯格尔运动方法为老年人平躺在床上，双膝弯曲，收缩臀部的肌肉向上提升肛门，保持盆底肌收缩 3~5 秒钟，然后慢慢放松，重复收缩运动，凯格尔运动可以随时随地进行，改善盆底肌功能。

3. 治疗相关管理

前列腺癌老年人要定期与专科医生沟通，规律使用药物，不可擅自停药。前列腺癌若调养不当，也有一定的复发或发生并发症的风险。术后一般前列腺特异性抗原水平和直肠指诊检查作为常规检查项目，术后 3 个月内每月查一次前列腺特异性抗原，若降至0.1纳克/毫升（ng/mL）以下，1年内每3个月一次，如无进展1年后每6个月一次；每年进行一次直肠指诊，但如果术后前列腺特异性抗原水平维持在0.2ng/mL以下可以暂不进行。

4.疲乏管理

很多前列腺癌老年人会出现癌因性疲乏，大大降低老年人的生活质量。如果出现了疲乏可以与医生沟通，通过加强营养、增强体力活动、按摩治疗等方法缓解，必要时医生可能会开具一些药物，如中枢兴奋剂（哌醋甲酯）、皮质类固醇（泼尼松或地塞米松）等减轻疲乏。我国传统医学通过益气养血、温阳滋阴也具有一定的效果，可到专业中医院挂号治疗。

5.情绪管理

前列腺癌不仅导致老年人生理上的创伤，还给老年人及其家人造成极大的心理负担，部分老年人可能会出现焦虑、抑郁等不良情绪。不良情绪的管理对疾病的康复至关重要，老年人应保持良好的心态，充分了解疾病相关知识，及时寻求专科医生的帮助。家人也要鼓励老年人与癌共存，帮助其树立战胜疾病的信心，不要过度紧张和焦虑。必要时，可应用抗焦虑抑郁药物治疗，结合传统音乐疗法改善抑郁状态。

参考文献

[1] 中华医学会肿瘤学分会,国家卫生健康委员会医政司.中国结直肠癌诊疗规范(2023版)[J].协和医学杂志,2023,14(4):706–733.

[2] 尹健,王国年,强万敏,等.乳房再造加速康复外科中国专家共识(2022版)[J].中国肿瘤临床,2023,50(8): 379–384.

[3] 乳腺癌全身治疗指南(2021年版)[J].浙江实用医学,2021,26(6):520–535.

[4] 中国恶性肿瘤整合诊治指南–结肠癌部分[J].中华结直肠疾病电子杂志,2022, 11(1): 1–16.

[5] 彭慧心.麦粒灸四花配募合穴治疗大肠癌疼痛的临床研究[D].广州:广州中医药大学,2019.

[6] 乳腺癌诊疗指南(2022年版) [J].中国合理用药探索,2022,19(10):1–26.

[7] 陈万青,李霓,兰平,等.中国结直肠癌筛查与早诊早治指南(2020,北京)[J].中国肿瘤临床,2021,30(1):1–28.

[8] 丁亚丛,杨宇飞,王萌萌,等.《Ⅰ-Ⅲ期结直肠癌西医常规治疗后中医干预指南》解读及病例分享[J]. 世界中医药,2023,18(11):1504-1508,1515.
[9] 董懂,黄意恒,张亚杰,等.《中华医学会肺癌临床诊疗指南(2023版)》解读[J]. 中国胸心血管外科临床杂志,2023,30(11):1533-1538.
[10] 郭心怡,吕青. 2023年《NCCN乳腺癌风险降低指南》解读[J]. 中国胸心血管外科临床杂志,2023,30(6):787-804.
[11] 国家卫健委中国结直肠癌诊疗规范(2023版)[J]. 中国实用外科杂志,2023, 43(6):602-630.
[12] 林燕,孙强,宋雨,等. 中国老年乳腺癌诊疗专家共识(2023版)[J]. 中国研究型医院,2023,10(5):1-8.
[13] 张雪,董晓平,管雅喆,等. 女性乳腺癌流行病学趋势及危险因素研究进展[J]. 肿瘤防治研究,2021,48(1):87-92.
[14] 张泽群,龙飞,胡桂,等. 2021年V2版NCCN结肠癌临床实践指南更新解读[J]. 临床外科杂志,2022,30(1):16-19.
[15] 周雁冰,唐玉婷,郭娴. 前列腺癌患者体力活动干预前沿——科学化生活方式改善与个性化运动方案定制. 2023年全国第八届"中国体能训练科学大会"[C]. 线上会议,2023.
[16] 张少华,王晓稼,江泽飞. 乳腺癌内分泌治疗专家共识(2023版)[J]. 中华医学杂志,2023,103(38):2993-3001.
[17] 国家肿瘤质控中心乳腺癌专家委员会,中国抗癌协会乳腺癌专业委员会,中国抗癌协会肿瘤药物临床研究专业委员会. 中国晚期乳腺癌规范诊疗指南(2022版) [J]. 中华肿瘤杂志,2022,44(12):1262-1287.
[18] 孟诚, 邬芝雅, 冯继锋. 肺结节风险分层评估的研究进展[J]. 中国现代医生, 2023,61(26):141-144.
[19] 王亚晴,崔昕楠,宋月. 北京地区肠息肉患者病例特征及其诱发因素研究[J]. 华南预防医学,2023,49(9):1180-1183.
[20] 王永南,王颀. 乳腺结节的评估、诊断及处理[J]. 中华乳腺病杂志(电子版), 2016,10(6):321-325.
[21]黄健,张旭. 中国泌尿外科和男科疾病诊断治疗指南:2022版[M]. 北京:科学出版社,2022.

[22]王俊杰,陆海英.外科护理学[M].北京:人民卫生出版社,2021.

[23]丁超.与癌共舞[M].北京:人民卫生出版社,2017.

[24]吴永忠,江跃全.肺癌防治科普丛书:胸部肿瘤[M].北京:人民卫生出版社,2018.

[25]Cancer Today. World Health Organization. https://gco.iarc.fr/today/home. Accessed on 2022-12-08.

[26]中华医学会消化内镜学分会结直肠学组.结肠镜检查肠道准备专家共识意见(2023,广州)[J].中华消化内镜杂志,2023,40(6):421-430.

[27]林晋华,谢晓华,谢晓燕.经直肠超声在前列腺癌诊断中的应用与新进展[J].中国医师杂志,2023,25(8):1121-1124.

[28]周青,田雪飞,常德贵,等.前列腺癌中西医结合诊疗与健康管理中国专家共识[J].中华男科学杂志, 2022,28(10): 941-953.

第十三章

老年营养与健康

第一节　饮食中的营养物质代谢

饮食中的营养物质包括宏量营养素（碳水化合物、脂肪、蛋白质）、微量营养素（维生素、矿物质）、水和膳食纤维，它们在人类的生命过程中作为维持人体正常生理功能不可或缺的基础物质，在促进生长发育、增强免疫力、预防慢病等方面发挥着核心作用。

一、碳水化合物代谢

1. 什么是碳水化合物？

所谓碳水化合物指的是由C（碳）元素与H_2O（水分子）按比例构成的复杂有机分子，是所有生物的主要形式。因为地球上的所有生物都是碳基生物，因此在不同文化、不同地域、不同国家中，它都是人类能量的主要饮食来源。植物主要由碳水化合物组成，其中大部分为淀粉，也就是说淀粉是植物中储存能量的碳水化合物。在人类群体中，通常有50%~70%的热量来自碳水化合物，在发展中国家这一比例更高。

膳食中的碳水化合物主要用于提供能量。碳水化合物代谢以循环葡萄糖和组织结合糖原的形式来维持、利用和储备能量。血浆中的葡萄糖是细胞最容易获取的能源，因此必须有稳定且可靠的机制来保持相对稳定的血糖水平，不能有任何异常。在动物细胞中，糖原起着类似植物淀粉作用的碳水化合物储存能量功能。从烹饪和味觉角度来看，碳水化合物为食品增加了适口性，尤其是对于甜味方面作用突出。与提供必需氨基酸的蛋白质和提供必需脂肪酸的脂肪不同，碳水化合物并不属于必需营养素，然而在人体内却是许多维生素和矿物质的主要来源之一。此外，由于纤维素被归类为碳水化合物，我们摄入纤维素主要通过富含碳水化合物的食品实现。根据其特性可将膳食纤维分为黏性（如果胶、β-葡聚糖、半乙酰豆胶）和非黏性（如纤维素、木质素、半纤维素）两类。

2.碳水化合物的分类

从结构上来看，多糖大分子被称为“复杂”的碳水化合物，而单糖和双糖则是被称为“简单”的碳水化合物。

（1）多糖：多糖包括纤维素和淀粉，其中只有淀粉可以被消化吸收。在人类饮食中占主导地位的淀粉，即直链淀粉和支链淀粉，都是由葡萄糖聚合而成的。

（2）双糖：双糖包括蔗糖，一种由葡萄糖和果糖组成的分子；乳糖，一种由葡萄糖和半乳糖组成的分子；还有麦芽糖，就是两个葡萄糖分子结合在一起。

（3）单糖：具有重要食物价值的单糖包括葡萄糖，它主要来自食物中的淀粉、果糖和半乳糖的水解。山梨醇是葡萄糖的醇形式，木糖醇在食品工业中被当作甜味剂使用。

知识拓展

碳水化合物只能以单糖的形式被吸收，所有复杂的碳水化合物都必须在肠道中进行水解。这一过程始于口腔中唾液淀粉酶的释放，唾液淀粉酶破坏直链淀粉，将其分解为麦芽糖和低聚糖。支链淀粉是植物淀粉的另一种主要成分，占摄入多糖的80%，在肠道黏膜上被异麦芽糖酶消化。纤维素里面的葡萄糖酸是消化酶无法分解的，所以纤维素不能被人体消化。淀粉转化为葡萄糖的效率不仅取决于淀粉本身的结构，还取决于所含食物的整体组成。

3.碳水化合物的代谢

血液中的葡萄糖水平主要由胰腺β细胞释放的胰岛素和胰高血糖素共同调节。胰岛素的主要作用是在血糖水平高时促进葡萄糖进入细胞并储存，促进葡萄糖进入肝脏、骨骼肌和脂肪组织；刺激糖原和脂肪的形成；通过抑制胰高血糖素的释放抑制脂肪作为能量利用；抑制肝脏糖异生合成。当血糖水平下降时，胰高血糖素被释放，其作用与胰岛素恰恰相反，促进糖原分解以释放葡萄糖，并通过肝脏和肾脏的糖异生合成新的葡萄糖。

当每餐碳水化合物摄入量高时，会产生高葡萄糖负荷，人体可以通过两种方式来处理：一是过量的葡萄糖可以被带入细胞并以糖原或脂肪的形式储存；二是如果碳水化合物负荷不能被吸收到细胞内储存，过量的葡萄糖就会在血流中积聚，从而导致糖尿病的发生或发展。

知识拓展

肝脏和肌肉是葡萄糖的主要储存库，葡萄糖以糖原的形式储存在那里。此外，过多摄入富含碳水化合物的食物（如高果糖、玉米糖浆）会促进尿酸生成，导致尿液变碱性并形成尿酸盐性肾结石。当体内储存的糖原达到满额时，来自任何宏量营养素的额外能量都会优先转化为脂肪储备，人体就开始发胖。在剧烈的体力活动中，氧气含量不充足，肌肉组织进行无氧代谢，使糖酵解产生乳酸。剧烈活动过程中乳酸的积累可能是经常发生肌肉疼痛的原因。

4.糖化的危害

糖化会对细胞造成严重的累积性损伤，与衰老有关，高糖摄入可能导致细胞过早或加速衰老，而果糖的糖化效率几乎是葡萄糖的10倍，一般情况下，果糖在血液中的水平也仅为葡萄糖的10%左右。在高摄入量情况下，果糖可能与葡萄糖具有相同程度的促进糖化作用，对人体同样产生不利影响。

果糖是一种从蔗糖中提取出来的单糖，在消化过程中通过促进扩散方式进行吸收。一次性摄入约100g果糖可能导致渗透性腹泻；然而，以蔗糖形式摄入时，则能够耐受，因为蔗糖有较高的吸收率。

5.什么是乳糖酶缺乏症？

乳糖酶缺乏症是最常见的碳水化合物代谢障碍，大约有一半的成年人患有这种疾病。这是因为乳糖酶基因主要在婴儿期表达，成年后继续摄入乳糖可以促使基因表达，从而使得乳糖酶持续产生。不同种族背景的成年人对乳糖耐受性存在差异，这似乎与几千年来对于乳制品的饮用有关系，不耐受乳糖的成年人通常可以容忍约5g，相当于约100mL牛奶中含有的乳糖，并且没有任何相关症状。

6.葡萄糖是营养能量的主要来源

葡萄糖在人体内代谢为二氧化碳和水，葡萄糖可以储存为糖原或转化为脂肪酸沉积在脂肪组织中。当葡萄糖转化为糖原时，大约会损失5%的可用能量，而当葡萄糖以脂肪储存时，会损失超过25%的能量。肌肉和肝脏中储存的糖原大约为300g、约1200kcal能量，足以满足一位成年人约14小时的能量需求。成年人的脂肪组织中储存的能量几乎是糖原的100倍，即120 000kcal，通常足以支持最多10天的能量需求。一旦糖原储存满，多余的饮食碳水化合物就会转化为脂肪并储存在脂肪组织中。不同糖类转化为脂肪的效率也是不同的。

知识拓展

碳水化合物的饱腹指数

作为能量来源，碳水化合物的能量密度和饱腹感介于脂肪和蛋白质之间，每克碳水化合物提供大约4kcal的热量。碳水化合物的饱腹指数，即以卡路里计量的诱导饱腹感的程度，高于脂肪，低于蛋白质。复杂碳水化合物比简单碳水化合物更令人有饱腹感，主要是由于纤维含量。黏性纤维已被证明比非黏性纤维更容易降低食欲，因为它能减缓胃排空，并作为延缓碳水化合物受消化酶作用的物理屏障。纤维增加了食物的体积，但不增加热量。

7.均衡饮食需要碳水化合物

成年人每天大约需要摄入140g葡萄糖，相当于560kcal热量。氨基酸和甘油三酯都可以用来合成葡萄糖。如果缺乏碳水化合物摄入，但其他营养素充足的情况下，每天可通过糖异生产生约130g葡萄糖。但不能就此认为，葡萄糖可以内源性生成而并非必需营养素，相反，我们必须认识到，均衡饮食需要碳水化合物，并建议成年人每日摄取130g左右的含有淀粉或者纤维素的食物。

8.碳水化合物的复杂性

根据美国国家医学图书馆的医学百科全书，简单碳水化合物由单糖或双糖组成，而复杂碳水化合物由含有3个或更多糖分子的单元组成。例如，全麦面包通常被归类为复杂碳水化合物，而蔗糖被归类为简单碳水化合物。然而，实际上，面包和其他标有“全麦”的产品可能含有不同数量的全麦、不同数量的精制谷物，并且通常还添加了糖。因此，实际食品是简单碳水化合物和复杂碳水化合物的混合体。例如，许多水果含有单独存在的果糖，许多蔬菜则含有麦芽糖二聚体。

从功能角度来看碳水化合物的复杂性，那些导致血糖和胰岛素迅速升高的食物被认为是“简单”碳水化合物；而那些诱导葡萄糖和胰岛素缓慢增加的食物则属于功能“复杂”碳水化合物。根据这个方案，我们将水果和蔬菜视为复杂碳水化合物的来源，而不是简单碳水化合物，这更符合人们对它们在健康饮食中重要地位的普遍看法。这并不是否定这类食品中存在结构简单的碳水化合物，但我们会考虑这类食品中营养成分结构方式，并以整体影响代谢反应为基础进行综合评估，而非仅仅依靠给定成分的化学结构进行基本分类。

因此，根据食物的整体营养成分及其提供的碳水化合物的代谢，将食物分为简单或复杂碳水化合物来源具有实际意义。然而，仅仅依靠将碳水化合物进行化学分类为简单或复杂并不能完全反映不同食物的代谢反应。从功能角度考虑，则可将添加糖和（或）精制（白）面粉为主要成分，以及低纤维含量的谷类产品视为简单碳水化合物来源。

你知道吗？

限制碳水化合物不一定有助于减肥

限制碳水化合物作为减肥手段曾经非常流行。总体来说，在短期内通过完全拒绝某类营养素可能会促进减肥，但这与保持最佳健康所需的营养平衡、饮食平衡和可持续性是相矛盾的。长期来看，并没有证据证明限制碳水化合物比其他饮食模式更能有效减肥，事实上还可能损害健康。因此，并不建议全面限制碳水化合物的摄入量，而是有选择地限制糖和简单碳水化合物，限制简单糖摄入还可改善脂肪肝状态。

9. 什么是人造甜味剂？

非营养性甜味剂通常被称为“人造甜味剂”，在过去一个世纪其一直用来提供开胃的甜味，而不会增加食物的热量。美国食品药品管理局已批准5种非营养性甜味剂：安赛蜜、阿斯巴甜、纽甜、糖精和三氯蔗糖，以及天然低热量甜味剂甜菊糖。非营养性甜味剂通过模仿天然碳水化合物的结构来结合甜味味蕾受体，它们引起的甜味反应比蔗糖强200~600倍。因此，可以以很小的量添加到食物中抵消其能量作用。多年来，非营养性甜味剂被认为在不牺牲食物和饮料口感的情况下可减少热量的摄入。然而，最近的研究发现，它们可能通过能量平衡失调导致人体肥胖问题。

知识拓展

非营养性甜味剂与体重增加之间矛盾关系的几种假设

①非营养性甜味剂可能会改变肠道微生物群落，引发炎症反应，从而促进胰岛素抵抗和体重增加。②胃肠道利用甜味作为预测高热量膳食的潜在机制，并自我调节其吸收特性以进行补偿，非营养性甜味剂可能不恰当地激活肠道中的甜味受体，导致肠上皮细胞不正常的葡萄糖转运增多。

二、脂肪代谢

1.膳食中的脂肪

脂肪是可溶于有机溶剂但不溶于水的化合物，它们主要来源于植物和动物产品。胆固醇是细胞膜和髓磷脂的重要组成部分，仅存在于动物组织中。胆固醇在生产肾上腺和性腺类固醇激素，以及胆汁酸方面起关键作用。膳食中的脂肪是能量来源，也是前列腺素代谢所需的原料，同时还是细胞结构的重要组成部分。饮食中大部分脂肪能量来自甘油三酯，它是由3个脂肪酸连接到一个甘油分子上形成的。在碳水化合物、蛋白质和脂肪这三大类主要营养素中，脂肪提供了最高的能量密度——每克约9kcal。除了提供浓缩能量外，膳食脂肪还增强了维生素A、维生素D、维生素E、维生素K等脂溶性微量营养素的适口性和吸收性。

知识拓展

天然脂肪

天然脂肪分为三大类，即饱和脂肪、单不饱和脂肪和多不饱和脂肪。其中饱和脂肪是指相邻碳原子之间没有双键的分子，因为它们的碳键被氢原子充分占据；而含有一个或多个双键的分子则属于不饱和脂肪。反式脂肪是单不饱和脂肪中一个重要的亚类，其形成是通过将碳双键转化为反式异构体形式实现的。最近研究发现了两种主要来源产生摄入反式脂肪（或称反式脂肪酸）：一种是通过对天然多不饱和脂肪进行部分氢化（即使用氢来填满碳结合位点）得到；另一种是在反刍动物体内经过生物氢化作用生成（如油酸和亚油酸）。人工合成的反式脂肪对健康的不利影响大大超过饱和脂肪，是公共卫生营养和食品的一个热点。主要存在于乳制品和肉类中的天然反式脂肪不会增加患冠心病的风险。除了高能量密度外，膳食脂肪的饱腹指数较低，这意味着在同等热量下，它比其他宏量营养素类食物的饱腹感低，也就是说，高脂肪饮食和高能量密度食物会引起体重增加。

2.脂肪的吸收和运输

脂肪吸收主要发生在小肠的近端部分。游离脂肪酸和单酸甘油酯很容易在上段小肠被吸收。短链脂肪酸被吸收到门静脉血液中，与白蛋白结合，然后被运输到肝脏。长链脂肪酸和胆固醇被酯化成甘油三酯，然后被包装成乳糜微粒，通过淋巴管运输。

人体中脂肪酸和单酸甘油酯几乎完全被吸收，而胆固醇的吸收率为30%~70%。脂肪酸可以作为大多数细胞的能量来源，红细胞和中枢神经系统的细胞例外。大脑只使用葡萄糖作为能源，葡萄糖供应耗尽，此时脂肪酸分解代谢产生的酮体可作为替代能源，人体每天脂肪的固定需求在20~25g。超过需要的能量消耗主要作为甘油三酯储存在脂肪组织中。即使在瘦人体内，体脂中的能量储备通常也比糖原储存多100倍。摄入的胆固醇会对血清胆固醇产生影响，但这种影响在一定程度上是有限的。研究显示，高摄入量可能导致血清胆固醇升高15%，但也取决于成人整体的膳食模式。

3.胆固醇和脂肪酸

在稳态条件下，成年人每天平均摄入335mg的胆固醇，另外有800mg是内源性合成的胆固醇。通过胆汁酸排泄每天大约从肠道丢失400mg，胆道胆固醇每天损失600mg，生产类固醇激素消耗50mg，皮肤排泄固醇8mg。因此，每天有1135mg的胆固醇新陈代谢。

脂肪酸有短链、中链或长链，饱和、单不饱和或多不饱和之分。人体内胆固醇、饱和脂肪酸和不饱和脂肪酸是内生的，这些营养物质在饮食中都不算是必需的。某些多不饱和脂肪酸不能内生合成，因此被认为是必需的。

知识拓展

反式脂肪酸

反式脂肪酸现在可以用“臭名昭著”来形容，这种制剂具有有利的商业价值，但对健康却有明显不利的影响。

反式脂肪酸构型使分子能够更紧密地堆积，从而具备良好的耐热性。脂肪酸的饱和度可以提高熔点，同时降低其水溶性。

反式脂肪能为工业产品提供更长的保质期和更高的熔点优势，这些特性在工业生产中是优点，但对人体健康是非常不利的。

4.必需脂肪酸

大多数脂肪酸可通过过量能量或其他脂肪酸的内源性合成而获取；而那些代谢功能不可或缺且无法通过内源性合成的脂肪酸，则被视为必需营养素，多不饱和类别的部分脂肪酸被称为必需脂肪酸，脂肪酸合成主要发生在肝脏。通常情况下，脂肪酸饱和度越低，亲和力越强。细胞膜中脂肪酸的成分可作为评估必需脂肪酸是否缺乏的依据，必需脂肪酸代谢产生的各类产物统称为类花生酸。必需脂肪酸代谢产生的类花生酸产物明显受饮食中ω-3和ω-6脂肪酸摄入比例的影响，对免疫功能、止血及代谢具有重要作用，必需脂肪酸缺乏可能导致生长受阻、皮肤异常、不育等问题。在成年人中尚未观察到必需脂肪酸明显缺乏，但已知其缺乏的表现包括脱发、脱屑性皮炎和伤口愈合受损。

（1）ω-3脂肪酸：ω-3类必需脂肪酸优先被大脑和视网膜利用，长链ω-3多不饱和脂肪酸已被证明在实验中能通过抑制食欲、增强脂肪氧化和能量消耗，以及减少脂肪沉积来减轻肥胖程度。两种至关重要的ω-3多不饱和脂肪酸——二十碳五烯酸（EPA）和二十二碳六烯酸（DHA），可减少炎症，还可降低心脏病的发生风险。值得注意的是，并非所有ω-3多不饱和脂肪酸都存在于鱼类中。ω-3与ω-6脂肪酸在饮食中的比例可能决定人体内类花生酸比例，影响人体免疫系统功能和炎症状态。人类学家认为，人类饮食中ω-3与ω-6脂肪酸的“天然”比例大为1∶4~1∶1；而典型的现代饮食中的相应比例在1∶20~1∶11之间，ω-6脂肪酸比例高会导致促炎作用，食用ω-3脂肪酸比例较高的饮食会降低乳腺癌和糖尿病发生的风险。饮食中过量摄入饱和脂肪或反式脂肪会增加人体对必需脂肪酸的需求。

（2）ω-6脂肪酸：动物和人类体内缺少将油酸转化为亚油酸的酶，因此需从饮食中摄取亚油酸即ω-6脂肪酸。亚油酸可生成20g花生四烯酸，如果饮食中亚油酸不足时，花生四烯酸才在饮食中凸显其重要性，所以真正必需的是这种ω-6脂肪酸，而花生四烯酸则是条件必需的。

（3）α-亚麻酸（ALA）：α-亚麻酸被认为是第3种必需多不饱和脂肪酸，其是一种18碳ω-3脂肪酸，ω-3脂肪酸对人体内各方面平衡和各种生理状态都非常重要，亚麻酸可以代谢为二十二碳六烯酸（DHA）（22碳ω-3）和二十碳五烯酸（EPA）（20碳ω-3），两者都是细胞膜的重要成分，在视网膜和大脑中的含量尤其丰富。长链ω-3脂肪酸可直接从食用鱼类和海鲜及某些藻类中获得，人体将α-亚麻酸转化为二十二碳六烯酸或二十碳五烯酸的效率是变化的，也是不可预测的。亚油酸的膳食来源包括大多数植物油，月见草油是特别丰富的来源。α-亚麻酸的来源包括亚麻籽及其油，以及海洋食物，特别是鲑鱼、鲭鱼、沙丁鱼、扇贝和牡蛎，鱼的ω-3脂肪酸含量来自进食浮游植物和藻类，养殖鱼通常比野生鱼的ω-3脂肪酸含量低。

总之，ω-6类多不饱和脂肪酸在全身细胞膜结构中具有举足轻重的地位，亚油酸和花生四烯酸在细胞结构磷脂中含量丰富。此外，ω-6和ω-3类多不饱和脂肪酸均为重要的类花生酸前体，饮食中各类必需脂肪酸的相对丰度将影响人体内前列腺素和白三烯的产生，对血小板功能和炎症反应产生重要影响。一般而言，ω-6脂肪酸有助于血小板聚集和炎症活动，而ω-3脂肪酸则发挥抑制血小板聚集和炎症活动作用。过量摄入ω-6类花生酸（主要存在于植物油中）与关节炎、炎症和癌症有关。目前，推荐每日摄入亚油酸不少于总热量的1%~2%，既成人每日3~6g，α-亚麻酸或其他ω-3脂肪酸的摄入量不应低于ω-6脂肪酸的25%，亚油酸（ω-6脂肪酸）摄入量标准为男性每日17g，女性每日12g；α-亚麻酸（ω-3脂肪酸）摄入量标准为男性每日1.6g，女性每日1.1g。

5.膳食脂肪与健康

当前的脂肪摄入模式建议在各个国家完全不同，在一些亚洲国家，膳食脂肪占总摄入能量的比例低至10%，而在一些欧洲国家却高达30%~40%。我国健康与营养调查显示，中国居民的脂肪摄入占总热量的比例呈上升趋势，而饮食总能量保持稳定的增加，在我国饮食中，脂肪的主要来源包括红肉、其他肉类和乳制品。近年来，植物油所占的脂肪比例有所增加，这主要因为人们食用了用这种油烹制的饮食，以及食用了日常含有植物脂肪的调味品、酱汁、调味品、加工食品等。

目前，膳食脂肪对健康的影响主要源自过量摄入而非缺乏，尽管相对ω-3脂肪酸缺乏对慢性疾病的影响而言，饮食中的饱和脂肪酸和反式脂肪酸作为血清胆固醇水平的主要来源，增加心血管事件的风险会更大。膳食胆固醇也可能对血清胆固醇产生影响，但其对血清胆固醇水平的影响还相对较小，无法与膳食脂肪酸的影响相提并论。

关于日常饮食中的脂肪摄入量，一般建议是其占总热量比不超过30%，饱和脂肪摄入量应低于10%，胆固醇摄入量则应控制在每日300mg以内，饱和脂肪和反式脂肪的热量占比应低于5%；多不饱和脂肪的热量占比应在10%~15%，其中ω-6和ω-3脂肪酸的比例应为1：1~4：1；剩余的10%~15%热量则来自单不饱和脂肪。值得注意的是，随着多不饱和脂肪的摄入，人体对维生素E和其他抗氧化剂的需求也会相应增加，因为含有双键的脂肪酸更容易氧化和酸败。

动物与植物来源的饱和脂肪在日常饮食热量占比约为12%，各类天然油脂与脂肪皆含有多种脂肪酸：黄油脂肪、牛肉脂肪与椰子油等均为高度饱和。尽管饱和脂肪酸分布存在较大差别，热带油脂，如椰子油、棕榈油与棕榈仁油，是少数主要源于植物的饱和油脂，目前却被大量反式脂肪酸所取代。从加工食品、快餐食品、涂抹食品和调味品中摄入的反式脂肪酸的平均热量占2.5%~3%，并且一直在增加。食品行业消除反式脂肪的呼声越来越高，世界上越来越多的国家和地区决定禁止在餐饮业使用反式脂肪酸，并出台一些法律要求生产单位必须在食品包装上标明反式脂肪酸含量。努力降低油脂摄取量也可能会面临潜在风险，油脂及一些涂抹酱之类通常是必需脂肪酸的主要来源，而在食品加工过程中添加的脂肪主要是饱和脂肪酸或反式脂肪酸，所以对健康产生不良影响的可能性会更大。

三、蛋白质代谢

1. 什么是蛋白质?

蛋白质乃三大主要营养素之一，其余两者分别为上述的碳水化合物与脂肪。膳食蛋白质不仅为我们提供了必需氨基酸和非必需氨基酸，还用于构建身体的各个部位及功能蛋白质，氨基酸的需求源于身体组织的持续更新、生长发育的需要，以及肌肉使用过程所引发的合成代谢与组织修复。实际上，蛋白质如果作为能源来源，能量密度在三大营养素中最低，仅为每克3~4kcal，大致与碳水化合物的能量密度接近。就饮食而言，蛋白质是最令人食欲满足的，过高蛋白质饮食也会引起人体肥胖。蛋白质是唯一含氮的常量营养素，体内蛋白质的新陈代谢包括氨基酸的合成和降解，氨基酸被合成以掺入体内蛋白质或促进体内储存游离氨基酸，以供随后用于合成代谢，氨基酸被降解以产生有用的产物及能量。蛋白质是继脂肪后体内第二大能量储存，当分解代谢产生能量时，蛋白质分解产生二氧化碳和水，产生含氮废物，代谢为尿素排泄。含氮中间体，如氨，是有毒的，肝脏或肾脏功能受损时在体内积累，因此通常在肝脏和肾功能不全的状态下必须限制蛋白质的摄入。

2. 蛋白质的分解与吸收

摄入人体的蛋白质在胃蛋白酶作用下被逐步分解，随后胰酶被激活并释放到十二指肠，进一步完成分解。胰酶的释放受到胃内蛋白质存在的刺激，当胰蛋白酶的水平超过其可结合的可用蛋白质范围时，胰酶的释放将受到抑制。胰蛋白酶负责分解蛋白质，对特定氨基酸或氨基酸类的肽键具有特异作用。氨基酸和二肽通过小肠黏膜被吸收，每日被吸收的蛋白质量来自摄入的蛋白质，以及少量胃肠道分泌物和胃肠道细胞脱落后进入肠腔的蛋白质。一旦被吸收，氨基酸就会通过门静脉输送到肝脏，肝脏是所有必需氨基酸（支链氨基酸除外）的主要代谢场所，支链氨基酸主要在肌肉和肾脏中代谢。肝脏通过特定的途径对不同水平的必需氨基酸摄入做出反应，如加速代谢以消除过剩。非必需氨基酸的调节没有这么严格，其代谢与摄入量大致成正比，一般认为，只要在合理的时间范围内（最多24小时）摄入全部必需氨基酸，合成代谢就可以迅速进行。

3. 氨基酸的种类与代谢

人体代谢中重要的氨基酸分为必需、条件必需或非必需氨基酸。血浆中氨基酸的水平受到饮食摄入的影响，肝脏控制着特定氨基酸释放到外周循环中，当摄入量超过代谢需求时，一些氨基酸的水平会升高。相反，当摄入量下降时，只有低到不能满足身体需求水平时才会下降，而往往血浆水平会随着摄入量的下降而保持不变，除非是明显缺乏，否则蛋白质储存的氨基酸转换会维持血浆水平。

膳食蛋白质为身体各组织的细胞合成提供了氨基酸的基础，在无法内源合成的情况下，它们便成了我们不可或缺的元素，人体所需的9种必需氨基酸分别为组氨酸、异亮氨酸、亮氨酸、赖氨酸、蛋氨酸、苯丙氨酸、苏氨酸、色氨酸、缬氨酸，另外两种氨基酸半胱氨酸和酪氨酸也需要通过其前体蛋氨酸和苯丙氨酸的摄入合成。非必需氨基酸包括精氨酸、丙氨酸、天冬氨酸、天冬酰胺、谷氨酸、谷氨酰胺、甘氨酸、脯氨酸、丝氨酸。除此之外的氨基酸皆源于以上的20种氨基酸。摄入的氨基酸有4种用途：用于组织蛋白质的合成，分解代谢以满足能量需求，作为糖原或脂肪组织纳入能量储存，或用于合成其他含氮分子，如其他氨基酸、儿茶酚胺或嘌呤碱。肝脏中的氨基酸降解导致尿素的形成，其中大部分被分泌到尿液中，在肠道中，约20%的尿素转化为氨，氨通过肠肝循环被肝脏清除。

你知道吗？

最容易测量的蛋白质是血浆中的循环蛋白，主要是糖蛋白和白蛋白，血浆蛋白水平随着营养状况升高或降低，白蛋白水平在严重营养不良时降低，但对饮食摄入的轻微或短期异常相对保持不变。

四、三大营养素的能量代谢

蛋白质、碳水化合物和脂肪代谢，三者互相影响。在禁食状态下，胰岛素水平低，胰高血糖素水平升高，脂肪组织中的脂肪酶释放脂肪酸和甘油，肝脏中储存的糖原被消耗以满足禁食后12~18小时的能量需求。随着禁食时间的延长，能量需求通过肌肉和肠中蛋白质的释放来满足，在肝脏中异生为糖。能够进行糖异生的氨基酸是丙氨酸、谷氨酰胺、甘氨酸、丝氨酸和苏氨酸。游离脂肪酸在肝脏中用于产生酮体，肌肉使用游离脂肪酸，随后使用酮体作为葡萄糖的替代能源。赖氨酸和亮氨酸是生酮的，而异亮氨酸、苯丙氨酸、苏氨酸、色氨酸和酪氨酸既是生酮的又是糖异生的。随着进食，胰岛素水平升高，胰高血糖素水平下降，葡萄糖被带入肝脏和肌肉，既可以重建糖原，也可以用作能源。胰岛素抑制脂肪组织中脂肪酶的作用，并抑制脂肪酸的释放，这一作用可使人发胖。

1.氮平衡

含氮废物以尿素、氨、尿酸和肌酐的形式从尿液中排出，以未吸收的蛋白质形式从粪便中排出，通过皮肤和脱落的表皮和黏膜分泌物，也会发生轻微的损失。通常尿素约占尿液中含氮废物的80%。在长期禁食期间，以氨形式流失的尿液氮的比例上升，特别是在酸中毒反应中。蛋白质通常含有约16%的氮，1g氮对应6.25g总蛋白质。氮平衡受到总能摄入量的影响，当摄入的能量超过需求时，蛋白质需求下降，氮平衡保持正值；当能量摄入量降至接近或低于需求时，蛋白质需求上升，氮平衡趋于负值，只有蛋白质摄入量大幅增加，才能逆转。男性氨基酸需求量估计为0.5g/（千克体重·天）。然而，即使能量摄入量很高，必需氨基酸的摄入量低于所需水平也会导致负氮平衡，健康成人在饮食正常充足的状态下，氮平衡得以维持，摄入量与损失量相匹配。

2.膳食蛋白质需求

一位普通体形成年人健康状态下氮流失大约为每天每千克体重54mg，为弥补这一损失，需要摄入340mg蛋白质，因此，一位久坐成年人每日需补充0.34g/（千克体重·天）的蛋白质以满足必需的氮需求，考虑个体差异，世界卫生组织将这一推荐值上调至0.45g/（千克体重·天）。再考虑每一个人的胃肠吸收率不会是100%，所需摄入量增加了30%，将成年人的估计值提高到0.57g/（千克体重·天），如果能量摄入没有明显超过需要，这一估计值还需要进一步提高到0.8g/（千克体重·天），剧烈身体活动可能需摄入更高。如果患者在康复期间，通常优选含有35%~40%必需氨基酸的蛋白质，而在急性肝功能不全和尿毒症期间，则需要限制蛋白质摄入。

由此看来，为了实现蛋白质的合成过程，所有必需氨基酸必须同步；然而，它们并不需要同时摄入，这些必需氨基酸可以从组织储存中调动，以助力合成代谢。在一段时间之内完成，而不是在某一个时间点，摄入充足的完整蛋白质显得尤为关键。研究发现，在运动前后的短暂时间内摄入必需氨基酸，可能有助于推动肌肉蛋白质的合成。若缺少任何必需氨基酸，那么为了合成需要的蛋白质，将不得不分解现有的蛋白质，因此摄入均衡的蛋白质对于防止负氮平衡至关重要。蛋白质合成可能在用餐后的最初数小时内加速；然而，相较于单餐摄入均衡的蛋白质，全天24小时内摄入虽不完整但互补的蛋白质餐食，更能支持蛋白质的合成。氨基酸失衡是指尽管总蛋白质摄入量充足，但由于一种或多种氨基酸的摄入量不足，就没法合成机体所需的特定蛋白质。

3.蛋白质的生物价值

在生物代谢过程中，能更充分被利用的蛋白质被认为具有更高的生物价值。通常情况下，肉类、蛋类及乳制品都富含高生物价值的蛋白质，而植物来源的蛋白质往往相对较低，原因在于其不能完全满足人体对氨基酸的需求。大豆及其他豆类（如扁豆）、部分豆类及坚果所提供的植物蛋白质也有极高的生物价值。此外，相较于动物来源，主要摄入植物来源蛋白质的饮食模式可能有助于降低冠状动脉疾病及脑卒中的风险，蛋白质的生物价值越高，满足代谢需求的量就越少。

你知道吗？

均衡的素食饮食也可以满足蛋白质需求，这是因为各种植物性食物的氨基酸互补特征，并且一次摄入的氨基酸可以储存在身体组织中，供以后用于合成代谢。虽然鸡蛋、乳制品和肉类单独食用时可提供高生物价值的蛋白质，其实多种食物组合在一起时也可以达到同样的效果，蔬菜与豆类组合，谷物与坚果、种子、豆类组合，构成完整的蛋白质来源，如大米和豆类、全麦面包上的花生酱等。因此，素食者需要特别注意食物组合，以确保最佳的蛋白质摄入量，并且这些食物组合在24小时内凑齐就足够了，并不需要严格应用于每一餐。

五、提供完整蛋白质（即所有必需氨基酸）的食物和食物组合举例

1. 鸡蛋类

鸡蛋白的氨基酸谱几乎可以满足人体的全部需求，常在一些蛋白质质量测量中用作参考标准。

2. 肉类、家禽、鱼类、海鲜

动物产品以不同的比例提供完整的一系列必需氨基酸，但肉类来源之间在脂肪和胆固醇含量的数量和种类存在巨大差异。

3. 乳品

动物来源的乳汁与人类母乳的氨基酸谱相似，但并不能完全匹配。

4. 大豆油

生大豆含有一种酶，可以抑制胰蛋白酶对蛋白质的消化作用，充分烹饪可以灭活这种酶，所以熟大豆是完整蛋白质的来源，而生大豆则不是。

5. 谷物和豆类、谷物和乳制品、坚果或种子和豆类

这几种食物组合，可以确保提供充足的高生物价值蛋白质。许多简单而受欢迎的菜肴，如牛奶麦片、面包上的花生酱、米饭和豆类，都提供了植物性食物搭配，提供了完整的蛋白质组合。

知识拓展

蛋白质营养指数

按热量计算，蛋白质在营养素中最能满足人的饱腹感，其次是复合碳水化合物，然后是简单碳水化合物，最后是脂肪。这意味着从脂肪中摄取的热量比从碳水化合物或蛋白质中摄取的热量更多，才能达到同样的饱腹感。因为脂肪是营养素中最不令人满足饱腹感的，所以高脂肪食物很容易导致热量摄入过量。由于蛋白质是营养素中最具饱腹感的，增加蛋白质摄入量，在控制体重方面有一定的作用。

六、微量营养素代谢

宏量营养素满足了人体对营养能量的需求，宏量营养素——蛋白质、碳水化合物和脂肪的消耗量以克（g）为单位，肉眼可见，相比之下，特定代谢需求的微量营养素却通常以毫克（mg）或微克（μg）为单位消耗。微量营养素包括维生素和类维

生素物质、矿物质，以及生存所必需营养素的具体子类。

1.维生素类

维生素是有机化合物，人体进行代谢是不能没有维生素的。但维生素不能自己合成，其分为水溶性和脂溶性两类。

你知道吗？

加热食物会降低赖氨酸的可用性。如果暴露在高温下，蛋白质会变性，可能变得不易消化。但也有例外，如大豆含有胰蛋白酶抑制剂，会干扰蛋白质的消化，一旦煮熟后，这种抑制剂会失活，反而更便于人体吸收。另外，许多加工肉类（罐头、香肠、腊肉）含有高水平的钠、磷和亚硝酸盐，经常食用会使糖尿病、慢性阻塞性肺疾病、结肠癌的发病风险增加。

（1）水溶性维生素：水溶性维生素通常在食物供应中获得，很容易被吸收，并且在体内储存的程度非常有限。水溶性维生素包括：B族维生素——维生素B_1（硫胺素）、维生素B_2（核黄素）、烟酸（维生素B_3）、泛酸（维生素B_5）、吡哆醇（维生素B_6）、叶酸、生物素、氰钴胺素（维生素B_{12}），以及抗坏血酸或维生素C。

（2）脂溶性维生素：脂溶性维生素是一类不溶于水而溶于脂肪及非极性有机溶剂（如苯、乙醚、氯仿等）的维生素。这类维生素主要包括维生素A、维生素D、维生素E和维生素K。脂溶性维生素在人体健康中发挥着重要作用。为了保证这些维生素的充足摄入，建议在日常饮食中注意多样化搭配，确保从各种食物中获取足够的脂溶性维生素。

◉ 维生素A：主要存在于动物的肝脏中，如猪肝、鸡肝等。此外，在鱼肝油、蛋类、乳制品中也含有较多的维生素A。植物性食物中虽不直接含有维生素A，但所含的类胡萝卜素（如β-胡萝卜素）在人体内可转化为维生素A，具有维生素A的活性，通常称之为维生素A原。维生素A对视力水平的维持有重要作用，它能增强视网膜感光力，参与视紫红质的合成。此外，维生素A还能维持上皮组织结构的完整性和功能，促进机体正常生长发育，包括促进骨细胞的分化，维持成骨细胞及破骨细胞之间的平衡，以及促进蛋白质、黏多糖及类固醇的合成。

◉ 维生素D：主要存在于深海鱼油、动物内脏（如肝脏、肾脏）和蛋黄当中。此外，人体皮肤中的7-脱氢胆固醇在紫外线照射下也可转化为维生素D_3。维生素D的主要功能是促进钙、磷在小肠和肾小管的吸收，维持正常稳定的血钙和血磷浓度，这对于骨骼的健康发育和维持至关重要，因为维生素D能促进钙沉着于新骨形成部位，促进生长和骨骼钙化，预防佝偻病和骨软化症。

◉ 维生素E：主要存在于植物油中，如大豆油、葵花籽油、橄榄油等烹调油，以及坚果类食物（如核桃、杏仁）中。维生素E具有抗氧化作用，能保护细胞免受自由基的损害。此外，它还能维持和促进生殖功能，参与多种酶活动，维持毛细血管的通透性。缺乏维生素E可能会导致皮肤色素沉着、黄褐斑、皮肤松弛、粗糙，以及毛发开叉等问题。

◉ 维生素K：主要存在于深绿色的蔬菜当中，如菠菜、韭菜等。此外，在动物性食物（如肝脏、鱼类）和某些发酵食品（如纳豆）中也含有维生素K。维生素K对于维持正常凝血功能有重要作用。它能促进肝脏合成凝血因子，从而加速血液凝固过程。缺乏维生素K可能会导致出血倾向和凝血时间延长。

2.类维生素物质

某些有机营养素具有类似维生素的特性，确定了重要的生物学功能及饮食摄入的需求，包括胆碱、牛磺酸、肉碱、肌醇、生物类黄酮、硫辛酸、辅酶Q（泛醌）、抗氧化剂。

3.矿物质和微量元素

虽然“矿物质”一词常指必需的膳食无机元素，但这类元素中的一些并不是矿物质，所以“元素”是一个恰当的名称，那些在人体组织中发现最多的元素是矿物质，鉴于它们的丰富程度，被称为膳食宏量矿物质，包括钙、磷、镁、钾、钠、氯和硫，这些物质在人体内的含量超过100mg，最高可达数百克。相比之下，微量元素在人体内以毫克甚至微克的数量存在，人体必需的微量元素包括铁、铜、锌、钴、钼、硒、锰、碘、铬、氟、硅、镍、硼、砷、锡和钒。

4.复合维生素

复合维生素补充剂包括服用多种维生素和矿物质，其含量高于推荐的每日摄入量。多数人营养摄入量通常低于推荐值，热量和营养摄入量随着年龄的增长而减少，这为补充多种维生素提供了强有力的科学依据。例如，补充特定的营养素以预防某些疾病，如老年人的骨质疏松症等。研究表明，每天补充多种维生素可显著降低男性患癌的风险，但不能降低主要心血管事件、心肌梗死、脑卒中或心血管疾病死亡率。同样有研究表明，补充剂并非完全无害，在服用时需关注到这一点。

知识拓展

以全食物为基础的补充剂

全食物补充剂是以食物来源提取的，可以保持食物中营养物质的原始比例状态，比维生素补充剂更复杂，可以加工成药丸的形式。这些补充剂的提取物由多种营养素、酶、辅酶、抗氧化剂、微量元素和其他因素组成，会提供所需的健康补给。例如，番茄酱成分可显著降低癌症患者的白细胞氧化损伤，番茄红素被认为是番茄提取物中的主要抗氧化成分，并显示出抗肿瘤作用；与单独使用番茄红素相比，全番茄和西兰花干预在减轻肿瘤重量方面更具有优势。基于全食物的补充可能优于传统的营养补充方法，因为它保留了营养的天然背景，目前这方面的研究正在进行。

第二节　饮食与身体健康

营养在衰老过程中起重要作用。随着年龄的增加，人体会发生代谢改变、能量消耗减少和行为模式改变，对能量和特定营养素的需求也会发生变化。比老年人能量需求的改变更为重要的是营养在衰老的生理过程中所起的作用。氧化是细胞衰老的一个重要方面，饮食中的促氧化剂和抗氧化剂可能会影响衰老过程本身的性质和速度。科学家在实验动物身上观察到只要微量营养素充足，减少能量摄入可以十分肯定地延长寿命。随着老年人口规模的扩大和预期寿命的延长，健康饮食营养对老年人的重要性不言而喻。

一、衰老与能量需求

人类预期寿命正在稳步增长，可能会达到85~90岁。目前的预测表明，到2030年，多达25%的我国人口将达到65岁以上。

衰老是一个复杂的过程，伴随一系列特定的生理改变，细胞降解、氧化应激的积累和DNA复制能力的上限是关键中的关键。最近的研究表明，衰老过程是由一组独立的基因及其产物控制的。无论自然衰老的速度如何，在人类和其他动物中，显然受到环境压力的巨大影响，这些压力源包括传染病和创伤，还包括营养过剩和缺乏、心理压力、睡眠质量、环境毒素及一系列其他因素。

65岁以上的人变得非常容易增加体重和肥胖，因为他们饭量没变少，但日常能量消耗减少了，而80岁以上的老年人越来越多地受到因进食减少而导致体重减轻和营养不良的影响。实际上，这种年龄和静息代谢率下降之间的关联在男性从40岁左右就开始了。

研究还发现，老年人的能量需求常常被低估，与年龄相关的体脂增加可能主要因为老年人体力活动的减少。老年人营养不足和营养过剩均有发生，能量需求通常随着年龄的增长而下降，主要是由于去脂体重的减少和相关的代谢率变化，以及体力活动的能量消耗减少。老年人基础代谢率会随年龄增长而有不同程度的下降。

规律的体力活动可在不同程度上保持老年人的去脂体重，自然会导致更高的能量需求，同时与年轻人一样给健康带来许多好处，在相同体力活动的情况下，能量消耗并没有随着年龄的增加而减少。衰老对能量需求和身体组成的影响是非常多样的，而且会随着总体健康状况和身体活动发生很大的变化。总体力活动越多的老年人相对有较高的肌肉量。

二、老年人的营养不良

一般而言，由于老年人体力活动减少和体重减少而导致的能量需求下降，会随着年龄的增长而愈加显著，与此同时，老年人进食也会减少，而饮食的减少往往会多于能量需求的下降，进而导致老年人发生营养不良。许多老年人，特别是那些独居老年人更容易发生营养不良。所有老年人中超过20%存在营养不良，在医院住院和康复阶段的患者中营养不良的发生率更高。影响老年人饮食摄入减少的因素包括嗅觉或味觉变化、牙列不良、吞咽困难、便秘、厌食，以及一些共病情况，如癌症、感染或谵妄。老年人营养不良可增加未来的医疗费用和未来住院的风险。

三、什么是肌肉减少症？

随着年龄的增长，人们会出现身体脂肪比例的大幅增加，在65岁左右，去脂体重会进一步减少，之后身体脂肪含量也会出现下降。随着人类总体预期寿命的延长，肌肉减少症是一种与年龄相关的肌肉维度和力量的退行性丧失，正在成为一个主要的健康问题。与骨质疏松症相似，肌肉减少症会因缺乏活动而加重，并可因运动而改善，增加饮食和蛋白质的摄入也可能起改善作用。尤其是那些活动有限的老年人，运动不足和肌肉量减少都会导致负氮平衡，需要增加蛋白质摄入来补偿。最近发现老年肌少症患者补充氨基酸可改善营养状况并增加肌肉力量。日常进行营养补充是年龄相关性肌肉减少症的有效治疗方法，同时与运动结合效果更好。

四、蛋白质是老年人不可缺少的营养素

在功能状态和活动正常的老年人中，蛋白质需求量相对稳定，在大多数能够日常独立生活的老年人蛋白质缺乏似乎不是问题，那些生活不独立、需要有人照顾的老年人蛋白质营养不良却很常见。此外，老年人往往伴有疾病或损伤修复，人体在受伤或生病的情况下必须增加蛋白质的摄入。对于没有肾功能不全的老年人，蛋白质摄入量超过0.8g/kg不会加速肾功能的下降；对于肾功能不全的老年人，需要限制蛋白质摄入量。

应鼓励老年人食用富含蛋白质的食物，这些食物一般都有很高的营养含量。我国老年人的蛋白质摄入量通常低于推荐量。此外，蛋白质合成的维持受到总能量摄入的强烈影响，当能量摄入不足时，即使蛋白质摄入充足，也会出现蛋白质合成不足的情况。蛋白质缺乏可导致免疫功能抑制、疾病恢复时间延长等不良后果。

即使一个人的体重保持不变，能量需求也随着年龄的增长而下降，而蛋白质的需求却保持相当稳定甚或增加，因此维持充足的蛋白质营养需要随年龄增加而提升食物中蛋白质百分比。例如，为体重70kg的个体提供每日0.8g/kg的蛋白质需要每天56g，在摄入2500kcal能量时，蛋白质占总热量的9%；当能量摄入1800kcal时，蛋白质将占热量的12%以上。老年人的碳水化合物和脂肪摄入量建议与年轻人无差异。

另外，新兴的延缓衰老研究已涉及二甲双胍、西罗莫司及白藜芦醇，白藜芦醇是葡萄皮和红酒中发现的一种化合物，对蛋白表达和酶活性有影响，可延缓衰老。

五、脂肪对健康的贡献

我们需要改变对脂肪不良的印象，它对于老年人维持充足的能量和微量营养素的摄入是非常重要的，因此，限制脂肪摄入只有在面对某些特定的健康风险时才显得合理。对于已经坚持限制脂肪饮食的老年人，如果体重保持令人满意，则也没有必要增加脂肪摄入。无论限制或不限制脂肪饮食，补充脂溶性维生素都必须谨慎。

六、微量营养素也很重要

随着年龄的增长，我们应刻意关注饮食的营养密度，并主动增加饮食营养密度，

否则与年龄相关的身体活动减少，以及由此导致的能量消耗下降会导致微量营养素摄入的减少。微量营养素摄入的减少使老年人面临着微量营养素缺乏的风险，这对身体健康有重要影响。在65岁以上的人群中，80%患有慢病需要使用一种或多种处方药，疾病状态和药物治疗都可能影响营养素代谢，多重用药更会导致营养不良的风险增加。老年人健康状况和衰老速度差异较大，导致老年人对能量和营养需求的极端个性化，很难提出一种广泛的、相对一致的针对各年龄阶段的饮食建议。

70岁时的骨骼肌比壮年时期少约40%，因此从25岁开始，安静能量代谢率每10年下降1%~2%。从25岁到75岁，一个人必须减少25%的能量消耗，以保持能量平衡和避免生成过多的体脂。但随着年龄的增长，如果饮食营养密度保持不变，一个人为了保持身体能量平衡，减少25%的能量摄入，也就是说每天少吃25%的饮食，将导致相应的微量营养素摄入量也减少25%，这一变化对人体健康是不利的。

对于某些营养素，其摄入量通常是足够的，因此减少摄入量还可以保持充足，但还有一些营养素，这样的减少可能会将摄入量降至每日所需值以下，例如，成年人铜、锌、铬、钙和维生素D的摄入量通常不能减少25%，因此老年人缺乏铜、锌、铬、钙和维生素D的风险也就比较大了。

表13-1列出了微量元素和矿物质的推荐摄入量。

表13-1 微量元素和矿物质的推荐摄入量

维生素或矿物质	日推荐摄入量或适当摄入量(*)	最高上限(UL)
硼	不确定	每日20mg
钙	1~3岁:700mg/d 4~8岁:1000mg/d 9~18岁:1300mg/d 19~50岁:1000mg/d 女性51岁以上:1200mg/d 男性71岁以上:1200mg/d	19~50岁:2500mg/d 51岁及以上:2000mg/d
氯化物	19~50岁:2300mg/d 50~70岁:2000mg/d 70岁及以上:1800mg/d	3600mg/d
胆碱 (复合维生素B)	70岁及以上:1800mg/d 女性:425mg/d*	3500mg/d
铜	900μg/d	10 000μg/d
氟化物	男性:4mg/d* 女性:3mg/d*	10mg/d
叶酸	400μg/d	1000μg/d 仅适用于补品和强化食品中的叶酸，天然叶酸没有上限

(待续)

表13-1(续)

维生素或矿物质	日推荐摄入量或适当摄入量(*)	最高上限(UL)
碘	150μg/d	1100mg/d
铁	男性:8mg/d 女性19~50岁:18mg/d 女性51岁以上:8mg/d	45mg/d
镁	男性19~30岁:400mg/d 男性31岁及以上:420mg/d 女性19~30岁:310mg/d 女性31岁及以上:320mg/d	45mg/d 350mg/d 仅适用于补品和强化食品中的镁,天然镁没有上限
锰	男性:2.3mg/d* 女性:18mg/d*	11mg/d
钼	45μg/d	2000μg/d
镍	不确定	1.0mg/d
磷	700mg/d	70岁以下:4000mg/d 70岁以上:3000mg/d
硒	55μg/d	400mg/d
钠	19~50岁:1500mg/d 51~70岁:1300mg/d 71岁及以上:1200mg/d	2300mg/d
钒	不确定	1.8mg/d
维生素A	男性:3000U/d 女性:2310U/d	10 000U/d
维生素B_3(烟酸)	男性:16mg/d 女性:14mg/d	35mg/d 仅适用于补品和强化食品中的维生素B_3,天然维生素B_3没有上跟
维生素B_6	男性19~50岁:1.3mg/d 男性51岁及以上:1.7mg/d 女性19~50岁:1.3mg/d 女性51岁及以上:1.5mg/d	100mg/d
维生素C	男性:90mg/d 女性:75mg/d	2000mg/d
维生素D(钙化醇)	1~70岁:15μg/d(600IU)* 70岁及以上:20μg/d(800IU)	100μg/d(4000IU)
维生素E(生育酚)	22.4U/d	1500U/d 仅适用于补品和强化食品中的维生素E,天然维生素E没有上限
锌	男性:11mg/d 女性:8mg/d	40mg/d

有研究表明，维生素C、维生素B_6和维生素B_{12}缺乏在我国老年人中相当普遍，所以服用复合维生素提供的剂量补充维生素是合理的。一般而言，由于脂溶性维生素在组织储存量大，所以脂溶性维生素缺乏并不常见。老年人的维生素D似乎是一个例外，它的水平随着年龄的增长而下降，原因是消耗减少、阳光照射减少，以及身体将维生素D原转化为活性形式的能力不足和效率降低。最近研究发现，比通常建议的更高剂量的维生素D可能会带来更多的健康益处，建议70岁以前的老年人补充600IU维生素D，70岁以后的补充量增加至800IU。

小贴士

推荐鸡蛋作为老年人经常的宏量营养素和微量营养素的膳食来源。最近的研究表明，鸡蛋的摄入不太可能对心血管风险产生不利影响。在老年人的饮食中，由于能量摄入减少，对微量营养素和蛋白质的需求基本保持或增加，营养要素的密度尤其重要。

虽然大多数矿物质需求似乎并不会随着年龄的增长而变化，但某些疾病或治疗会引起代谢紊乱，进而会改变某些营养素的需求。随着年龄的增长，尤其是绝经后女性，铁的需求量会有所下降；老年女性可以从钙摄入的增加中获益。对于老年人来说，维生素A的每日推荐摄入量可能过高，因为维生素A的吸收随着年龄的增长反而增加。

七、衰老与饮食

1.消化系统的变化与饮食

胃肠道随着年龄增长会出现一些变化，主要包括：继发于幽门螺杆菌诱导的萎缩性胃炎和乳糖不耐受，萎缩性胃炎可损害铁、叶酸、钙，以及维生素K和维生素B_{12}的吸收，而乳糖不耐受可能导致钙营养不良，但随着年龄的继续增长，胃肠道功能反而会得到很好的保护，并且通常不是影响人体最佳营养状态的主要因素。

优先摄入复合碳水化合物作为可溶性和不可溶性纤维及微量营养素的来源，我国成人的膳食纤维摄入量约为每日12g，而推荐量为每日25~30g，老年人摄入能量的减少也可能导致纤维摄入的减少。老年人特别容易发生便秘，增加膳食纤维的摄入更容易从中获益。

然而，随着纤维摄入的增加，肠道传输食物时间更快，可能会减少矿物质的吸收，增加老年人营养物质缺乏的风险。当纤维摄入量增加时，应增加营养密度或额外补充。水果、蔬菜和谷物可预防便秘、结肠憩室病和营养缺乏。应注意评估老年人的牙齿状态，以免影响水果和蔬菜的进食能力。

2. 免疫功能下降与饮食

衰老及一系列微量营养素缺乏会引起免疫功能下降。研究显示，缺乏微量营养素的老年人，通过补充复合维生素（复合维生素B、维生素C、维生素E、β-胡萝卜素）可显著增强免疫功能，并缩短感染的时间。老年人的免疫功能本就低于年轻人，假如有一种或多种营养缺乏的老年人免疫功能低下就更明显。人们通常认为免疫功能下降与年龄有关，实际上免疫功能下降更与营养有关。

3. 脱水与饮水

老年人尤其容易发生脱水及其不良反应，这是由于体内水分减少、肾脏浓缩能力下降、口渴减轻、抗利尿激素不敏感及自主神经张力降低导致的。因为老年人常常反应迟钝，口渴在老年人中不是一个非常可靠的状态指标。一般的日常活动条件下，保持最佳液体状态的建议是：液体摄入量为30mL/千克实际体重、1mL/kcal摄入或1500mL/d，以最高者为准。老年人每天摄入6杯或更多的液体，就不会出现脱水了。高龄老人需要每天至少产生1.5L尿液，才能排出体内每天所产生的代谢废物。在这个浓度下，尿液呈淡黄色，也间接地意味着摄入水分充足。

虽然为减少衰老的不良影响而采取的各种营养干预措施的效果各不相同，但许多“补充营养素”或“替代营养剂”在科学研究的现有证据中证明有效。同时，老年人还要注意食物-药物相互作用的不良反应。以香豆素为基础的抗凝剂通常用于预防危及生命的血栓形成，而富含维生素K的食物（如菠菜、羽衣甘蓝或其他绿色蔬菜）可使这些抗凝剂减效。另外，四环素类抗生素也不应与富含二价阳离子（钙、镁、铁或锌）的乳制品或食品一起服用，因为它们会通过理化结合降低生物利用度，减少四环素在胃肠道的吸收。

八、营养素、营养品和功能性食品

1. 维生素D

维生素D的主要膳食来源是强化乳制品和富含脂肪的鱼类，老年人对这两种食品的摄入量往往较低，加之皮肤在阳光照射下制造维生素D的能力也会随着年龄的增长而降低。

2. 维生素C

目前维生素C的每日推荐剂量为75~90mg，尚无研究发现老年人比年轻人更易缺乏，但发现特定人群（如痴呆老年人）摄入的维生素C是减少的。此外，任何年龄的吸烟者都增加了对维生素C的需求，以补偿吸烟造成的氧化损伤。目前虽然尚不清楚大剂量补充维生素C是否特别有益，但维持足够的维生素C储存（无论是通过饮食还是补充），可能对预防疾病、保持健康都是有益处的。

3. 维生素 B_6

目前，51岁以上女性维生素 B_6 的每日推荐剂量为1.5mg，男性为1.7mg。老年人维生素 B_6 的摄入量常达不到推荐摄入量。维生素 B_6 摄入不足可能会加速动脉粥样硬化。老年人需要每天补充2mg的维生素 B_6，大多数复合维生素都提供这个剂量。

4. 维生素 B_{12}

患有萎缩性胃炎在老年人比其他年龄段更普遍，与维生素 B_{12} 缺乏有关，所以必须补充维生素 B_{12}。不良饮食可能导致轻度的维生素 B_{12} 缺乏，并可能导致老年人认知障碍、贫血等，因此老年人补充维生素 B_{12} 合情合理。

5. 叶酸

叶酸缺乏不是与衰老特别相关，然而低叶酸摄入会发生在饮食不佳的情况下。老年人以复合维生素的形式补充叶酸是合适的，但要注意，提高叶酸摄入量可能会掩盖维生素 B_{12} 缺乏的症状，所以在老年人群补充叶酸的同时也应该补充维生素 B_{12}。

6. 钙

钙的终身摄入量往往低于推荐量，尤其是女性。在老年人中，钙的推荐摄入量和实际摄入量之间的差距可能比其他任何微量营养素都要大。钙吸收随着年龄的增长而下降，尤其是在60岁之后，维生素D缺乏加剧了钙吸收下降，维生素D和钙的摄入量减少会导致与年龄相关的骨质流失和骨折风险。老年人特别容易发生骨质疏松和相关骨折，充足的钙摄入可预防骨质疏松性骨折，但不能恢复已失去的骨密度。钙摄入量还与降低结肠癌风险和降血压相关。低脂乳制品是钙的最佳膳食来源，每天补充1000~1200mg是有益的。

补钙与心血管疾病风险之间也有一定的相关性，目前的研究支持患有心脏病的老年人持续补钙。

7. 铜

目前对于年轻人和老年人铜的每日推荐摄入量一样，都是0.9mg。由于总热量摄入减少，老年人的铜摄入量往往不足，铜是造血所必需的元素，铜缺乏可导致贫血和中性粒细胞减少，尤其是无法自主经口进食而只能管饲的老年人需要补充铜。

8. 铬

一般的日常饮食中每1000kcal的热量，铬含量约为15μg。在目前的铬密度水平下，每天至少需要2000kcal的热量才能满足推荐摄入量，这使老年人特别容易缺乏铬。铬缺乏会损害葡萄糖和胰岛素代谢，导致甘油三酯升高，并与周围神经病变相关，患有2型糖尿病或有2型糖尿病风险的老年人可能特别受益于铬补充剂。

9. 锌

大多数成年人锌摄入量低于锌推荐量，老年人摄入量的差距会更大。老年人每天摄入量少于10mg，就可能会损害免疫力、延缓伤口愈合，以及降低味觉和嗅觉的敏锐度。锌能影响免疫力，免疫功能紊乱正是衰老的特征，功能紊乱可能导致危及生命的感染，努力保持最佳的免疫功能十分重要。平均饮食提供约为每1000kcal热量的食物含锌5mg，因此需要3000kcal热量的食物才能提供推荐的每日必需的12~15mg的锌。

锌在家禽、鱼类和肉类中含量丰富，富含这些来源的饮食可提供更高的锌密度。然而，健康饮食建议努力限制脂肪摄入，以及促进水果和蔬菜摄入通常会减少肉类摄入量，从而减少锌的摄入。每天补充15mg锌是合理的预防剂量，这一剂量可由复合维生素/多种矿物质补充剂来提供。研究发现，老年人每日补充45mg锌可降低感染的发生率和氧化应激水平，但不推荐长期大剂量补充。

10. 铁

女性对铁的需求随着年龄的增长而下降，消化道对铁的吸收会随着年龄的增长而下降，但体内铁的储存却会增加。

11. 镁

在所有年龄组的镁摄入量通常都很低。摄入量在每天每千克体重4mg范围内是常见的，但研究认为每天每千克体重6mg更为合适。老年人尤其可能缺乏镁，这是由于摄入减少、与2型糖尿病等慢病状态相关的消耗及胃肠道吸收受损有关，不良后果可能包括睡眠障碍、认知障碍和肌痛。通过饮食或补充剂使镁摄入量超过每天每千克体重5mg应该是合理的。必须注意，老年人使用含镁缓泻剂，比如硫酸镁溶液可能会导致高镁血症。

小贴士

摄入酒精和咖啡会影响睡眠，尤其是老年人，少量饮酒可能在一开始增强睡眠诱导和加深睡眠，但这种作用可能在夜间发生逆转，众所周知，较高的酒精摄入量和戒酒会扰乱睡眠模式。

12. 白藜芦醇

白藜芦醇是一种浓缩在葡萄皮中的抗氧化剂，在红酒中也存在，细胞存在多种氧化的酶系统对衰老的不同过程具有极其重要的作用。在动物体内高剂量给药似乎可延缓衰老，在人体内白藜芦醇可能改善炎症生物标志物，并降低促动脉粥样硬化因子。

13. 辅酶Q10

辅酶Q10是一种在细胞线粒体中发现的抗氧化剂，可抑制脂质和蛋白质的氧化。口服补充辅酶Q10的安全剂量高达每日3600mg且耐受性良好，日常推荐水平为每日1200mg。研究表明，补充辅酶Q10减少了DNA的氧化和断裂，在饮食控制和补充辅酶Q10的动物中，寿命略有延长。补充辅酶Q10可能在治疗心力衰竭或偏头痛等特定疾病中发挥作用，但对人体的寿命没有任何明确的影响。

小结

衰老与瘦体重的减少和体脂的增加有关，60岁之后，瘦体重和脂肪量均开始减少。能量需求往往随着年龄的增长而下降，部分原因是体力活动减少，部分原因是具有代谢活性的机体组织逐渐减少。营养和能量的摄入往往与能量需求不成比例地下降，因此许多老年人营养不足。老年人能量缺乏导致负氮平衡，加速肌肉流失；同时伴随着微量营养素缺乏，尤其是B族维生素、维生素D和某些矿物质，比如锌。使用处方药可能会加重影响与年龄增加有关的嗅觉、味觉和胃肠动力减退，从而导致饮食摄入量不足。

老年人保健的重点应是保持体重，尤其是保持去脂的瘦体重，无论是通过高营养密集的饮食补充，还是通过运动保持肌肉水平。应鼓励老年人在其功能状态允许的情况下进行或保持身体活动，通过向营养师寻求帮助，定期评估饮食摄入，有助于确保维持足够的营养。复合维生素/多种矿物质补充剂是一种低成本且安全的方法，来保护老年慢病患者免受微量营养素缺乏的影响。

努力增加饮食中的营养密度是一种有效的方法，尽管难度更大，而且可通过结合复合维生素/多种矿物质补充剂，两种方法不是相互排斥的。衰老的常见表现，如认知能力下降和免疫缺陷，可能部分由营养缺乏引起，因此可通过营养补充来预防或部分逆转。在老年慢病患者补充维生素的同时，补充锌、铬、镁、钙、铜，还有传统上未列入营养推荐清单的营养素，如辅酶Q10（泛醌）和硫辛酸，可能对老年慢病患者有益。

随着慢病患者年龄的增长，可能需要将充足营养的短期功能获益与特定饮食习惯的长期后果进行考量。例如，对于有冠心病长期风险的年轻成人，鸡蛋中的胆固醇含量可能是一个相关考虑因素，而对于老年患者，鸡蛋的营养密度可能带来的益处超过任何长期风险。丰富的水果和蔬菜饮食对老年人和年轻人都有同样的益处。

第三节 饮食营养与人体功能

一、饮食对内分泌的影响——植物雌激素

1.植物雌激素缓解绝经症状

植物雌激素是一类天然存在的植物源性化学物质，具有不同程度的雌激素作用。在食物中使用植物雌激素特别有意义，可改善与绝经相关的症状和后遗症。

植物雌激素广泛存在于植物中，大豆和亚麻籽都是植物雌激素的丰富来源。经常食用全谷物食品，其中含有的植物雌激素可能会带来的一些健康益处。

大豆和其他食物作为替代卵巢激素的天然食物，可缓解更年期症状，降低疾病风险；将大豆全天分次食用，可获得更大的健康益处。

2.植物雌激素降低癌症风险

研究证明，异黄酮、异黄素、大豆黄素及其衍生物有助于乳腺癌的预防，这些影响也可能是饮食中的水果和蔬菜降低癌症风险的原因。研究提示，食用大豆可能预防乳腺癌的发生，但对乳腺癌复发和死亡率的影响较小；亚麻籽的摄入也可降低乳腺癌的发病风险。

目前，还不能推荐大豆补充剂用于预防癌症，但在饮食中添加大豆可能有益。鉴于大豆因其蛋白质含量高被广泛用作肉类替代品，它的保护作用可能不仅来自它提供给饮食的东西，也来自它从饮食中去除的东西；大豆食品的饮食中含有的肉类更少，因此患癌的风险更小。

3.植物雌激素有益于心血管疾病

有初步证据表明大豆植物雌激素对心血管有益，对男性和女性的影响相当。

（1）在低脂、低胆固醇的饮食中包括25g大豆蛋白可降低心脏病的风险。

（2）用大豆坚果代替非大豆膳食蛋白的女性，血压和低密度脂蛋白胆固醇水平降低，尤其对高血压患者的效果更显著。

（3）在饮食中添加大豆坚果还可显著改善患代谢综合征的绝经后女性的血糖控制和血脂水平。

（4）试验发现只含有异黄酮的大豆配方的有降脂疗效，烹调加工会损失大豆中的异黄酮，所以最小限度加工的大豆蛋白可能对心血管更有好处，异黄酮对血脂的影响仍存在争议。

（5）植物雌激素已在啤酒花、葡萄和葡萄酒中被鉴定出来，适量饮酒对健康的一些假定益处可能归因于植物雌激素作用。

小结

含有植物雌激素的食物或浓缩补充剂可用来改善更年期症状和后遗症，其中大部分是初步的证据。富含多种植物性食物的饮食，特别是大豆、亚麻籽和全谷物，可提供丰富的植物雌激素。通过植物雌激素和其他有益成分的作用，这种饮食方案有可能降低乳腺癌、前列腺癌、心血管疾病，以及可能的其他癌症和骨质疏松的风险。植物雌激素可能是减轻绝经期症状的一种选择，每日60g大豆蛋白和30~40mg大豆异黄酮可有临床获益。

二、饮食与睡眠觉醒周期和情绪

饮食和情绪之间的相互作用有可能改善或复合情感障碍、饮食障碍和体重增加-肥胖。饮食模式可能影响夜间睡眠质量、日间嗜睡倾向、警觉和专注力。

1.饮食与神经递质

（1）色氨酸和血清素：色氨酸是一种氨基酸，可被转化为5-羟色胺，在调节睡眠和情绪中发挥重要作用，甚至影响体重增加-肥胖。色氨酸在肉类和鱼中相对丰富，在国外，睡前喝一杯温牛奶历史悠久，认为温牛奶中有催眠物质。α-乳清蛋白是一种乳清蛋白，它所含的色氨酸含量高于任何其他蛋白质食物来源。

（2）多巴胺：多巴胺是一种产生神经愉悦的重要神经递质，也会受饮食的影响。饮食中的脂肪和糖会降低多巴胺受体信号，高脂饮食会改变多巴胺相关基因的表达，长期摄入低蛋白、高碳水化合物饮食会降低多巴胺受体密度。

（3）乙酰胆碱：胆碱是神经递质乙酰胆碱的前体，在注意力和觉醒中起作用。胆碱一直被认为是一种必需的膳食营养素，成年人的适当摄入量为每日1~2g氯化胆碱，胆碱在饮食中普遍存在（在器官肉类中更常见）。乙酰胆碱对阿尔茨海默病和重症肌无力具有特殊的治疗作用，目前还没有研究胆碱在这些疾病的睡眠或情绪中的潜在作用。

2. 饮食和睡眠

（1）维生素B_{12}也被证明有助于分泌褪黑素——一种调节睡眠和觉醒周期的激素。

（2）维生素B_6对睡眠也有一定的影响，维生素B_6在快速眼动睡眠期间增加皮质觉醒，并增加梦的生动度。

（3）维生素B_3（烟酸）抑制色氨酸2，3-双加氧酶的活性，这是色氨酸转化为烟酸的关键酶。与5-羟色胺和褪黑素相比，维生素B_3可减少色氨酸对烟酸的“损失”。

你知道吗？

饭后为什么容易犯困?

“饭后更容易犯困”是有根据的，研究发现，吃午餐和不吃午餐相比，进食状态下睡眠时间更长。与碳水化合物含量较高的等热量餐相比，高脂肪餐可能会引起餐后警觉性和注意力的特别下降。

（4）成人中高脂肪和高碳水化合物的餐饮都诱导了嗜睡。与等热量的液体餐或水相比，固体餐（无论成分如何）可缩短入睡时间。高脂饮食引起更多的嗜睡。低碳水化合物、高脂肪的饮食会减少快速眼动睡眠的时间。

3. 饮食与情绪

有证据表明，健康的饮食与心理问题发病率之间存在关联。健康饮食与发生抑郁和焦虑障碍的可能性较低，而不健康饮食与心理障碍发生的可能性较高，这与年龄、社会经济地位、生活方式因素等无关。地中海饮食模式在预防抑郁障碍方面具有潜在的保护作用。

（1）时下流行的高蛋白饮食方案所提倡的严格限制所有碳水化合物，已被证明会增加体力活动的人的疲劳和负面情绪。

（2）在抑郁症患者中叶酸和维生素B_{12}的水平降低。

（3）老年人群中B族维生素缺乏不断增加；富含精制碳水化合物和加工过的糖的营养不良饮食特别有可能引起这种B族维生素的缺乏状态，避免这种饮食模式，并以每日复合维生素作为代偿，可能对易感个体的情绪有益。

4.改善睡眠和情绪的膳食补充剂

褪黑素是松果体产生的一种激素，可外源性作为膳食补充剂，对睡眠障碍的人有益。使用褪黑素可显著缩短入睡时间，同时提高睡眠效率和睡眠时间。褪黑素在缓解跨越多个时区时的时差反应方面既安全又有效。

缬草又叫穿心排草、鹿子草、甘松、猫食菜、满山香，是一种草药，传统上用来泡茶治疗失眠。缬草作为一种温和的镇静剂明显有效，缬草中诱导睡眠的化学物质尚未确定。这种草药有点苦，味道非常难闻。医生建议睡前30分钟服用缬草根提取物150~300mg。缬草和抗精神病药氟哌啶醇之间存在肝脏不良反应，必须谨慎使用。镁可能有助于与老年相关的睡眠困难，一些医生建议睡前30分钟服用500mg镁或250mg镁与褪黑素和锌一起服用。

贯叶连翘和金丝桃被提倡用于治疗抑郁症。贯叶连翘治疗轻至中度抑郁症的疗效与常规抗抑郁药相当。对重度抑郁症患者效果不明显。金丝桃的活性成分似乎可抑制血清素、多巴胺和去甲肾上腺素的再摄取。ω-3脂肪酸对情感障碍有益，ω-3脂肪酸作为辅助用药可能改善双相抑郁症状，ω-3脂肪酸不能减轻躁狂。补充维生素D对总体精神健康可能有益，补充维生素D也是一种合理的常规做法。

小结

饮食和营养以多种方式影响情绪、嗜睡和觉醒，其中原因目前尚不清楚。提倡的营养素比例即55%~60%的热量主要来自复合碳水化合物，20%~25%来自脂肪，15%~20%来自蛋白质。

饮食中避免过量咖啡因或酒精可保证充足的睡眠质量。睡眠呼吸暂停常由肥胖引起；一顿丰盛的午餐会引起餐后嗜睡，这与午餐成分无关，而全天的少量零食平均分配，往往会使人工作更有精神，这就是许多大企业会给员工提供小零食的理论依据。如果在常规进食时间进食减少，而以较高比例零食代替正餐，则会引起脂肪过度堆积，水果和蔬菜的摄入量减少，所以必须从总体出发，考虑零食带来的坏处。

人们的情绪可能受到人对食物的强烈欲望的影响，以巧克力成瘾作为最重要的例子，对巧克力的欲望随着女性月经周期的不同而发生变化。简而言之，在进食状态（而非禁食状态）持续、适度地摄入想要的食物有助于控制对这种食物的欲望。

多种微量营养素可能会影响人们的情绪，比如ω-3脂肪酸，以鱼油形式每日补充1~2g的剂量可以改善人们的情绪。一般原则下可常规补充微量营养素，除非有禁忌。

三、饮食与认知功能

1.维生素与认知功能的关系

研究发现，补充维生素E可适度降低阿尔茨海默病的风险，延长阿尔茨海默病患者的生存期，维生素E在改善老年人认知结局方面没有效果。考虑到既往有心血管疾病或糖尿病的患者补充大剂量维生素E会有潜在风险，目前不建议将维生素E补充剂用于阿尔茨海默病的一级或二级预防，一般原则上可推荐富含抗氧化剂食物的饮食。每周至少喝3次水果或蔬菜汁的老年人患阿尔茨海默病的风险显著较低。

2.疾病与认知功能的关系

高胆固醇血症和高血压已被证明会增加阿尔茨海默病的患病风险，富含饱和脂肪或反式脂肪的饮食可能引起老年人的认知能力下降。

阿尔茨海默病和糖尿病之间有很强的相关性，糖尿病患者患阿尔茨海默病的风险大约是正常人的2倍，高碳水化合物的饮食似乎促进了阿尔茨海默病的发展。

3.烟酒与认知功能的关系

吸烟与男性或女性认知能力下降之间的关联度不一样。适量饮酒（尤其是葡萄酒）对认知功能和痴呆进展有潜在的有益作用。每日中度饮酒者（约15g酒精）进展为痴呆的发生率显著低于不饮酒者，每日饮酒超过1次并没有明显的额外保护作用。通过长期追踪酒精摄入量和痴呆发病率，发现葡萄酒与痴呆风险降低相关，而其他酒精饮料与痴呆风险无关，甚至会增加痴呆风险。

4.饮食与认知功能的关系

地中海饮食（富含水果、蔬菜、坚果和橄榄油）可显著降低心血管疾病发病和总死亡率的风险，可降低认知衰退和痴呆风险。在一些老年人群中，大量摄入蔬菜，尤其是绿叶蔬菜，可减慢认知功能下降。

似乎一些被广泛吹捧为“健脑食品”的食物确实可作为健康饮食的一部分来支持认知功能。例如，富含多酚的食物，如绿茶和蓝莓，具有神经保护作用。大量摄入亚油酸（多不饱和，ω-6脂肪酸）可能会加速认知功能下降，而食用鱼类和摄入ω-3多不饱和脂肪可能具有保护作用，每周都食用鱼类的老年人认知功能下降的速度慢10%~13%。

据报道，节食与认知功能缺陷之间存在关联。一些研究发现，严格限制能量摄入的减肥计划的个体表现出记忆力、注意力、处理速度和专注力的下降。总能量摄入与认知功能下降之间存在显著正相关。在动物身上，能量限制已被证明可延长寿命并减少炎症过程。

但现实情况是，许多老年人在无意中限制了热量摄入，导致营养不均衡，进而可能出现营养不良。缺铁性贫血（最常见的贫血）与认知损害相关，与缺铁的人相比，铁充足的人的认知表现更好、更快。

同型半胱氨酸水平升高被认为是叶酸和维生素B_{12}缺乏的标志，也是血管疾病公认的危险因素；高同型半胱氨酸血症也是阿尔茨海默病发生的一个强大的独立危险因素。但无论是阿尔茨海默病患者还是认知功能正常者，补充叶酸或维生素B_{12}均未能改善认知功能或减缓认知功能的衰退。

5.营养素、营养品和功能性食品

（1）脱氢表雄酮：脱氢表雄酮（DHEA）在理论上具有神经保护作用，因此在患者中成为非常受欢迎的补充剂。虽然DHEA或DHEAS没有不良反应，但迄今也没有显示能减轻老年人的认知功能下降的作用。

（2）银杏叶：银杏叶是从银杏树的叶子中提取的，银杏树可以活到4000岁，在我国作为补品使用的银杏提取物已有1000多年的历史，银杏叶对痴呆存在不同程度的益处，对脑功能的影响可通过脑电图作为证实。最近试验发现，银杏治疗对认知功能的影响不确定，对痴呆的影响也不一致。银杏叶的治疗作用因人而异，尤其是75岁以上老年人银杏对降低痴呆或改善认知功能的作用不太显著。

（3）人参：人参是一种适应性草本植物，来自人参属植物的根，人参可轻度改善认知功能和生活质量，并且没有严重的不良反应，人参最常见的副作用包括失眠、头痛、恶心、腹泻和鼻出血。无论是健康者还是痴呆患者，几乎没有使认知改善的作用。

（4）胆碱：胆碱是肉、蛋和十字花科蔬菜等食物中的一种必需营养素。1个鸡蛋含有113mg的胆碱，500g西兰花含有202mg，1L的牛奶含有180mg，在绝经后女性中，只有2%的人摄入了建议量的胆碱，绝大多数人都是缺乏的。胆碱的补充形式包括卵磷脂（大豆或鸡蛋的衍生物）和磷脂胆碱。在认知障碍或痴呆患者中，每日补充600~1000mg可起到短期和中期对记忆的改善作用。

小结

在饮食习惯与认知功能或认知功能下降之间没有联系。应鼓励患者建立稳定的饮食模式，有助于维持接近理想的体重，肥胖和持续的减肥都是不利的。超重患者减重节食的健康益处远远超过其可能带来的轻度认知功能损害。

大量摄入蔬菜和水果是有益的，补充中等剂量的维生素E或维生素C可能有助于保护认知功能。应避免吸烟，但适量饮酒可能带来一定益处。特定的食物，如蓝莓、绿茶和鱼，可能会带来认知益处。银杏叶、人参和胆碱可能有有益作用，但如果有，作用也不大。

四、饮食与视力

1.老年人视力损伤的两大主要原因

老年人视力损伤的两大主要原因是年龄相关性黄斑变性和白内障。超过10%的80岁以上的人因年龄相关性黄斑变性而视力受损，其中一半的人患白内障，损害视力。随着人口老龄化，这些疾病对公共卫生的影响逐渐上升。

由于白内障晶状体置换术安全且普遍有效，因此已成为60岁以上人群中最常见的手术之一，并带来了巨大的社会经济负担。与发达国家相比，发展中国家的白内障患病率更高，致残率也更高；在世界范围内，白内障占所有失明的50%。

2.老年人如何保护视力？

随着年龄的增长，饮食因素可能加速或延缓视力受损和失明的发展。饮食和补充剂中的抗氧化剂可能对视力有益。减少糖类摄入的饮食习惯可预防糖尿病眼部并发症。

维生素C和维生素E、类胡萝卜素、锌、铜和硒的抗氧化作用可能在保护黄斑损伤中发挥作用，戒烟和绝经后雌激素替代治疗似乎对视力具有保护作用，摄入ω-3脂肪酸也具有保护作用。膳食补充长链多不饱和脂肪酸，特别是ω-3类，促进黄斑发育且具有保护作用。经常食用含有ω-3脂肪酸的鱼类有降低黄斑变性发生风险，高血浆ω-3脂肪酸总量也降低晚期年龄相关性黄斑变性发生风险。值得注意的是，我们的饮食普遍缺乏ω-3脂肪酸。

提倡的复合维生素、复合矿物质补充可能有助于预防黄斑变性。摄入高升糖指数（GI）的碳水化合物可增加年龄相关性黄斑变性和白内障的发生风险，而摄入谷类纤维、面包和谷物可降低发生软性玻璃膜疣的风险。研究发现，每天喝一杯或更多苏打水（一种非常高GI的饮料）的孩子与那些不喝苏打水的孩子相比，视网膜血管宽度显著下降，表明高GI饮料对视网膜血管有直接损伤。

在白内障形成的问题上，使用多种维生素和维生素A可预防白内障的形成，而维生素E和维生素C对白内障的形成没有影响。使用多种维生素可将白内障的风险降低27%。目前提出了每日补充的具体“合理”剂量，这种剂量可能对眼部健康有益，且几乎没有毒性风险。建议的补充剂包括1mg维生素A、500~1000mg维生素C、多达300mg维生素E和20mg锌。

3.对眼健康有益的营养品和功能性食品

（1）叶黄素：叶黄素似乎在降低年龄相关性黄斑变性风险方面发挥着重要作用。据推测，叶黄素能中和损害眼睛的自由基，从而防止光氧化。因此，饮食中叶黄素含量高的人不太可能患年龄相关性黄斑变性或白内障。目前含有叶黄素和其他类胡萝卜素的补充剂现在在保健食品店大量销售；但有人担心，补充剂形式的叶黄素可能不能提供与天然食物如绿叶蔬菜（7.4mg/100g）和熟卷心菜（14.4mg/100g）相同的益处。所以建议多补充富含叶黄素的天然食物，如叶黄素的其他来源，包括欧芹、蛋黄、三文鱼、菠菜和羽衣甘蓝，而非保健品。

（2）银杏叶：另一种受欢迎的对眼睛健康有益的营养补充剂是银杏叶。它被认为是一种有效的抗氧化剂和血液稀释剂（通过降低血液黏度和增加红细胞变形）。每日2次、每次80mg银杏叶补充剂有助于改善视力。这种草药还可增加眼动脉血流，从而降低青光眼患者的眼压。

小结

推荐富含绿叶蔬菜的饮食作为老年人相关眼病的一级预防，戒烟明确有效，故鼓励老年人戒烟。补充多种维生素/多种矿物质可能有益，特别是对于50岁以上或饮食方式不太健康的人。

对眼病预防需求的老年人应考虑补充500mg维生素C、200IU维生素E和3mg叶黄素。

建议在饮食中加入来自鱼类或植物的ω-3脂肪酸。这类脂肪的摄入可能对眼睛特别重要。为了保护视力，我们建议选择富含水果和蔬菜的饮食模式。

五、饮食与牙齿

饮食、口腔与健康之间的关系是多元的、双向的。多种营养缺乏反映在口腔、颊、舌黏膜等部位，这些部位出现炎症时，营养会影响免疫功能，而免疫功能又会影响口腔内的细菌，导致蛀牙和龋齿的发生。尤其是老年人，牙齿缺失，食物的种类和数量受到限制，可能引起营养不良。营养通过部位特异性和系统性的作用，在口腔健康的发展和维持中发挥着重要作用。

1.龋病是怎么发生的?

牙齿由外层珐琅质和内层围绕牙髓的牙本质组成。对外层矿化层的侵蚀导致形成空洞或龋齿。龋齿是口腔和牙齿的一种传染病，尽管近几十年来龋齿发生有所减少，但仍然是一个相当大的公共卫生问题。

龋齿的发病机制涉及牙齿表面脱矿、平衡期和再矿化，这一过程需要持续18个月，在临床上形成明显的龋洞之前，有机会阻止和逆转龋齿。影响龋齿发生的4个因素是口腔细菌、可发酵的膳食碳水化合物、氟和其他膳食矿物质暴露不足，以及唾液的体积和成分。如果没有良好的口腔卫生习惯，菌斑会附着在牙齿上。

摄入的碳水化合物被代谢（发酵）为有机酸，包括乳酸、丁酸、乙酸、甲酸和丙酸，随后牙菌斑pH值下降，当pH值为5.3~5.7时，牙表面釉质溶解，导致牙齿脱矿和龋齿的形成。

2.龋病的发生与什么有关?

目前公认糖与龋齿的病因有关。当蔗糖存在时，牙菌斑块形成加速。变异链球菌在蔗糖存在的情况下产生多糖，促进细菌黏附到牙齿表面，其他常见的糖也像蔗糖一样作用，使斑块的pH值有类似的下降。

干果、谷物、饼干、薯片和面包都会导致龋齿的形成，新鲜水果含有浓缩的糖，但由于它们的含水量高，并且含有一种唾液柠檬酸，因此新鲜水果引起龋齿的发生率往往较低。

唾液在预防龋病中具有重要作用，口干症患者患龋齿的比例特别高。唾液可移动食物颗粒，直接缓冲牙菌斑中的酸，减少细菌计数，并通过转运钙、磷和氟化物促进再矿化。水果中的酸含量可能会抑制细菌发酵，但当酸含量很高时，比如柠檬和橙子，它可能会直接腐蚀牙釉质。

奶酪已被证明可增强牙釉质的再矿化，某些硬奶酪可防止饮食中的糖降低牙菌斑的pH值，这意味着这些食物可能特别保护牙釉质免受其他食物中糖的影响。

淀粉类食物在牙齿上的黏附促进龋病的发生；淀粉含量高的加工食品往往长时间黏附在牙齿上，因此可能不成比例地促进蛀牙形成。精制和加工过的谷物含有易受唾液淀粉酶作用的改性淀粉，麦芽糖的释放导致其发酵降低菌斑pH值，并有助于脱矿。蔬菜中的膳食淀粉不会致龋齿。而加工淀粉，加上高糖摄入，特别容易诱发龋齿。

虽然溶液中的糖比固体中的糖黏附在牙齿表面的少，但含糖饮料也增加龋齿风险，汽水和含糖饮料的风险最显著；100%的纯果汁导致龋齿可能会稍微少一些。饮用苏打水可能会损害牙齿健康，这与糖的致龋作用不一样，这是因为磷酸对牙釉质有侵蚀作用。

人工甜味剂由于不含糖，其致龋齿发生率较低，但糖替代品，如用于口香糖的木糖醇和用于无糖汽水的阿斯巴甜，对牙齿的损害可能与非无糖汽水一样；能量饮料也存在类似的现象，但运动饮料的作用程度要小得多。

控制饮食中摄入糖可能对牙齿健康有益，更有效的方法是每天坚持用含氟牙膏刷牙至少两次，对牙齿的益处更大。当然，控制饮食中摄入糖和每天坚持用含氟牙膏刷牙，它们的好处可能是叠加的。

在牙齿发育过程中，蛋白质热量营养不良可延缓牙齿萌出，使牙齿变小，发育过程中缺乏维生素A会导致牙齿畸形。缺乏维生素D、钙或磷会损害牙齿的矿化。充足而不过量的氟化物可强化牙釉质，过多则会使牙齿变得斑驳。

3.老年人牙齿受损的危害

老年人由于牙龈萎缩，牙根暴露面有患龋的风险。这些表面缺乏牙釉质，容易加速患龋，涉及的食物包括甜饮料和淀粉。牙龈的护理是预防这种疾病的基础。

牙龈炎和牙周炎（涉及牙齿附着周围组织的更严重的感染过程）受到营养状况的影响。牙周病与全身性炎症相关并促发冠状动脉粥样硬化、代谢综合征、高血压等疾病。糖尿病与牙周病的进展有关，合并糖尿病患者更有可能发生全身感染和微血管并发症。

蛀牙和牙齿缺失影响营养状况，大约40%的65岁以上老年人是无牙的，许多药物可减少唾液分泌，因此多达50%的老年人因医源性原因导致唾液分泌减少。唾液减少会加速蛀牙，并干扰义齿的功能。使用含有木糖醇的口香糖对唾液的刺激可能是有效的。

保持口腔健康可促进老年人的营养吸收情况，降低多种慢病的发生风险。使用局部或全口义齿的老年人的咀嚼能力一般下降到正常的20%左右，这可能改变他们的饮食习惯，尤其是减少那些需要牙齿充分咀嚼的食物。口腔颌面部疼痛和牙龈疼痛，这些是在老年人群中经常出现的症状，常常提示总体健康状况较差，牙列不良与许多维生素、矿物质、蛋白质和纤维的摄入减少有关。牙列缺失者会避免食用被认为难以咀嚼的营养密集食物，包括水果、蔬菜、坚果和肉类。

排除了吸烟、饮酒、体力活动、肥胖、高血压、糖尿病和血脂异常影响后，发现有牙齿不完整者全因死亡率和心血管死亡率显著增加。

近些年，随着医疗条件的改善，老年人牙齿脱落的患病率随着时间的推移正在下降。牙齿健康在一定程度上与教育程度和牙齿护理有关，显然还与个人遗传因素有关。

4.老年人如何保护牙齿?

（1）钙和维生素D：充足的钙和维生素D的摄入对于维持健康的牙龈是必要的。在接受牙周维持治疗的患者中，补充维生素D和钙可降低牙周病风险。

（2）氟化物：氟化物进入牙齿的羟基磷灰石中，使牙齿矿物质不易脱矿，氟还抑制变形链球菌的复制和酶的活动。然而，水中氟化物水平高会引起高血压，必须在氟化物预防龋齿和氟中毒之间取得谨慎的平衡，以最大限度地发挥这种化合物的作用。建议对公共水源、食盐、含氟牙膏、密封剂，甚至牛奶进行含氟处理，因为这些已被发现是降低龋齿风险的安全有效手段。氟化物进入骨骼也可能对骨质疏松带来益处。

（3）蔓越莓：蔓越莓是一种长期以来被“吹捧”为治疗尿路感染的水果，目前正在研究其在预防龋齿方面的潜在特性。这种水果的多酚，包括原花青素和花青素，显示出抑制链球菌黏附到牙齿上的作用。蔓越莓提取物可阻止致龋链球菌形成生物膜，蔓越莓提取物可减缓牙菌斑的发展。蔓越莓提取物还被认为可抑制致龋细菌产生酸，以及它们的蛋白水解活性，从而降低患龋齿和牙周病发病率。

（4）辅酶Q10：辅酶Q10在牙周病预防和治疗中发挥作用。在牙周组织局部使用辅酶Q10，破骨细胞活性和年龄相关的炎症反应显著降低。菌斑诱发的牙龈炎患者的牙龈上单独应用辅酶Q10可显著降低其牙龈、出血和菌斑评分。辅酶Q10在预防和治疗牙周病方面的有用性很有前景。

（5）益生菌：一个相对较新的领域（益生菌的细菌疗法）显示出对口腔健康有益的前景。益生菌已被证明可降低口腔的pH值，菌斑细菌（一般认为是变形链球菌）不能形成导致牙周病的牙菌斑。摄入乳杆菌或双歧杆菌来源的益生菌对口腔内的变异链球菌和（或）酵母有阻碍作用。益生菌还可将口腔内的挥发性气体转化为代谢所需的气体，从而消除异味，改善口臭。益生菌对口腔健康具有潜在益处。

（6）木糖醇：木糖醇已被评估用于治疗龋齿。在患龋风险较高的成人中，每天使用木糖醇含片（最多5g/d），并没有有效地预防龋病。木糖醇目前不被推荐用于预防龋齿。

小结

饮食影响牙列，牙列和口腔健康同时也影响饮食，进而影响整体健康状况。在龋齿发病机制中最重要的膳食因素是饮食中的糖和淀粉含量。

可通过以下方式减少龋齿的发病率：限制糖的摄入，避免含糖或淀粉的零食，使用添加木糖醇或其他不可发酵的甜味剂的口香糖，以及经常刷牙以清除食物残渣。充足的膳食对优化免疫功能和颊舌黏膜的健康很重要。补充多种维生素可能有益，尤其是对50岁以上的人。

氟化物摄入量大大影响患龋齿的易感性，应关注患者饮用水含氟量；当水含氟量较低时，医生应建议补充。老年人的牙列完整是保存天然牙齿的关键，牙齿健康会影响整体饮食的质与量。

第四节　饮食健康有章可循

“人是铁，饭是钢”是人们常挂在嘴边的一句话。食物作为人体生命活动不可或缺的物质能量来源，其质量的好坏直接关系到我们身心健康的诸多方面。本节精选了众多营养教科书及国内外科技文献的精髓，旨在为老年朋友呈现出国际学者们一致认可的有助于健康促进和疾病预防的饮食建议。

一、不健康饮食的危害

当今社会，营养过剩比营养不足对全球人口健康的影响更大。肥胖逐渐成为主流。肥胖的发生是由于机体能量摄入超过能量消耗，过多的能量在体内蓄积，导致体内脂肪细胞的体积和数量增多，脂肪过度蓄积于体内而形成。

肥胖症已成为全球最大的慢性疾病，直接或间接给患者和社会带来很多问题及危害。它不仅直接改变了一个人的外貌和体形，还可引起一系列生理、心理和社会问题。研究已证实，肥胖与精神心理疾病有关联，如内心的自卑、焦虑、抑郁等。

肥胖还可引起2型糖尿病、高血压、高脂血症、睡眠呼吸暂停综合征、多囊卵巢综合征等一些肥胖相关疾病，并增加其发病率。我国肥胖人群呈快速上升趋势，肥胖成为一种“流行病”，严重威胁人类健康，因此控制体重、远离肥胖至关重要。

心脏病是我国成年人的头号杀手，文献表明，可以通过健康饮食大幅降低心脏病发病风险；科学家估计超过1/3的癌症可通过饮食控制来预防，且这一估计已被专业人士广泛接受。饮食的影响无所不在，从脑卒中、高血压、糖尿病等顽疾，到胃肠疾病、退行性关节炎等困扰，再到每个人对身体健康的总体感知，无一不受饮食的影响。

二、健康饮食的相关专家建议

健康饮食建议由各大卫生组织和专家共同提出，他们针对健康饮食，以及特定疾病饮食的不同需求给出了一定建议。虽然不同组织之间认知角度不同，也存在一定的文化差异，但“建议”都是建立在充分证据、严谨审查和合理解释的基础上，因此也具有一定的共通性。诸如，通过对饮食模式和人体健康结果的研究，发现心血管危险因素高的个人会从健康饮食和体育活动保健建议中获得更大的益处。下面介绍几个影响度较高的专家建议。

（1）《中国居民膳食指南》：针对居民健康，指南强调摄入全谷物、蔬菜、水果、海产品及低脂或无脂乳制品，并限制简单糖、饱和脂肪、反式脂肪、胆固醇和盐的摄入；强调日常饮食应平衡摄入的热量以控制体重，并注重摄入食物和饮品的丰富性，侧重于在生命周期各个阶段管理体重；此外，指南还纳入了健康饮食模式和行为，如早餐和零食的摄入等，并呼吁人们更多地关注食物环境和食品健康问题；倡导摄入充足水果和蔬菜，并支持每日20~35g膳食纤维摄入量，以及摄入脂肪低于30%每日膳食能量。《中国居民膳食指南（2022）》中提炼出了平衡膳食八准则：食物多样，合理搭配；吃动平衡，健康体重；多吃蔬果、奶类、全谷、大豆；适量吃鱼、禽、蛋、瘦肉；少盐少油，控糖限酒；规律进餐，足量饮水；会烹会选，会看标签；公筷分餐，杜绝浪费。

（2）2022年3月，美国预防心脏病学会在线发布《实用、循证的营养改良方法，以减少动脉粥样硬化性心血管疾病：美国预防心脏病学会临床实践声明》，提出了预防心血管病的10个营养原则：提倡均衡热量摄入与身体活动量，塑造并维持健康体重；多摄取蔬菜与水果；选择全谷物和高纤维食物；每周至少食用两次鱼类，尤其是富含油脂的鱼类；通过选用瘦肉和蔬菜替代品、脱脂或低脂（1%脂肪）乳制品；应注意每日饱和脂肪酸占比7%以下（以每日摄入能量计算）、反式脂肪酸1%以下、摄入胆固醇量300mg以下；尽量避免摄入氢化脂肪；减少摄入含添加糖的饮料和食物；选择低盐或无盐食物；若需饮酒，务必适量；无论外出就餐还是在家烹饪，都应遵循这些建议。

（3）糖尿病学会则针对糖尿病患者强烈推荐，大量摄取水果、蔬菜、豆类、鱼类、全谷物及脱脂乳制品，同时限制零食、糖分和甜品的摄入，倡导食用各类谷物，倡导每天至少食用5份水果和蔬菜，限制饱和脂肪和胆固醇的摄入。

（4）《中国居民膳食营养素参考摄入量（2023版）》根据中国人的膳食特点和饮食习惯，特别是为了预防慢病，倡导65岁以下成年人膳食中碳水化合物、脂肪和蛋白质所提供的能量范围应分别为总能量的50%~65%、20%~30%和10%~20%，相较2013版蛋白质能量范围的上限增加了5%；且新增65岁及以上老年人膳食中碳水化合物、脂肪和蛋白质所提供的能量范围分别为50%~65%、20%~30%和15%~20%，相较65岁以下成年人蛋白质能量范围的下限增加了5%，总体上提高了老年人蛋白质摄入的上限。与此同时，还建议每日进行60分钟中等强度的体力活动。

膳食指南着重强调对饱和脂肪和反式脂肪的限制，并推荐使用单不饱和脂肪和多不饱和脂肪取而代之，这与大众广泛认知不同，且反对以控制体重为目的而严格限制碳水化合物摄入的饮食方式。

（5）世界卫生组织在其《饮食、身体活动与健康全球战略》中强烈倡导注重能量平衡与健康体重：控制脂肪总摄入量，竭力消除反式脂肪，并将摄入的脂肪由饱和脂肪转向不饱和脂肪；增加水果、蔬菜、豆类、坚果和全谷物的摄入；限制糖与盐的摄入。这些全球性的饮食健康指南与我国居民膳食指南不谋而合。

虽然这些指南、建议在细节上存在差异，但总体而言，它们的大方向是一致的。大多数指南建议食用天然植物食品，即水果、坚果、未加工的谷物，以及包括豆类在内的蔬菜，建议减少酒精摄入，限制加工食品及其常见成分如糖、钠和反式脂肪酸的摄入，碳水化合物、脂肪和蛋白质既有优良品质，也存在不良类型，避免不良类型，例如精制糖、反式脂肪和红肉类动物蛋白质。

三、营养健康的减肥饮食

人们最常提到的减肥饮食是水果、蔬菜和全谷物丰富的饮食，同时相对限制精制淀粉、添加糖和总脂肪摄入。在西方最推崇的饮食是地中海饮食模式，以及低血糖负荷（升糖负荷）饮食，他们认为这些饮食方式益处多多。针对在全球范围内日益凸显的超重和肥胖问题，健康饮食的核心原则就是分食控制和保持能量平衡，包括：减少反式脂肪，减少饱和脂肪，减少钠，增加水果和蔬菜，增加全谷物，减少精制淀粉和单糖，用“好”脂肪代替“坏”脂肪，控制食物分量和总热量，以及增加身体活动。

1.膳食脂肪

研究表明，减少总脂肪摄入的饮食和不控制脂肪摄入量但摄入富含多不饱和脂肪酸和单不饱和脂肪酸的饮食，这两种不同饮食方式对人体健康的影响并没有明显差别，而极低脂饮食对预防心血管事件有一定效果。新的研究在肥胖人群中对比了同条件下减少总摄入能量25%的低脂和高脂饮食（两组饮食脂肪比例高低），结果表明，仅低脂饮食能促使腰围和脂肪含量减少，而高脂饮食虽然降低了总摄入能量25%，但并没有显著减少腰围和人体脂肪含量。

2.膳食蛋白质

根据当前研究，我们建议成人每日的蛋白质摄入量为0.6~1g/千克体重，一些积极锻炼的人每日的蛋白质摄入量可达到约为2g/千克体重，而对普通人来讲，不建议过度增加每日的蛋白质摄入量。目前研究尚未发现以控制胰岛素抵抗和减轻体重为目标的高蛋白饮食对长期健康有什么益处，因此我们通常不建议采用这种饮食模式。有研究发现，低碳水化合物高蛋白质的饮食方式对心血管有益，但同样有研究发现高碳水化合物低升糖负荷饮食也会对心血管有相当的益处。

值得一提的是，蛋白质具有高饱腹感的优点，因此适度增加蛋白质的摄入可能对部分人控制体重有所帮助，但必须注意在肾功能受损的情况下，过量摄取膳食蛋白质可能对健康构成威胁，它可能加速因年龄增长而导致的肾小球滤过率下降的进程。近期的研究发现，在坚持运动的超重女性中，摄入更多的乳制品和蛋白质会对骨骼产生有益影响，只要总体的饮食和生活方式合理，相对较高的蛋白质摄入量不会引发不良后果，然而，即使在针对竞技运动员的研究中，也没有证据表明摄入极高的蛋白质能给身体带来益处。

3.膳食纤维

指南建议的饮食方案将带来比我国人民典型饮食高出许多的纤维摄入，指南建议的每日纤维摄入量为30g，必须注意增加可溶性或黏性纤维的摄入。含有可溶性纤维的食物有豆类、各类水果、蔬菜、燕麦及其他谷物。可溶性纤维的摄入能通过调节肠道黏膜、改善营养吸收、减缓物质通过肠黏膜速度，以及调节脂肪酸吸收和肠道激素的生成，从而降低血脂水平，降低餐后血糖和胰岛素的升高。指南建议多吃各类豆类、扁豆、苹果及燕麦制品，摄入富含纤维的食物，有助于预防颈动脉硬化及相关心脏病。

4.微量营养素补充剂

尽管现在饮食丰富，但仍然会出现某些微量营养素缺乏，我们就介绍几个经常不被重视的问题。

同型半胱氨酸水平升高是心血管疾病的潜在危险因素，补充维生素B_6和叶酸有助于降低同型半胱氨酸水平，但试验表明这种降低效果可能无法如预期那样转化为心血管益处。此外，叶酸和其他B族维生素在预防脑卒中方面具有一定的益处，补充锌可增强免疫功能，补充铬则有助于改善胰岛素代谢。

目前学术界并不推荐每日服用复合维生素以预防慢病，因为一直没有有力证据表明这样的每日补充是有效的。补充多种维生素及多种微量元素对改善认知和情绪有一定好处，最近研究发现，中年女性补充9周复合维生素就可以改善认知功能、提升多任务处理能力，对稳定情绪有所裨益，还降低了同型半胱氨酸水平。事实上，为了弥补无法坚持健康饮食方式而服用多种维生素及多种微量元素补充剂对我们的健康并没有额外的好处，相比于指南推荐的健康饮食方式，补充微量营养素的益处微乎其微。

鱼油补充剂作为ω-3脂肪酸的来源，对于不经常食用高脂肪鱼类的成人和儿童可作为必要的补充。在保健品中加入抗氧化剂可能对于特定人群有好处。目前的研究没有发现补充大剂量单一营养素可对人体有保健作用，只是针对某些具体的营养缺乏疾病有预防作用，比如补硒制剂对肿瘤和心血管病的预防没有特殊的意义，只是对由于缺硒造成的心血管病有意义。

5.合理膳食分配

在总的进食量相同的前提下，相比于一天三餐，少食多餐可降低胰岛素的释放。此外，少食多餐模式还能带来其他代谢益处，在排除种族、体力活动、总能量摄入等其他诱发危险因素的情况下，对大多数成年人而言，频繁进食有助于抑制食欲，预防暴饮暴食，可以适度减肥，少食多餐带来频繁进食对于正在努力减肥或维持体重的人群的心理产生有益的影响。

6.能量限制

严格限制能量摄入在实验动物身上可降低全因发病率和死亡率，这一发现令人欢欣鼓舞，但对人类而言，这尚没有成功的例子和可以实际操作的方法除了极少数人外，大多数人都难以长期坚持低能量饮食（即严格限制热量摄入），尽管将热量摄入控制在正常水平以下作为促进健康的做法在理论上颇具吸引力，但其实际价值可能相当有限。最近兴起的间歇性限制能量摄入（每周2天），可以减轻体重和对健康生物标志物产生积极影响，可能与持续限制能量摄入同样有效，间歇性能量限制对于大多数人来说更为可行。

四、日常食物选择建议

1.肉

关于食用肉类对我们的健康究竟是有益、有害，还是无关紧要，一直以来争议不断。需要明确的是，当今社会的肉类消费与石器时代祖先的肉类消费存在着显著不同。例如，在石器时代，人们并未食用经过加工的肉类，没有饲料养殖的动物，尽管草食性牛的肉可能接近于旧石器时代的体验，但仍然无法做到完全一致。如今我们消费的肉类热量更高，含有各种不良脂肪和环境污染物，这些环境污染物会随着食物链的升级而累积，我们人类就是在食物链的顶端，富集了这些污染物质。另外，旧石器时代的人类可能直接生食肉类，因此可以认为现代食品加工（如使用亚硝酸盐腌制）和烹饪方法（如炭烤）都增加了致癌物质，导致不良健康结果。工厂化养殖、混合饲料和密闭式动物饲养作业也会对环境产生影响，这些影响可能直接污染农田作物和地下水或间接加剧气候变化，对人类健康产生影响。因此，在现在社会生活中无法避免的前提下，应合理限制工厂化养殖的肉类消费。

2.蛋

值得注意的是，在探究膳食脂肪对健康的影响时，我们必须深入了解反式脂肪、饱和脂肪和膳食胆固醇的不同作用。前几年美国心脏病协会声明膳食胆固醇没有负面影响，美国新版的膳食指南也取消了对每日胆固醇摄入量的限制，近期的研究表明，每日食用鸡蛋对健康无害。事实上，我们发现对于健康成人及高胆固醇人群而言，食用鸡蛋均无害处。当然至关重要的是一个人的整体饮食方式，几乎可以肯定，加工过的香肠搭配鸡蛋的饮食方式对健康不利。

3.乳制品

乳制品包括牛奶、酸奶和奶酪。越来越多的研究表明，食用乳制品不仅能促进健康，还能降低患心血管疾病的风险，最近建议将乳制品摄入量增加至9岁以上人群每日3份，就国人来说是在早上喝一杯250mL的牛奶，中午吃一块10~20g的奶酪，晚上再喝一杯酸奶，这其实是非常容易实现的。此外，每天食用超过3份的食物会带来更好的营养状态，可以改善骨骼健康，降低糖尿病和高血压的风险。大量摄入牛奶、奶酪和酸奶，用乳制品饱和脂肪代替肉类脂肪甚至可能降低25%的心血管风险。

4.谷物

在过去的几十年里，谷物在健康饮食当中的作用一直受到贬低，有许多低碳水化合物倡导者和担心麸质过敏的言论发表。谷物由三部分组成：麸皮、胚芽和胚乳。全谷物含有这3种成分，而精制谷物的主要成分是营养最少的部分，即胚乳。在远古时代中，草或谷物不是人类的天然食物，而是在大约12 000年前农业出现时谷物才进入人类的饮食。当时小麦由3种野生的草类植物进化而来，经过人类的驯化导致了种子体积不断增加。现在的问题是，谷物是完整的还是不完整的，最有可能影响我们的健康。研究结果显示，全谷物摄入量的多少不会引起体重指数增加，对于我们大多数人而言，添加全谷物尤其是麸质会改善健康状况。

5.糖

首先，糖本身并不有害，不能“谈糖色变”，我们生来就喜欢吃甜食，这不仅是动物生存所必需的，尤其还促进了人类的生存。比如母乳就是含糖饮料，母乳之所以甜，是因为我们的身体和大脑需要集中相当的易代谢能源才能生长，我们的味蕾是为了帮助我们生存而准备的，味蕾更喜欢甜味；而苦味更多的代表对身体有害，甚至有毒，所以我们最不喜欢苦味。因为我们可以安全地消化糖，它支持人体的需求、细胞生长和修复、制造激素、日常运动和新陈代谢。为了让人类得以生存和繁衍，我们的大脑理所当然地将糖和快乐联系在一起，所以糖可影响人的情绪。说了许多糖的好处，但当我们摄入过多的糖时，问题就会随之而来。

许多加工食品的果糖成分经常被诟病，因为高果糖饮食能促进脂肪合成，从而增加患血脂异常、肥胖症、胰岛素抵抗、心血管等疾病的风险；在果糖的摄取、吸收和代谢各个环节上，均有可能促使机体产生肥胖；果糖摄入后能降低甘油三酯清除率并增加肝脏甘油三酯的合成和沉积，长期高果糖饮食会导致非酒精性脂肪肝；

高果糖饮食还可刺激人体内尿酸合成，形成高尿酸血症。“肥宅快乐水”（可乐）的主要成分即为高果糖玉米糖浆和苏打水，现在越来越多的人注意到这一问题，并主动减少饮用。但我们必须强调果糖也是水果中的糖，饮食中可能含有果糖，对健康也有有利的影响。低糖饮食不一定是最佳的，热量固然重要，但重要的是食物摄入的整体质量和数量，攻击一种营养物质如果糖，是不正确的。

6.有机食品

有机食品或许正成为一种时尚潮流，但其对健康的好处乃至安全性，目前尚无定论。所谓的“有机”生产食品，严禁使用合成肥料、预防性抗生素、辐射、基因改造等技术。有研究报道对有机食品和传统食品中的维生素、矿物质及硝酸盐含量进行了比较，至今结论还不确定。由于种植和生产方法不同，有机食品的营养成分可能存在差异，因此对有机食品的评价还需要更广泛大规模的研究。尽管许多关于有机食品的观点可能站不住脚，但有机食品确实有助于减少农药使用，然而，目前尚无研究明确食用常规种植食物会导致不良健康问题之间的因果关系。

五、疾病预防饮食建议

1.心血管疾病

国家心脏协会鼓励已确诊冠心病的心血管疾病患者遵循专门设计的降脂饮食，在疗效上可与他汀类药物效果相媲美，然而，在坚持这种饮食方面，人们往往会半途而废，因此可行性较低。有学者认为，除了关注宏量营养素的分配，选择特定食物在降低心血管风险中起重要作用，并比较了两种碳水化合物相对较高的饮食，以及蛋白质相对较高、碳水化合物较低的饮食。升糖负荷值考虑了升糖指数，以及食物来源中碳水化合物的浓度，简而言之，它是指一种食物使血糖上升并引发胰岛素激增的速度。多项实验证明，升糖负荷对胰岛素代谢、体重管理和心脏风险具有潜在的重大意义，低升糖负荷值有益健康，通过任何方式限制热量摄入在短期内都能实现相同的体重减轻。采用低升糖负荷值饮食（无论碳水化合物含量高，还是蛋白质含量高）的受试者中，体重减轻5%的人数显著多于采用高升糖负荷值饮食的受试者，低升糖负荷值饮食也促进了体脂的减少，特别是在女性当中。虽然血脂水平及低密度脂蛋白胆固醇水平在高碳水化合物、低升糖负荷值饮食中显著降低，而在高蛋白质、低升糖负荷值饮食中实际上有所增加，更加说明高碳水化合物并且是低升糖负荷值的饮食对健康是有益的，对人健康有害的不是高碳水化合物，而是高的升糖负荷值，高血糖负荷和高血糖指数会引起心血管疾病风险增加，尤其是女性。

2.脑血管疾病

心血管疾病和脑血管疾病有共同的危险因素，在有脑血管疾病风险或有脑血管疾病病史的患者与心血管疾病预防饮食建议相同。这里唯一需要注意的是，对于有颅内出血病史的患者，应根据出血病因避免鱼油，可能还应避免维生素E，以避免血小板抑制。预防首次或复发性脑卒中的最佳方法是控制血压，建议大量摄入钙、镁和钾，并限制钠的摄入，遵循促进健康的饮食模式有利于血压的控制。此外，不良饮食与神经退行性疾病如阿尔茨海默病之间可能存在联系，坚持地中海饮食的社区老年人发生脑卒中或脑梗死的概率降低。

3.糖尿病

糖尿病预防项目表明，坚持全面健康促进基本指导的饮食，结合适度的身体活动，是高危人群预防糖尿病的有力手段。进食燕麦、豆类、扁豆、苹果和浆果中大量摄入可溶性纤维会带来特定的益处，以低升糖负荷值饮食模式特别有益，这可通过采用健康且主要以植物为基础的饮食，相对减少加工食品和精制谷物的摄入量轻松实现。

4.癌症

保持理想体重、低总能量消耗及摄入多种水果和蔬菜似乎可预防许多癌症，低纤维饮食是一个已知的发生结直肠癌的危险因素。维生素和微量元素也可能发挥作用，比如绝经后女性的高叶酸摄入与乳腺癌发病率降低有关。虽然某些酒类可能会降低心血管疾病的风险，但会促进乳腺癌、头颈癌、胰腺癌和其他部位的癌症发生，乳腺癌高危女性或有癌症病史的人建议戒酒。对于这些也有心脏病风险或患有心脏病的人应戒酒，并通过其他饮食方式保健。具体而言，运动和避免精制碳水化合物可能升高高密度脂蛋白，而阿司匹林和ω-3脂肪酸可能抑制血小板聚集，红酒中的抗氧化剂可以从水果和蔬菜、果汁（尤其是紫葡萄汁）、绿茶和黑巧克力中轻易获得。限制能量的饮食似乎对癌症预防特别有效，应鼓励癌症高危或有癌症病史的患者限制热量摄入，使体重降至接近理想水平。在晚期癌症中，营养目标应转变为维持体重，并应放弃能量限制，使用微量营养素补充剂尤为重要。

5.炎性疾病

虽然食物不耐受可能在某些个体的慢性炎症和自身免疫性疾病的病因学当中起作用，但大多数患者不存在这种作用。治疗慢性炎症最有希望的营养方法是通过减少饱和脂肪和反式脂肪的摄入来改善饮食中脂肪的分布，减少ω-6多不饱和脂肪酸的摄入并尽量摄入更多ω-3多不饱和脂肪酸，特别是含有高浓度ω-3脂肪酸的鱼类，可能会降低C反应蛋白和同型半胱氨酸水平。研究发现，这些作用对溃疡性结肠炎患者有临床益处，这类患者多吃水果和蔬菜也有益处，对于有慢性炎症风险或有慢性炎症的患者，促进健康的饮食建议与普通人大致相同。

6.传染性疾病

营养对感染病程的主要作用是通过影响免疫系统功能起作用，多种微量营养素作为辅助因子参与到与免疫功能相关的代谢活动中。某些对免疫系统很重要的矿物质，包括锌和镁，在我们日常饮食中往往处于较低水平，补充包括矿物质在内的微量营养素对预防传染病和所有慢性传染病是合理的。感染引起的代谢需求增加，特别是当出现发热时，需要增加能量摄入来维持体重，为了预防或管理传染病，促进健康的总体饮食模式与普通人无不同。

7.肾功能不全

对于肾功能不全的饮食控制是将每日蛋白质限制在0.6g/千克体重，这一摄入量在促进健康的推荐范围内，因此不必担心不良影响。在我国，肾衰竭的主要原因包括糖尿病和高血压，这两种疾病都可通过前述的饮食管理来实现。必须注意，一旦慢性肾脏病患者开始透析，他们实际上必须增加蛋白质摄入来保持肌肉和其他组织，根据国家肾脏病学会关于血液透析的成人膳食指南，这些人每天应吃1.2g/千克体重蛋白质的高蛋白食物，包括家禽、鱼、鸡蛋。

8.肝脏疾病

慢性肝病患者的主要饮食推荐是限制蛋白质和避免饮酒，为了促进健康，适度限制蛋白质，而酒的最佳剂量因个人情况而异。肝病患者在大多数情况下应遵循与促进健康建议一致的饮食，同时戒酒，通常需要补充B族维生素，如果每日服用复合维生素，则应提供B族维生素。在肝性脑病的情况下，限制蛋白质是最重要的，接受常规药物治疗的同时，补充支链氨基酸可能对脑病患者有帮助。此外，防止肝硬化患者发生饥饿很重要，与健康人相比，肝硬化患者在缺乏热量的几小时内就可能发生饥饿，他们应经常吃早餐和零食，包括益生菌，可以从中获益。

六、业内新进展——“进化生物学”理论

不可否认，促进人类健康的饮食建议还在探索当中，关于各种家养动物或动物

园里的野生动物的适宜饮食，我们表现得似乎更有信心，这种信心来源于指导原则是每个物种的“原生”饮食。动物园里的狮子不会通过临床试验来决定它们应该吃什么，它们吃的东西和它们在野外的食物差不多，这种方法被认为对各种物种合理且稳健。对于我们人类也应该适用，在填补人类营养科学研究的空白之前，基于人类物种的“原生”饮食构建健康的饮食建议，显得非常有说服力。而后来基于现代试验和流行病学证据的饮食建议，竟与基于古人类方法估算我们祖先饮食模式的结果基本一致，即富含水果和蔬菜、高纤维和微量营养素、低盐和低糖、基本上不含反式脂肪、低饱和脂肪的饮食模式。

我们有足够的信心提出，促进健康和预防疾病的饮食建议是以大量摄入蔬菜和水果为特征的饮食，如果选择食用谷物，则应食用大部分未加工的完整形式、豆类、扁豆、坚果和种子，强调把鱼类、家禽或植物性食物作为蛋白质来源，限制反式脂肪、饱和脂肪、精制淀粉、添加糖和盐，从动物和其他饱和脂肪转向不饱和植物油。而分量的控制有利于能量平衡和保持健康的体重，在饮食中包括脱脂乳制品的建议不太普遍。统一的健康饮食模式适用于大多数疾病的预防，统一的营养健康饮食方法是广大人群切实可行的建议结果。健康促进饮食的益处应与定期身体活动相结合，以获得最大益处，久坐不动的生活方式可能会削弱原本有益饮食模式的许多健康益处。鼓励所有慢病患者及有危险因素的人群，遵循促进健康的饮食。

1.最佳健康和体重控制的推荐饮食模式

（1）占总热量45%~60%的复杂碳水化合物，以及至少25g/d，最高可达50g/d的可溶性和不溶性纤维。

（2）蛋白质主要来源于植物，热量占比最高可达25%。

（3）总脂肪摄入量应控制在最多30%，最好为总热量的25%，其中不饱和脂肪占总热量的10%~15%，多不饱和脂肪约占总热量的10%，ω-3和ω-6脂肪酸的比例应为1∶4~1∶1。饱和脂肪和反式脂肪（部分氢化脂肪）的理想摄入量应低于总热量的5%，不应该有反式脂肪的摄入。糖的摄入量应低于总热量的10%，钠的摄入量每天不应超过2.3g。

（4）每天应摄入2L的水，根据活动水平、环境条件和食物（如水果）的含量而变化。

（5）如有需要，可适量饮酒，女性每天最多一杯，男性每天最多两杯。

（6）热量摄入应足以达到和保持健康的体重。

（7）每天应进行30分钟或以上的中等强度运动，每周进行两次力量训练。

（8）当提供绝对量时，它们指的是典型的2000kcal/d饮食。

2.达到健康促进营养目标的推荐食物和总体膳食模式

（1）食物的选择

◉ 全谷物：每天至少吃7~8份含2g或更多纤维的全谷物、麦片，包括燕麦片、燕麦糠、糙米和野生大米品种、粗麦粉和全麦面食、粗麦粉、大麦和干小麦。

◉ 水果：每天吃4~5种颜色的水果，尤其是深黄色、橙色和红色，如浆果、苹果、橘子、杏子、甜瓜、杧果等。选择新鲜的、冷冻的、罐装的果汁，尽可能购买当地当季种植的水果。

◉ 蔬菜：每天吃4~5种颜色的蔬菜，尤其是深黄色、橙色、红色和叶绿色，如黄色、红色和绿色甜椒，南瓜、胡萝卜、番茄、菠菜、红薯、花椰菜、羽衣甘蓝、莴苣、茄子等。选择新鲜、冷冻和罐装食品，但要注意罐装食品的钠含量较高。尽可能购买当地当季种植的作物。

◉ 豆类和菜豆类：包括每周3~4次豆类和菜豆类，它们是肉类很好的替代品，如黑豆、赤小豆、芸豆、白豆、鹰嘴豆、海军豆、扁豆、豌豆等。

◉ 鱼和其他海鲜：每周3~4次鱼和其他海鲜，鱼类通常是优质蛋白质、优质瘦肉的来源，一些品种如金枪鱼、鲑鱼、鲭鱼、大比目鱼和鳕鱼是ω-3脂肪酸的优质来源。海鲜，如虾和扇贝，往往胆固醇相对较高，但脂肪含量较低，也是ω-3脂肪酸的良好来源。

◉ 鸡肉：每周包括1~2次鸡肉，首选无皮鸡胸肉。

◉ 瘦牛肉、猪肉、羊肉：适量摄入肉类，争取每周吃1~2顿肉，如果愿意的话，每个月吃4~8顿。优先选择瘦肉，腰肉和圆肌肉是最瘦的。

◉ 奶和奶酪：每天至少选择两份无脂、脱脂或低脂乳制品。

◉ 植物油和其他添加脂肪：每天选择单不饱和和多不饱和脂肪，少量使用以避免过多的热量，如橄榄油、菜籽油、橄榄、牛油果、杏仁黄油和花生酱。

◉ 坚果和种子：每周吃4~5次坚果和种子，少量的无盐生食或干烤食物，如杏仁、核桃、开心果、花生、山核桃、腰果、葵花籽、南瓜子和芝麻。每天1匙亚麻籽粉可以混合到其他熟食中。

◉ 蛋：平均每天最多一个鸡蛋（更多的蛋清是可以的）。

◉ 糖果：糖果要适量，在合理的情况下选择低脂或无脂的品种，特别是黑巧克力具有营养价值。

（2）可选项目：建议食用鱼类具有特殊的健康益处，如不吃鱼，可食用亚麻籽或ω-3脂肪酸补充剂。

（3）分量指南

◉ 标准食用量：见表13-2。

表13-2 标准食用量

全谷物	1片面包、3/4~1杯早餐麦片、半杯煮熟的谷物或面条
水果	1个中等大小的新鲜水果，100mL 100%的果汁，半杯罐装、煮熟或切碎的水果，1/4杯干果（大约一小把）
蔬菜	半杯煮熟的蔬菜（网球大小）、1杯生蔬菜或沙拉（拳头大小）、150mL蔬菜汁
植物油和添加脂肪	1茶匙油、1/8鳄梨、1汤匙沙拉酱、一茶匙软人造黄油
坚果和种子	30g或1/4杯坚果和种子（大约一小把）、1汤匙花生或杏仁黄油（拇指尖大小）
豆类和菜豆类	半杯煮熟的豆子、扁豆或豌豆，半杯豆腐，1杯豆浆
肉类	鱼、鸡肉、牛肉、猪肉、羊肉90g熟的（大约一副牌的大小）
奶和乳制品	一杯牛奶或酸奶、40g低脂奶酪、半杯乳清干酪

七、素食和长寿饮食

促进健康和预防疾病的膳食建议始终强调饮食中相对丰富的水果、蔬菜和全谷物的重要性。素食对健康有明显的好处，但从饮食中部分或完全排除动物产品并不能确保最佳的平衡营养。严格的素食者有潜在的微量营养素甚至蛋白质缺乏的风险。以加工食品而不是天然食品为基础的素食可能结合了现代加工食品的过量和营养素缺乏的双重风险。

素食主义在西方国家越来越受欢迎，最近的统计5%~13%的中国人以素食为主。营养充足的素食对健康的潜在益处是一定的。在广大人群层面转向更多的植物性饮食模式，对生态环境也有相当大的潜在益处。

素食是一个总称，包含了各种不同的饮食模式，这个术语本身通常意味着饮食中至少相对地避免吃肉。素食者严格避免食用所有动物产品，包括鸡蛋和乳制品，有些素食者允许食用乳制品，但不允许食用鸡蛋；有些素食者允许食用乳制品和鸡蛋；还有些素食者饮食只允许食用鱼，而不允许食用其他动物产品。在通常的说法中，素食可能指这些模式中的任何一种或只是不吃红肉。

植物性食物的纤维含量相对较高，水果和蔬菜的含水量也较高，因此单位体积的能量较低。当今社会能量过剩比能量缺乏更有威胁，这就是素食的好处之一，素食可以降低肥胖的风险。素食者比杂食者更瘦，素食者的体重指数最低。当生长或活动导致代谢需求高时，能量可能会缺乏，在素食儿童的饮食中加入一些热量密集的食物，如坚果、花生酱、牛油果（仅有的两种“高脂肪”水果之一，另一种是橄榄）和植物油，可能特别重要。

1.素食的营养问题

蛋白质广泛分布于食物供应中，均衡的素食饮食不太可能引起总蛋白质缺乏。如果将乳制品和蛋类与肉类一起排除在饮食之外，则更大的风险是缺乏一种或多种必需氨基酸，这可通过均衡选择蛋白质来源来避免。豆类、豌豆和小扁豆具有优良的氨基酸谱，尤其含有赖氨酸，谷物是蛋氨酸的良好来源。研究发现大豆的氨基酸谱与鸡蛋白高度相似。藜麦、奇亚籽、大麻籽、鹰嘴豆泥、菜花和微藻小球藻的氨基酸谱也很优秀，素食者食用这些食物被认为非常有益。包括谷物、豆类、豌豆或小扁豆，坚果或种子，蔬菜在日常饮食中很可能保证足够的氨基酸摄入。有效利用必需氨基酸是可以实现的，前提是在一两天内能够摄入全部必需氨基酸；均衡摄入很重要，必须保持充分，但不必每顿饭都摄入全面。

素食饮食的脂肪含量往往低于相应的杂食性饮食，但也并非总是如此，特别当乳制品被纳入饮食时，用奶酪代替肉类会导致饱和脂肪的大量摄入，当脂肪摄入量保持在中等水平时，从饮食中排除鱼类可能会提高ω-6、ω-3脂肪酸的比例，从而产生潜在的不良影响。在饮食中加入一种含有ω-3脂肪酸的亚麻籽，亚麻籽及其油类会增加α-亚麻酸，有助于防止必需脂肪酸的失衡。有的素食者可能会选择鸡蛋，而纯素食者可能会转向海带或其他微藻作为替代品。与素食饮食相比，杂食性饮食的花生四烯酸摄入量较高。这些水平的升高可能会改变大脑活动，导致情绪紊乱。

素食可能导致几种微量营养素的缺乏。与肉类相比，植物性食物的铁和锌含量一般较低，而且它们的含量一般不易被吸收。如果饮食均衡多样，同时摄入维生素C，那么铁和锌的摄入量就足够。素食者的铁摄入量较高，但杂食者的铁蛋白水平显著较高，这表明饮食来源是一方面，吸收更重要。发现茶对铁的吸收有潜在的抑制作用，它的抑制特性是由于茶和咖啡中含有多酚化合物，并被发现会显著降低铁的吸收率，发现当茶和米饭一起食用时，缺铁性贫血患者对铁的吸收显著减少。

不含所有动物产品的饮食可能导致缺钙。虽然钙存在于许多蔬菜中，但草酸结合限制了钙的吸收和生物利用度，膳食钙与骨密度和骨质疏松风险之间的关系复杂且有争议。世界卫生组织建议的预防骨质疏松所需的钙摄入量，建议健康成人每日服用1000mg，但不同生活方式与饮食、体力活动存在差别。

增加水果和蔬菜的摄入可减少蛋白质和钠的摄入或增加有益微量营养素的摄入，可减轻骨质疏松症的风险。增加肉食者的植物蛋白摄入，实际上可能会适得其反，增加骨质疏松症的风险，高蛋白摄入对骨骼健康存在潜在不利影响。素食饮食，特别是纯素饮食，与较低的骨密度相关。平衡的素食饮食可能降低骨质疏松的风险，通常应鼓励纯素食者补充钙。

维生素B_{12}被认为在动物性食物中含量丰富，但严格来说，在植物或动物性食物中并不天然存在，它是目前已知的唯一一种完全由微生物产生的维生素。在有机饲养的动物肉中，它的含量是由于动物吃了其他含有产维生素B_{12}细菌的食物。最近，世界对百岁老人的健康进行了研究，发现了饮食中含有大量维生素B_{12}的大豆发酵食品，包括大酱、黄豆酱和韩国传统食品中的各种海藻。维生素B_{12}缺乏的患病率比以前认为的要高，对素食者和非素食者都有影响。由于动物源性食物的容易获取维生素B_{12}，严格的素食者面临更高的缺乏维生素B_{12}的风险。

在饮食中加入乳制品或鸡蛋将有助于维持充足的维生素B_{12}储存。维生素B_{12}和铁缺乏与素食有关。植物性食物中缺乏维生素D，但在充足的阳光照射下，皮肤可以合成维生素D来满足需求。目前有一些强化维生素B_{12}的食品，包括营养酵母、冷热谷物和各种非乳制品牛奶。对于素食者来说，特别是在温带气候下，补充维生素需要评估；碘缺乏的可能性增加，需要在饮食中添加碘盐。

高代谢需求的状态可能使成人表现出过度限制饮食的危害，如慢病、创伤、急性感染和高强度的身体活动需要确保充足的能量、蛋白质和微量营养素摄入。平衡素食的方法包括日常的运动。

针对糖尿病患者，与传统的低脂饮食相比，素食饮食显著降低了体重、空腹血糖水平和对药物的需求。素食模式，即不吃红肉和加工肉制品，可能对糖尿病和糖尿病前期的管理有特别的益处。目前推测的机制包括体重减轻、肌细胞内脂质含量变化、饱和脂肪摄入减少、升糖指数降低、纤维摄入增加和铁储备减少。虽然素食通常与心血管疾病的风险降低相关，但其他生活方式改变，如避免吸烟和体育活动，也会降低心血管疾病的风险。素食者和纯素食者人群中同型半胱氨酸和叶酸水平升高，以及血小板聚集性增强。

纯素食和含乳素食比杂食产生更有利的血脂谱的变化。素食或纯素食饮食［包括坚果、大豆和（或）纤维］可使血浆低密度脂蛋白胆固醇降低高达35%，而允许少量瘦肉的情况下，在总胆固醇和低密度脂蛋白胆固醇方面的降幅较小。素食或纯素饮食有利于降低心血管风险的血清标志物改变的临床意义。素食对心血管和全因死亡率均有益。例如，老年女性中，素食与缺血性心脏病的发病率降低有关，素食者比相应的杂食者吸烟的可能性更低，但素食者可能因缺乏维生素B_{12}或铁而贫血。

预防癌症方面饮食获得的健康益处，优先归因于摄入新鲜的蔬菜或水果。不同的水果和蔬菜，以及它们不同的摄入方式，会影响罹患不同癌症风险的可能性。例如，在预防前列腺癌进展方面，只发现十字花科蔬菜是有效的，而且必须平均每日摄入5.7份时才显示出益处。发现食用较多水果和蔬菜的人患头颈癌的风险较低。大量摄入水果，以及水果和蔬菜同时摄入，可能比单独摄入蔬菜对乳腺癌的预防作用更有意义。

2.当前的共识

虽然严格的素食对健康的净影响并不确定，但更多的植物性饮食总体上是有益的。以植物性饮食为主的人群，特别是素食者和纯素饮食者，因缺血性心脏病死亡的风险较低，有确凿的证据证明无肉饮食的健康优势。发现纯素食男性的全因死亡率、缺血性心脏病、心血管疾病和癌症死亡率低于素食男性、食奶蛋的素食男性、半素食男性和非素食男性；在女性中，食鱼素食对预防全因死亡、缺血性心脏病和心血管疾病死亡最有保护作用，而食奶蛋素食对癌症最有保护作用。众所周知，大量摄入水果和蔬菜会降低冠心病风险，而稍稍降低癌症风险。

3.最近流行的素食饮食方式

“长寿饮食法”实际上是一系列10种严格的日常饮食法。根据指南，进入每个过渡的变化、时间和必要性因人而异。长寿饮食中不禁止任何食物；然而，某些食物比其他食物更受鼓励或尽量减少。长寿饮食法是基于综合的方法，考虑了从整体能量平衡到家庭历史甚至气候的各种各样的因素，从一开始就遵循多样化和平衡的饮食，谷物偏少容易出现维生素B_{12}缺乏。

一种越来越受西方人欢迎的饮食方式是“生食饮食”。它的主要原则是避免任何温度超过46℃的食物，其目的是改善健康，改善环境，通常能促进减肥。对于生食饮食的构成没有单一的定义，其基本特征是大量食用植物性、未煮熟和未加工的食品。水果、蔬菜、坚果和种子构成了饮食的主体，生食群体几乎不食用包括乳制品和谷物在内的食物。

生食可以保存营养物质和酶，还可以减少能量摄入。举个例子，生食可以保存西兰花和其他十字花科蔬菜中的抗癌物质莱菔硫烷，生西兰花中胡萝卜素的生物利用度为37%，而煮熟西兰花的生物利用度仅为3.4%。相反，番茄加热后增加了番茄红素的生物利用度。坚持严格的生食饮食（95%为生食，97%为植物性）有效地降低了血浆总胆固醇水平和甘油三酯浓度，同时降低了高密度脂蛋白胆固醇，提高了血浆同型半胱氨酸水平。生食饮食的长期益处仍有待观察。

4.基因与饮食的相互作用

没有任何一项饮食建议能对所有遵循它的人产生确切的积极影响。已知饮食和生活方式改变的个体差异是存在的，营养对代谢综合征和肥胖的基因表达有一定影响。对低危前列腺癌患者进行强化营养和生活方式干预后，发现潜在癌基因的减少。

5.素食与环境

地球人口转向更多的植物性饮食对地球生态环境有潜在好处。联合国粮食及农业组织估计，牲畜排放了18%的温室气体，这一比例超过了所有交通运输排放的总和。他们的报告指出，畜牧业毫无疑问是“针对单一目的最大的人为使用土地面积”，放牧占据了地球地表的26%以上，饲料作物生产需要约1/3的耕地。据估计，发达国家的肉类、乳制品和蛋类行业使用了37%的农药、50%的抗生素，以及1/3的淡水资源中的氮和磷。有了这些统计数据，再为我们的子孙考虑，如果鼓励减少肉类和家禽的摄入，用植物性食物中的能量和营养替代，将会改善地球生态环境。

小结

素食与各种慢病和全因死亡率降低相关，其他与素食相关的健康促进行为也会起一定效果。素食的本质不仅是不吃肉制品，而且总的来说，促进了蔬菜和水果摄入的增加，食物种类的加减使得区分因果变得非常复杂。植物性饮食有益于心血管风险的降低，合理的素食与人体测量指标的改善有关，如腰围，这在肥胖流行的当下尤为重要。

素食优于现代的主流饮食模式，但素食是不是最佳营养饮食模式尚不确定。

严格的纯素食有缺乏微量营养素的风险，特别是锌、铁、钙、维生素B_{12}和维生素D，可通过多样化和平衡的纯素食饮食满足所有营养素需求。

所有素食者都应接受营养师的指导，虽然以植物为基础的饮食富含许多微量营养素，但其可能缺乏某些营养素，建议每日补充多种维生素、多种矿物质，如果饮食中不包括乳制品，也应补充钙。

并不希望大多数人完全放弃动物性食物，只是鼓励转向更多的植物性饮食模式。

在我国，水果和蔬菜的平均摄入量远远低于推荐水平，大约32.5%的人每天摄入水果≥2次，只有26.3%的人每天摄入蔬菜≥3次，我们需要大力鼓励增加水果和蔬菜的摄入，蔬菜不能代替水果。

第五节 当代营养学仍存争议

一、影响健康的罪魁祸首和成败关键

现代的许多营养指导建议只注重营养细节，而忽略了食物和整体饮食模式。在某种程度上，只注重营养细节的营养指导，并不能完全解释目前普遍存在的饮食问题。以营养为中心的建议为食品行业的元素创造了几乎无限的机会，以强调某些特定营养的积极部分，而相对忽视整体饮食模式的影响。食品行业中一些人为因素影响营养指导建议，在很大程度上阻碍了公共卫生营养领域的发展。

现代营养流行病学的研究始于发达国家对富含动物性食品的特定饮食模式与心血管疾病之间的关系。可以说，那时起主要关于总体饮食模式和总体健康模式的研究转变为关于特定营养素、特定慢病风险因素，以及特定健康结局的研究。例如，研究对饱和脂肪和膳食胆固醇在血脂异常和冠状动脉粥样硬化中的意义，关注“低脂”饮食的时代随之而来。本书中给各位读者提一个醒，膳食胆固醇对血清胆固醇水平和心血管风险的影响很小，饱和脂肪酸对血清胆固醇水平具有更大的影响。在最初关注这些营养素的日剂量时，我们忽略了它们随总体膳食模式的变化而变化。从富含饱和脂肪和胆固醇的食物中能够获得更多的能量，而植物性食物中获得能量必然较少，能量的高低才是这一问题的本质。

片面的认识得出片面的饮食建议——限制饮食中脂肪的摄入——转化为一味多吃天然低脂肪的食物可能改善健康。这些低脂饮食建议低脂是一方面，但可能会使人摄入更多的蔬菜、水果、豆类和扁豆来填补减少脂肪饮食留下的空白，事实上这些推荐饮食方案增加了更多的蔬菜、水果。食品行业利用“减脂”这一根深蒂固的观念，设计出了如今食品供应中有吸引力的产品——“低脂加工食品”。首先明确从来没有任何研究表明吃更多低脂加工食品如低脂饼干会促进健康。

健康饮食观念不断地演变，现在趋向于天然低脂、富含植物的饮食是最佳饮食，这一错误是将饮食的一部分问题扩大成为整体问题，单纯低脂对健康无益，更多的蔬菜、水果、豆类摄入才真正让人健康获益。

现在全社会又转向了下一个“替罪羊”——碳水化合物。

这个话题我只想说，从土豆到棒棒糖，各种各样的食物都是碳水化合物的来源，而认为这些食物都可以有效限制碳水化合物的摄入而有益健康，这些想法从一开始就是草率的。但就像教条强调低脂一样，“低碳水化合物”的建议还是有一些潜在好处，它们可能引导人们从淀粉类、含糖的食物转向相对富含蛋白质和脂肪的健康食品。这种饮食习惯现在已发生转变，如人们用鱼、海鲜、坚果、种子、鳄梨等代替了面包和糕点。但从来没有一丝证据表明摄入更多低碳水化合物的面条、蛋糕会改善健康。对低碳水的追求其实是一种对科学研究的歪曲理解。

现代饮食中摄入的大部分果糖都是添加糖的组成部分：要么是蔗糖，要么是高果糖玉米糖浆。长期以来，过量添加糖在各种方面都是有害的。果糖的急性危害往往被夸大和扭曲，糖就是糖，糖本身并不是一种毒素，但普遍过量摄入显然是有害的。值得注意的是，“果糖有害假说”拥有大量的拥护者，而扭曲事实，忽略剂量来强调所谓的“果糖的危害”，这样并没有什么好处。

目前对麸质肠病发病率不断上升和对麸质过敏担忧的关注是合理的，但声称所有人群都应避免食用小麦的做法则是不合理的，随意避免麸质或小麦可能会降低整体饮食质量。认为麸质和小麦是现代饮食中“错误”的东西的想法已经引起了公众的注意。

糖尿病患者患心血管疾病的风险特别高，他们到底是应该遵循与糖尿病相关的饮食指导，还是应该遵循与之有些矛盾心脏病相关的饮食指导来保护他们的冠状动脉呢？同样，心脏病患者通常有一系列危险因素，包括有胰岛素抵抗和易患2型糖尿病，他们应该通过心脏“低脂饮食”来保护自己的心脏，还是通过“低碳水饮食”防止糖尿病的出现来保护自己？读者朋友，您可以试想一下，同时做到低脂、低糖的饮食方案，会给人带来营养不良的后果，几乎是不可实现的。一个人的饮食在保证营养供给足够的前提下，如果低脂，就要通过含碳水和蛋白质的食物来补充营养；如果低糖，就要通过含脂肪和蛋白质的食物来补充营养。

孤立地关注添加或排除任何一种特定营养素、营养素类别或食物，忽视该方法需要考虑的一个问题：如果人们排除或添加食物“甲”，那么人们将添加或排除另一种食物“乙”来补偿留下的空隙。比如一个我们大家都非常熟悉的建议：“一天只吃两个鸡蛋”“少吃肉，多吃菜”“这样就能控制胆固醇的摄入量，延缓心脑血管疾病发生”事实并没有达到人们的预期。老年朋友应该放弃任何单独一种食物作为影响健康的罪魁祸首或灵丹妙药的想法，我们鼓励采取更全面的营养观点，关注食物的整体营养质量和膳食模式都更符合人体健康的需求，也更有利于实现公共卫生目标。

二、肥胖是一种疾病吗?

减肥的话题是令人痛苦的，肥胖作为一种疾病的概念值得我们在此单独介绍。2013年，一些发达国家第一次宣布肥胖是一种疾病，表面上是为了赋予这一疾病医学治疗干预的合理性，并鼓励临床医生对其给予更多的关注。长期以来，医生的体重管理咨询一直存在重大问题。医生对待肥胖人群，要么是完全忽视这个问题，因为没有“舒舒服服”解决这个问题的方案；要么是对其指手画脚，评头论足，那就可能伤害了患者隐藏的脆弱的自尊。通俗来讲，如果你说一个胖子，多少让人听起来不舒服。

长期以来，在社会上一直普遍存在对于肥胖的偏见，为了纠正这一错误，鼓励临床医生更多地关注肥胖，并同情肥胖人群和有效地应对肥胖，所以将肥胖作为一种疾病。但肥胖作为一种疾病，的确会带来了巨大的“潜在危害”，将肥胖划入医学领域，随之而来的是采取多学科行动解决肥胖问题。

首先是治疗方法，如果认为肥胖是一种疾病，那么治疗疾病的标准方法可能就是药物和手术。虽然有治疗肥胖的药物，但它们的安全性和有效性仍存在争议。迄今为止，用于控制体重的药物效果一直不令人满意。减重手术是有效的，但手术的人力和金钱成本巨大，而且如果缺乏强有力的生活方式辅助指导，其长期效果也存在不确定性。考虑肥胖的流行趋势，如果药物或手术是主要的治疗措施，那么我们的社会承担其经济负担不可小觑。

其次，也是最重要的一点，将肥胖宣布为一种疾病可能会促使非临床实体退出与肥胖做斗争的作用。有医生治疗方案的医疗问题，食品行业、广告、学校、企业对控制肥胖实质性行动就变得可有可无。我们的社会至少是默认地等待肥胖的疾病出现，然后让临床医生按照医生的习惯来治疗它。

对于流行性肥胖，正常的人在食物能量持续过剩的情况下，身体储存脂肪，会增加体重，现代生活环境恰恰提供了肥胖的物质基础。肥胖可能是在持续的、过剩的、“不可抗拒的”食物能量和节省劳动力的技术催生的，因为人类天生没有防御过多的食物的诱惑。这反过来又引出我们社会如何应对肥胖危险的思考，重点主要是社会和预防，而不是医疗和治疗。在肥胖控制领域，从监管食品营销，确保获得卫生食品和身体活动的机会，在日常生活中传授选择营养食物和健身知识，都是必要的。

在医学上，肥胖不一定是一种疾病，体重管理咨询应信息丰富、富有同情心和有帮助性。但肥胖的问题日益严重。临床医生是解决方案的一部分，也是问题的一部分，但医学界宣称整个问题并提供整个解决方案的努力，使人们将肥胖误解为病理生理学的产物。肥胖是正常人体生理在肥胖环境下缺乏适应性所导致的。针对这一世界性的难题，对广大人群进行科普教育是最有希望和最具成本效益的办法。

第十四章

老年人长期照护

第一节　长期照护

一、长期照护的定义

长期照护是通过一系列的照护措施，对先天或后天失能者提供长期的医疗照护、个人照顾和社会服务，是综合性和连续性的服务。服务内容包括预防、诊断、治疗、康复、心理支持、健康维护及社会服务，一般是指6个月以上的服务。

老年长期照护是将服务对象的范围限定在老年人群体，即为在较长一段时间内因身体、心理或精神障碍而导致部分或全部生活自理能力丧失的老年人提供照护服务，包括由专业人员提供的正式照护服务，以及由亲属、朋友、邻居等提供的非正式照护服务，以提升老年人的生活质量，最大可能地帮助他们实现独立、自主、参与、个人价值和人格尊严。

二、长期照护和医院护理有什么区别?

1.服务的时间长短不一样

以往我们对“护理”的认识，通常是指在医院环境中，在患者住院期间接受的护理服务，由护士提供，时间期限比较短，通常是几天或者几周。随着我国人口老龄化不断加剧，失能、半失能的老年人不断增多，仅靠医院提供的护理服务远远不够。很多老年人患有慢病，或是处于失能、半失能状态，常年在家或者在养老院居住，也同样需要专业的护理服务。因此，将传统的护理服务从医院病房延伸出来，延伸到家庭、社区、养老院中，给老年人提供持续、长久的照护服务，这就是“长期照护”，它是相对于住院的“短期”护理服务而言的。一般是要持续6个月以上，最长是维持到老年人生命结束。

2.服务的对象有区别

医院中的护理服务是根据不同的科室来划分的，而科室是依据人体系统或者疾病来划分的，也就是说，医院中的护理服务主要是围绕具体的“疾病”有针对性地展开，而不是针对某个特定人群。

长期照护的服务对象不是依据疾病来界定的，而是针对一个特殊群体——失能人群。由于先天或后天的疾病原因，有些人失去了基本生活的能力，在他们身上，可能会同时存在几种疾病，甚至因病致残，严重影响他们的生活质量，家庭的负担也很沉重。长期照护就是为这样的人群提供服务的。在这一群体中，老年人占了大多数。所以长期照护的服务对象，主要是患有多种慢病、不能完全自理、影响正常生活的老年人。

3.服务提供者不一样

住院期间的护理服务主要是由护士来完成的，有的医院里还配有护工，辅助护士的工作。而长期照护服务人员的组成比较多元，有医生、护士、养老护理员、康复师、营养师、药师、社区的社工等，这些属于专业人员；除此之外，还有非专业人员，主要就是老年人的家属了。一般情况下，在家庭中都是老伴、子女承担照顾老人的职责，有时还会有其他亲戚帮忙。在我国农村地区，邻里之间的互帮互助也是一种常见的形式；而在城市中，志愿者也是一支重要的人力资源。由此可以看出，长期照护的人员组成非常丰富。

为什么长期照护的人员如此多元呢？因为失能老年人的需求多种多样。不仅是治疗、护理的需求，还有生活照料方面、心理慰藉方面、个人价值实现方面的需求，这就需要不同的人来提供帮助，尽量满足老年人在日常生活中的各种需求。

4.服务的场所不一样

顾名思义，医院的护理服务是发生在医院中的。而长期照护主要是发生在养老机构、社区和家庭中。老年人在晚年，更多的是居住在自己家里或是养老机构，养老机构就承担起长期照护的职责。目前我国的很多社区都引入了养老服务，建立了社区养老服务中心、养老驿站、社区嵌入式养老机构、日间照料中心等形式，为居住在本社区内的老年人提供日常生活照料服务和康养保健服务。老年人居住在家中也能享受到长期照护服务，护士可以上门提供疾病护理、健康保健服务；护理员、家政人员可以上门提供生活照料服务；志愿者、社工可以上门提供精神支持、心理疏导服务等。总之，长期照护服务体系就是要利用一切社会资源，为生活在养老机构或家庭中的失能老年人提供必要的服务。

5.服务的内容不一样

医院护理主要是围绕疾病治疗展开的，包括内科治疗、外科治疗、生物治疗等，护理措施主要有用药护理、手术护理、伤口护理、急救护理等。

长期照护的服务内容可分为三类，即日常生活照料服务、医疗护理服务和精神慰藉服务。日常生活照料服务是最基础的、覆盖范围最广的照护服务，包括送餐助餐、环境清洁、身体清洁等日常生活保障服务。医疗护理服务主要包括健康教育、陪同就诊、上门看病、指导用药、康复护理、常见疾病症状管理等，为老年人解决日常健康问题。精神慰藉服务则是给予老年人心理关爱，提供各种心理援助帮助，让老年人排解孤独、抑郁等负面情绪，提升主观幸福感，服务内容包括长短期陪伴、组织文化娱乐活动、提供心理咨询等。

第二节　我国长期照护的模式

目前，我国正在努力探索由政府、社区、社会组织、家庭等多方参与的长期照护模式。主要包括居家式照护、机构式照护、社区式照护。

一、居家式照护

居家式照护是老年人居住在家中，由专业人员或家属、社区志愿者提供照护的一种新型社会化养老模式。理想的居家式长期照护模式应该能使老年人得到持续的生活照料、健康管理、精神慰藉、心理护理等全方位的关心与照护，能使老年人最大限度地提高和保持日常生活活动能力。居家式照护主要依托社区，以社区服务为保障，把社区养老服务延伸至家庭，是老年人及家属最愿意接受的养老方式，也是我国未来长期照护发展的主要方向。

1.服务内容

（1）对老年人健康与功能状态进行评估，确定所需服务项目。

（2）提供护理和家政服务，如治疗性护理、健康宣教和日常生活照顾。

（3）提供社会性服务，如家庭访谈等。

（4）进行康复护理和治疗，如物理治疗、语言治疗、呼吸治疗等。

（5）为生活不能自理的老年人提供日常起居服务。

（6）检查和改进家居安全，预防跌倒，做好用电、用火安全等。

2.服务对象

居家服务的老年人应该是自理能力有限，平时有50%以上的活动是在床上或椅子上进行，并且居家照护需求比较强烈。

3.优缺点

居家式长期照护的优点主要体现在老年人居住在熟悉的家中接受照护，可以享受家庭的温暖，身心愉悦，同时可避免住院造成的交叉感染；可减少住院开支，减轻经济负担。缺点在于能够上门的服务项目有限，不能完全满足老年人的需求，而且需要收费，目前我国的服务价格各地不统一，收费制度和报销制度还不完善。

二、机构式照护

老年人居住在专业的养老机构中，由养老机构中的服务人员提供专业化、全方位的长期照护服务。机构式照护的目标是为老年人提供一个安全的居住环境，以专业的照护促进老年人身心、社会等方面的健康，维持并发挥最大的功能。具体包括：

①个人生活照护：满足老年人饮食、休息与活动，维护与促进老年人的自我照顾能力，提高生活质量。②医疗照护：预防疾病，维持与恢复老年人最大的独立能力，稳定或延缓慢病的进展。③社会支持：维护老年人的合法权益，保持自主性，促进老年人与家庭、社会的互动，维护老年人自尊。

1.照护机构的类型

主要有护理之家、安养/养护机构、医养结合型护理院、高端养老机构、康复护理院、临终关怀机构等。这些长期照护机构具有专业化、社会化、市场化的特征，为老年人提供专业化的生活照护及健康保健服务。

（1）护理之家：护理之家是针对病情稳定的老年人，向其提供疾病护理及生活照顾的机构。护理之家的服务对象有脑卒中患者、植物人、阿尔茨海默病患者、慢病患者、行动不便及生活不能自理者。服务内容为医疗、护理、康复、营养、社会服务等。

（2）安养/养护机构：安养机构是安养日常生活不能自理的老年人；养护机构是照护生活自理能力有缺陷，或有导尿管、鼻胃管等特殊护理需求的老年人。服务内容为生活照护、营养照护、医疗照护、康复护理、临终关怀等。

2.优缺点

机构式照护采用集中管理，优点是能使老年人得到全面、专业的照护服务；拥有良好的生活环境和居住条件、健全的配套设施，能使老年人生活得更加便利和安全；机构中各种社会活动和丰富的文娱生活可降低老年人孤独感，提高生活品质；同时，具有医养结合功能的养老机构还能减少三甲医院占床率，降低医疗成本。缺点在于老年人的自由受到一定限制，不如在自家中自由自在，同时也有一定的经济压力，需要老年人具有一定的经济实力。此外，居住在养老机构中，亲情的缺失是必然的，而老年人最看重亲情，这一点也是很多老年人不愿意选择养老机构的首要原因。

三、社区式照护

社区式照护是指由社区为老年人提供日常生活照料、医疗保健、精神慰藉等服务。最常见的形式为日间照护，即白天老年人在日间照护机构里得到生活照顾、身体检查、康复锻炼、休闲娱乐等服务，下午或傍晚则返回家中的照护方式。日间照护可安排在一天中的任何时段。日间照护的目的是解决居家老年人健康管理、慢病康复、社交娱乐等需求，同时也释放了家人照顾的压力，减轻了家庭的照顾负担。

日间照护最常见的形式是日间照护中心，有的地方叫日托中心。来日间照护中心的老年人多数居住在周边，离家不远。在这里，老年人能够得到的服务有身体评估、健康体检、健康教育、慢病监测、用药护理、康复锻炼等基本的医疗护理服务，能够帮助老年人群有效地控制慢病发展，这也是居家养老不能实现的效果；同时，来这里的老年人还能一起就餐、做游戏、参与各种活动，

> **你知道吗？**
>
> 长期照护的形式越来越多元化，兼具居家、社区和机构的功能。如嵌入在社区的“长者照护之家”、能够存储和兑换服务时长的“时间银行”、开发农村留守女性劳动力资源的农村公益为老服务，各地正在因地制宜地探索适合本地的长期照护模式。

增加老年人的社会交往，既可降低老年人的孤独感，丰富晚年生活，也起到了智力锻炼、有效预防认知障碍的作用。有的日间照料中心还配有心理咨询师、律师、社工、营养师、康复治疗师等，满足老年人的不同需求。有的日间照料中心还会组织家属们进行集体活动，把照顾老年人的家属聚集起来，互相交流经验体会，为照护者们提供一个放松身心的喘息空间。

虽然日间照护服务有很多优点，比如离家近、专业性强、内容丰富等，但仍有许多需要完善的地方，比如是否要收费、如何收费、专业的服务人员从哪里找等问题。

总的来看，目前我国的长期照护水平与发达国家还有相当的距离，尚处于发展阶段，制度上还不够健全，专业能力也比较薄弱，而随着老年事业的快速发展，以及人们思想观念的不断变化，也会出现越来越多样化的长期照护模式。

第三节　长期护理保险

在长期照护服务体系中，有一个环节是老百姓非常关注的，就是服务的收费问题。长期照护服务内容再好，如果价格昂贵，超过了大多数老年人的消费能力，那也只能是空中楼阁，不能落地。因此，怎么解决这个老百姓最关心的经济负担的问题呢？

一、社保第六险——长期护理保险

众所周知的社保“五险”是养老、医疗、工伤、失业、生育5项。现在除了这5项之外，一项新的社会保险——长期护理保险，正在我国逐步推广，为失能老人体面养老提供保障。

什么是长期护理保险呢？长期护理保险，简称“长护险”，是以社会互助共济的方式筹集资金，对经过评估达到一定护理需求等级的长期失能人员，为其提供基本的生活照顾和生活相关的医疗服务。

长期护理保险就是为有需要的人不仅提供长期照护服务，还能赔付一笔护理费用。建立长期护理保险制度不仅可以满足失能、半失能老年人的照料需求，提高其生活质量，使其获得最大程度的生活独立和人格尊严，也可缓解老年人家庭成员，特别是子女的照护压力和经济负担。

二、哪些人能申请长期护理保险？

以天津市为例，具有以下两个条件的人方可享受长期护理保险：

（1）有天津市职工基本医疗保险的参保人员。

（2）经医疗机构或康复机构规范诊疗、失能状态持续6个月以上，经失能评定为重度失能人员。评定结论有效期不超过2年，到期后应重新申请评定。

三、什么是失能等级评定？

失能评定按照评估申请、受理审核、现场评估、复核与结论、公示与送达等程序进行。

申请人（评定对象本人或其代理人）向委托经办机构提出失能评定申请，并提交以下材料：

（1）长期护理失能等级评定申请表。

（2）长期护理失能等级自评表。

（3）评定对象在医疗机构、康复机构规范诊疗的病历、诊断证明、相关检查报告等能够证明失能状态持续6个月的相关材料。

（4）评定对象本人医保电子凭证或社保卡，代理人有效身份证件。

（5）与失能评定工作相关的其他材料。

现场评估过程中，由至少2名评定人员开展评估，至少1名评定对象的近亲属、监护人或代理人在场，并全过程做好问询和影像记录。评估结束后，形成评定报告。

四、失能等级如何划分？

以天津市为例，评定标准按照《国家医保局办公室 民政部办公厅关于印发〈长期护理失能等级评估标准（试行）〉的通知》（医保办发〔2021〕37号）执行。综合日常生活活动能力、认知能力、感知觉与沟通能力3个指标，综合确定评估对象的失能等级，分为0级（基本正常）、1级（轻度失能）、2级（中度失能）、3级（重度失能Ⅰ级）、4级（重度失能Ⅱ级）、5级（重度失能Ⅲ级）6个级别。被评为3级、4级、5级的人，视为达到重度失能人员，可以享受长护险政策。

五、参保人员需要等待多长时间可获知失能等级评估结果？

以天津市为例，5个工作日内完成受理审核，15个工作日内完成走访调查和现场评估，对达到重度失能等级的，自评估结论做出5个工作日内进行公示，公示期5天。公示结束后无异议者于次月开始享受长护险服务。

申请人对初次评定结论不认同的，可在结论送达之日起15个工作日内，按程序向委托经办机构提出异议复评申请。委托经办机构应在接到申请之日起30个工作日内完成异议复评。

六、长期护理保险服务项目有哪些？

以天津市为例，长期护理保险服务项目主要包括基本生活护理服务、专业护理服务。

基本生活护理服务项目16项，覆盖清洁护理、饮食护理、排泄护理等，包括洗头、洗脸、理发、助浴、翻身拍背等。

专业护理服务项目11项，覆盖非治疗性照护、风险防范、功能维护等，包括压疮护理、皮肤护理、鼻胃管及尿管更换。

七、长期护理保险服务方式和频次

以天津市为例，分为机构护理服务和居家护理服务。定点护理机构居家上门服务月总时长在30小时。其中，服务频次每周3次，月服务次数12次，每次服务时长不低于2.5小时；服务频次每周4次，月服务次数16次，每次服务时长不低于1.8小时。

八、长期护理保险服务待遇标准是什么？

以天津市为例：

1.机构护理（养老院）

入住定点护理机构的，按照每人每天70元标准，由长期护理保险基金支付70%，个人支付30%。

2.居家护理

（1）由定点护理机构专业照护人员（医生、护士、养老护理员等）提供全部居家护理服务的，最高支付限额每人每月2100元，由长期护理保险基金支付75%，个人负担25%，即长护险每月报销1575元，个人负担525元。

（2）由亲情照护人员提供基本生活护理服务的，基本生活护理服务部分按照每月750元标准由长期护理保险基金支付给亲情照护人员；在此基础上还可以同时申请定点护理机构专业照护人员提供专业护理服务，专业护理服务部分最高支付限额每月1100元，由长期护理保险基金支付75%，个人负担25%。

九、长期护理保险待遇是直接发给个人吗？

以天津市为例，长期护理保险待遇不是直接发给个人。享受长期护理保险待遇的人员凭医保电子凭证等，由定点护理机构办理手续后，按规定享受长期护理保险待遇。其中，应由个人承担的费用，由个人支付给定点护理机构；应由长期护理保险基金支付的费用，由经办机构与定点护理机构按月结算。

十、长期护理保险的申请流程

以天津市为例，老年长护险可以在长护险受理点申请，或者可以在线上申请，线上申请流程具体如下：

（1）在手机津心办软件全部服务页面，点击选择长护险个人待遇申请项目。

（2）在长护险个人待遇申请页面，选择立即申请。

（3）输入相关信息，提交申请办理长护险。

参保人也可以前往当地长护险受理点申请，比如当地市医保中心、政务大厅医保中心等，按要求提供材料即可。

参考文献

[1] 王燕,高静.老年护理学[M].2版.北京:中国中医药出版社,2021.

[2] 中华人民共和国中央人民政府.长期护理失能等级评估标准(试行)[EB/OL]. https://www.gov.cn/zhengce/zhengceku/2021-08/06/content_5629937.htm

[3] 天津市医疗保障局.关于深入开展长期护理保险制度试点的实施方案[EB/OL]. https://ylbz.tj.gov.cn/hdpt/jcyjzj/202209/t20220930_6001092.html?type=2

图书在版编目（CIP）数据

宝塔山高：延安卷/王东仓著 . —北京：中国方正出版社，2020. 6
（信念与作风丛书）
ISBN 978-7-5174-0811-6

Ⅰ. ①宝… Ⅱ. ①王… Ⅲ. ①延安精神—学习参考资料
Ⅳ. ①D648. 4

中国版本图书馆 CIP 数据核字（2020）第 085338 号

宝塔山高
BAOTA SHANGAO
王东仓 著

选题策划：康 弘 姜 宁
责任编辑：陈 勇 王庆展
责任校对：李兴格
责任印制：李惠君

出版发行：中国方正出版社
（北京市西城区广安门南街甲 2 号 邮编：100053）
编辑部：（010）59594690 发行部：（010）66560936
出版部：（010）59594625 门市部：（010）66562755
邮购部：（010）66560933
网 址：www.lianzheng.com.cn
经 销：新华书店
印 刷：保定市中画美凯印刷有限公司

开 本：787 毫米×1092 毫米 1/16
印 张：18. 25
字 数：231 千字
版 次：2020 年 6 月第 1 版 2023 年 8 月北京第 4 次印刷

ISBN 978-7-5174-0811-6 定价：37. 00 元